U0386269

北京市社会科学基金项目

大国卫生之道

王红漫 ／ 著

中国人民大学出版社
·北京·

鸣 谢

国家哲学社会科学规划办和北京市哲学社会科学规划办，采取立项规划、基金资助的办法，有力地推动了社会科学研究事业的发展与进步，也为广大研究者从事科研工作铺设了一条平坦之路。本研究在北京市哲学社会科学基金（项目编号：11JGA001，名称：北京城乡一体化居民医疗保障制度研究）的基础上，获得国家哲学社会科学基金（项目编号：13AGL010，名称：城乡医疗统筹背景下我国医疗保障体系问题研究）的资助。

本书在准备阶段得到了北京大学社科部、北京大学医学部科研处、中国人民大学出版社的鼓励与支持，在此一并表示衷心的感谢。

大国卫生之道

乙未冬 其凤书

——周其凤（中国科学院院士、北京大学前校长）

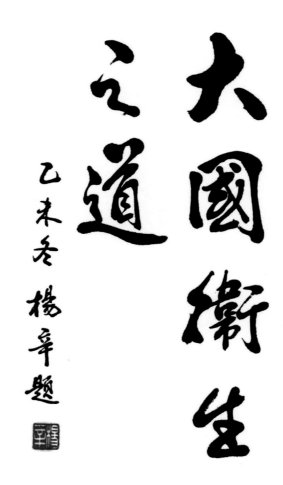

大國衛生之道

乙未冬 楊辛題

——杨辛（书法家、北京大学教授、中国东方文化研究会学术委员）

新视角催化先进战略

大卫生惠泽全民福祉

为王虹漫画教授大作题

二〇〇九年岁在己丑春节

顾英奇

——顾英奇（前卫生部副部长，历任中国康复医学会会长、中国农村卫生协会会长、中华医学会医院管理学会主任委员）

求真务实始於足下为全面

建设小康社会建言献策

红渴教授存正

陈可冀

北京 二〇一五年

——陈可冀（中国科学院院士，中国中西医结合学会名誉会长）

前 言

北京大学是我安心教学、潜心研究的摇篮和基地，距 1999 年在北京大学博士后工作站开始从事健康与社会发展理论与实证跨学科教学科研工作，已 15 周年。其间，主持了 7 项国家级科研项目，"足行万里书万卷，常拟雄心似丈夫"，以拳拳爱国之心和忧民之情，矢志以自己所学专长为党和国家的科学决策提出建议和思路。15 年来，主持国家级重大课题，带领北大学子，上山下乡，长途跋涉，深入 30 余省市区的城市和乡村基层实地调研。本着求真务实的精神，思考求证政策法规实施之利弊，静心分析，建言献策，完成 2 部译著、6 部专著、9 份中央政府和地方政府咨询报告、40 份内参、100 余篇学术论文。

《大国卫生之道》2007 年完成初稿后，年逾古稀的母亲成为第一读者，阅后告我"卫生部人才济济，自有道行，初生牛犊不要孟浪"，故初稿虽成八载，未面世出版。然北京大学资深教授汤一介先生（临终前）、梁柱先生、乐黛云先生等老一代著名教育家励之"卫生人可道之，人异则所道不同，有心得大家切磋，不失学者本分"。北大第十任校长周其凤院士、前卫生部副部长顾英奇先生在阅过本书清样后还亲手题写书名以示勉励、推动。因此我又重拾初心，但也决意多加时日，再加琢磨。我的良师益友崔永琳方家、胡蓉女士亦建议我对 15 年来科研成果的重要学术观点、建议，做个梳理和分析。经其鼓励和启发，我将 15 年来的一些研究成果和政策建议搜集整理了起来，并自勉继续深入研究。我虽满怀挚诚，但也并不奢求著成经典，我所述之道，仅是我心中所想之道，亦为我足下所行之道，一步一志，跬积步累，唯愿可以我一人之微道，与诸为政为学者交流共勉，以铸民生福祉之康庄大道。

　　夕阳西下的傍晚，逐字重读这些倾注了我无数心血和思考的文字，虽然它们曾散落在不同的载体中，许多文章或资料从未发表过，有的是我为在校生和在职培训学员准备的讲义，有的发表于内参资料，现已被官方在网络上公布，有的是科研标书，其中的联系却千丝万缕，串联起的不仅是一个青年学者不停求索的成长之道，一个拳拳赤子对卫生领域不懈关注的奋进之道，也折射出了中国卫生事业不断进步的发展之道。中国的卫生事业肇始于一些关乎国计民生的关键领域，随着城乡医保等政策开始走进万户千家，二元（城乡）三维（城镇职工、城镇居民、新农合）碎片化的推进逐步被一体化的城乡统筹所取代，逐步形成体系的中国卫生事业又正与世界、社会，与教学、科研发生着蓬勃的互动。基于此，我将这些文章分为三个板块，即道之弁、道之通与道之广，旨在呼应我国卫生事业的发展，同时真实记录我工作中的一点心得、一点情怀——道在于心，亦在于行，道之所至，有我对天地之心的一份追随，对往圣之学的一份崇敬，还有对生民之命的一份牵挂。

王红漫

于北京大学文珍阁

甲午孟春

目 录 ▶

第三篇　道之广

第一篇　道之弁 ▶

取精用弘：建立农村卫生保障体系保障制度的政策建议[*]

2001 年笔者获得北京大学"985"青年行动项目计划支持，开始研究我国农村医疗卫生，其后以此为基础相继启动了国家哲学社会科学基金一般项目和重大项目"我国农村人口卫生保障制度研究"，带领课题组历时 6 年（2001—2007 年），深入调查研究，通过对 100 多个基层医疗卫生机构的人事制度、会计制度和 20 个省、自治区、直辖市的 1 227 个行政村合作医疗制度的深入分析研究，与 4 500 户农民零距离的对话和交流，就进一步完善新型农村合作医疗制度（以下简称新农合），加快建立农村卫生保障制度提出政策建议。并于 2005 年 10 月、2007 年 11 月两次召开研讨会，我国卫生改革启动者、全国人大常委会原副委员长彭珮云，时任卫生部部长、副部长，以及中宣部、国家发改委、劳动和社会保障部等相关部门司局长及基层卫生工作者和专家，即卫生政策的制定者、执行者、学者共同听取了课题组成果汇报，为完善课题组研究成果，提出了建设性指导意见。

---

　　* 本文为 2007 年 11 月笔者完成的北京大学国家级重大项目研究报告浓缩版；2008 全文刊载于人民日报《内部参阅》，同年 4 月获卫生部有关领导批示；2011 年 5 月 9 日中国共产党新闻网全文刊发，见 http://cpc.people.com.cn/GB/219457/219506/14588171.html。详细报告中《加快建设农村卫生保障体系》一文，卫生部有关领导 2008 年 4 月 11 日做出肯定批示；《北京市 2004—2008 年新型农村合作医疗制度实施情况调查报告》获卫生部和北京市委、市政府高度重视，时任卫生部、北京市委市政府有关领导同志均做出肯定或支持的批示，北京市卫生局给予了积极肯定的评价。

研究中，课题组始终坚持理论与实践结合、定性与定量结合的基本思路，既开展历史研究，也开展现实考证，既开展综合研究，也开展比较论证，既开展理论研究，也开展实证调查，将完善新农合研究，置于国家发展战略的高度，从历史的视野中和现实的境况下，集学理性研究和操作性研究于一体，遵循从一般到特殊、从普遍到重点，将纵向思维和横向视野结合起来，设计课题的内容和框架。课题组坚持科学的方法论，从卫生学、医疗学、经济学、管理学、人口学、工程学等多个学科的视角，开展了多层面、多角度、全方位、宽领域的整体研究，就进一步完善新农合，加快建立农村卫生保障制度提出政策建议。

一、创建新型政府投入机制，建立农村卫生保障体系

（一）提升政府责任

建议修改《中华人民共和国宪法》第四十五条，将"中华人民共和国公民在年老、疾病或者丧失劳动能力的情况下，有从国家和社会获得物质帮助的权利。国家发展为公民享受这些权利所需要的社会保险、社会救济、医疗卫生事业"，修改为"中华人民共和国公民……权利。国家有义务为公民提供这些权利所需要的社会保险、社会救济、医疗卫生事业"，以此将发展社会保险、社会救济、医疗卫生事业作为国家的一项义务，明确政府责任，为创建新型政府投入，建立农村卫生保障体系提供法律支持。

（二）新农合发展方向

从新农合政策的运行模式现状看，大病统筹的保障模式最普遍，但正在成为历史；大病小病兼统保障模式是很多地区的发展方向，是向更高级的卫生保障模式过渡的中间模式；商业保险公司参与新农合的保障模式和城乡统一的全民医疗保障模式正处于试点阶段，是新农合的发展方向。

（三）城乡卫生保障体系方向

目前我国城市化速率高于工业化速率。根据开始快速城市化的现实社

会结构，政府要开放竞争，形成不同层次的卫生保障制度，引入农村医疗保险制度、家庭账户和统筹基金相结合的模式，将城市居民的卫生保障框架和农村居民的卫生保障制度衔接起来。

课题组提出"农村政策进城"，即全民医保的合作医疗保障模式是今后几年我国卫生保障体系的发展趋势。商业保险公司作为重要的补充，逐步完善农村卫生保障体系。全民医保的合作医疗保障模式，是指适度强制所有居民（包括农村居民和城镇居民）参与合作医疗，参合居民按收入高低①，缴纳不同的参合费用，得到相同的医疗补偿。建立政府和商业保险机构合作机制，一方面鼓励所有居民参加商业保险，另一方面为高危人群和贫困人员向保险公司投保；在新农合政策的执行和制度运作上借助保险公司的人力资源。在全民医保的合作医疗保障模式中，城镇居民担负起农村居民的责任，上级政府从财政上支持下级政府，共同抵御疾病风险。

全民医保模式将逐步消除城镇和农村医疗保障之间的隔阂，有利于保障城镇居民和农村居民之间享受医疗保障权利的公平性，是建立全社会卫生保障体系的方向。

二、完善新型卫生服务网络，发挥各类医疗机构优势②

农村卫生服务网络是体现改善农村卫生资源统筹规划、合理配置、综合利用条件的基础保障，也是政府不断完善新农合的重要职责。政府要创造条件并发挥市场机制，根据行政区划（地市、区县、乡镇、村）、层级类别（医院、卫生院、卫生所/室等）、职责权限（医疗、保健、卫生等）、出资渠道（政府、集体、社会、个人）等综合因素，提出完善新型农村卫生服务网点的标准、条件、资质、配置等，形成政府、集体、社会、个人

---

① 分三步走：第一步，在"十一五"期间，建立个人收入状况制度，为后续的根据收入缴费摸底；第二步，待建立根据收入缴费起，开始实行不同等级的补偿标准，区别对待不同的医疗卫生需求；第三步，"十二五"开局之年实施，打破城乡分离格局，将农村合作医疗保障制度和城镇居民（除城镇职工医疗保险外的居民）合作医疗保障制度合并，建立统一的合作医疗制度。

② 城市中的二、三级医院亦可参照执行。

参与的农村卫生服务网络。

建议按照覆盖半径和人口稠密状况重新配置医疗资源，使地方医疗资源的配置维度由行政建制维度转化为以人为本的按需维度。医疗资源的布局调整中，关键是地理布局调整和产权布局调整有机结合。

一是提出按资质分类处理。区分资质较好卫生院和资质较差卫生院的处理办法。

二是政府要开放竞争，定点医院实行优胜劣汰。建议在完善医疗市场监督体系的基础上，适当扩大定点医院的范围，把可及性好、医疗水平高和服务态度好的医院（包括民营医院）纳入合作医疗体系，形成市场竞争机制，这既有利于降低药品价格、提高服务水平，也符合《中共中央、国务院关于进一步加强农村卫生工作的决定》（中发〔2002〕13号）中关于"建设社会化农村卫生服务网络……由政府、集体、社会、个人举办的医疗机构组成。打破部门和所有制界限……发挥市场机制的作用"的精神。

三是在地理布局调整中细化产权布局调整的具体举措，防止国有资产流失。由地理指数和效益指数综合确立网级：三级网、二级网、四级网。①

四是产权管理要发挥"鲇鱼效应"。要采取多样化的处理策略，使之能平稳进行，解决新农合供方瓶颈问题。

三、建立新型人才流动模式，提高乡镇卫生医疗水平

调查显示，目前我国基层医疗机构尤其是乡镇卫生院发展水平参差不齐，整体医疗水平普遍较低，不能满足农民群众的医疗需要。提高乡镇卫生院医疗水平，使农民获得可靠的医疗保障，就必须打破现行的各级医院各自为政的格局，建立新的人才流动模式的长效机制，促进优秀医疗人才向乡镇卫生院流动。

具体建议：政府卫生行政主管部门把三级医院到二级医院、二级医院再到一级乡镇卫生院的专业技术人员组合成一个动态的人员循环整体，要

---

① 参见王红漫：《大国卫生之论》，第四章"制度改革方案设计"第一节"卫生网发展道路的思考与建议"，北京，北京大学出版社，2006。

求各级医疗机构业绩优秀的医护人员，在固定时间（两年或五年）内到各级医疗机构轮流工作，将其工作业绩作为医护人员执业资格、奖金评定以及职称评审的一项重要指标。可设定当年工作所在医院的级别越低，其业绩在奖金评定和职称评审时所占比重越大的条件。考虑到专科医院以及综合医院有专科优势的医护科室就诊患者与综合医院不同的状况，这些医疗机构的部分医护人员可以在相应专科医院体系中循环。各级政府要提供经济与职称待遇补偿政策，以保证乡镇卫生院对上级医疗机构优秀人才具有积极的吸引力。

建立新型人才流动模式应重点做好以下工作：

第一，预调查一级医疗机构所需医务工作人员的数量，裁减冗员。政府卫生行政主管部门负责统一标准，考核一级医疗机构医护人员，不合格者从编制中撤出，并给予一年后重新考核的机会，仍不合格者，予以辞退。按照预计数量筛检满足条件的医务工作人员直至达到要求。所有考核结果由各专科权威专家采用统一标准进行审核，考核、评审过程所需资金由市区镇财政共同分担。

第二，严格控制医疗体系的人才入口，提高专业人员业务技术素质。医疗体系医护人员的入口设在三级医疗机构，一级、二级医疗机构不再引进医疗体系外的医护人员。卫生管理人才入口设在一级医疗机构，二级和三级医疗机构管理人才从一级医疗机构选拔。所有医学院校毕业生必须先到三级医疗机构科室工作，工作三年后进入医疗机构人才循环体系。

第三，调整医疗机构领导班子、任职机制，提高管理层专业管理水平。领导层成员可以从临床工作以外的医院管理、卫生事业管理专业人才中选用，也可以采取轮岗方式，将二级医疗机构即将提升为正职的医院副职领导和三级医疗机构即将提升为正职的科室副职领导，下调到一级医疗机构担任领导职务，轮岗任期结束后，经任职考核合格，再返回原单位升任正职。

第四，建立配套的工资奖金制度。医疗系统工作人员的工资由所在医疗机构发放，奖金由政府卫生行政部门在评审各级医疗机构工作业绩后发放。奖金来源于医疗机构的盈利，政府卫生行政部门不再进行补贴，也不参与资金周转。

第五，设立公共卫生科研项目。在县乡级医疗机构设立公共卫生科研项目招标，协助疾病谱、流行病学调查和监测。

第六，过渡期（"十一五"期间为过渡期）实施"四个一批"工程，提高乡镇卫生院服务水平。下来一批：大医院中级以上职称医生每人每年下乡镇服务 15 天，保证每天都有大医院的医生在乡镇卫生院服务。回来一批：政府出资，组建退休专家志愿团回到乡镇卫生院服务。进来一批：招聘医学院校毕业生进到乡镇卫生院工作。出来一批：对现有乡镇医生进行培训。到 2010 年，力争使乡镇卫生技术人员全部取得岗位合格证书。

四、研发新型医疗技术配置，降低农民就医诊疗成本

课题组对农民调查显示：绝大多数（85%）农民觉得看病不难，但是九成（90%）农民觉得看病贵。各种看病贵的因素中，检查费、药贵居首位，占到 80% 以上。解决药贵可以采取药品收入国家税收制。一些地区（如北京）实施药品零差价，药贵问题得到一定缓解。调查中发现，基层医疗机构技术配置存在问题造成农民检查费用高，且在不同医院重复检查过多，进一步加重了医疗费用。

自主创新，科技为民，研发新型医疗技术设备，并使其合理配置，从而大幅度降低医疗诊断成本，提高农村卫生医疗水平。建议建设"面向农村及乡镇医疗卫生的现代化标准体系"，以国产化、经济型的高科技集成化的检查和化验设备降低直接成本，标准化、网格化的电子诊断结果和病历可在不同医院使用，达到减少重复检查、资源共享的效果，并推行远程诊断，实现降低农民就医诊疗成本的目的。经济型的高科技集成化的检验设备，使标准化、网格化的电子诊断结果和病历在不同医院使用，正是国家"十一五"规划"自主创新"思想和党的十七大提出解决民生问题的一个具体体现。网格化的信息系统能为广大农村地区医疗卫生情况提供翔实的原始信息，从而实现利用高科技成果，依靠仪器设备及试剂耗材国产化，大幅度降低医疗诊断成本，提高诊疗水平，实现农村医疗卫生跨越式发展的体

系，同时还可以有效防止医疗"装备竞赛"对国家和百姓经济的冲击。①

五、推行新型会计制度，避免国有资产流失

调查显示，许多乡镇卫生院缺乏规范的会计工作制度，账目混乱，甚至没有专业会计。有的卫生院从账面上看在扣除财政补贴后几乎全部亏损，但实际上是盈利的。实际盈利与账面亏损之间的差距证明，存在国有资产的大量流失，给政府管理带来困难，影响了乡镇卫生院的健康发展。因此必须从体制上堵塞漏洞，避免乡镇卫生院国有资产流失，实现社会效益和经济效益的统一。建议使用新型会计制度（财政部颁布的《企业会计制度》）代替原来的医院财务制度。

（一）具体管理方式

1. 会计人员管理：各卫生院必须使用专业会计，要求持证上岗，由卫生行政部门（或行业协会）派出。各医疗机构不得再自行任用。

2. 检查项目收费管理：大型医疗设备检查单独核算，收入以折旧为准，实行无利润使用，如出现利润上缴国家。

3. 药品收入管理：采取国家税收制。

4. 会计计算法：各卫生院必须规范记账方法和内容，统一财务报表格式，规范财政补助收入、医疗收入、药品收入和工资支出、业务支出等项目。"投资支出"和"其他支出"尤其需要规范，并重点检查。在资产负债方面，要加强资产核算管理，统一规范各卫生院固定资产折旧年限和一定小数额以下的不记账。

（二）具体改革步骤

第一步，整理核对原始财务报表，使财务报表在卫生院原有的财务制度下达到平衡。

---

① 《2006 年中国卫生统计提要》有统计数字表明，我国目前每万人拥有的大型医疗检查设备数量，有的突破经济发达国家的水平。中国一个城市的 CT 比全英国都多。

第二步，将企业财务制度与医院财务制度对接，按照企业财务制度的原则和方法，对医院固定资产提取折旧费用，计提坏账准备，在去掉其他财政补贴、只保留预防保健补贴的情况下，考察卫生院的资产负债和经营情况。

六、改进新型统筹报销方式，减轻农民烦琐报销负担

为避免农民烦琐的报销程序，建议报销过程实行借记卡报销模式。具体操作方法是：为参加新农合的农户开设借记卡账户，农户将自筹资金存入借记卡。农民看病时所发生的费用在医院出具医疗费用单后，由合作医疗资金管理部门通过借记卡将医疗费用转入医院，不能报销部分医疗费用再由农民向医院交纳。目前北京市通州区和怀柔区采用课题组提出的该办法，已经取得较好成效。

建议方案 1：门诊与住院单立，给农民多种选择。门诊与住院报销分立。给农民充分的选择空间：A. 可以单选门诊；B. 可以单选住院；C. 既可选门诊也可选住院。该方案首先将门诊与大病的筹资与报销分割开来，独立运作，门诊的筹集资金只用于门诊报销，大病的筹集资金只用于大病报销。其次，门诊筹资中，农民筹资占 2%，当地政府及国家补贴（通称政府补贴）占 1%，不再设立封顶线；大病筹资中，农民筹资占 1%，政府补贴占 3%，设立封顶线。其中农民门诊筹资部分，如果一年之内没有消费或者没有消费完全，以个人账户形式储存，并可垂直继承，但政府门诊补贴不进入个人账户；大病筹集资金使用现行资金运作形式。

建议方案 2：将"大病"的保障力度转化为一种直观、合理、动态并易于计算的经济学测算模型。既可以分析新农合的筹资标准、报销比例和计划保障的疾病种类三者之间的应变关系，也可以用于新农合报销模式的动态测算。

七、统筹新型资讯网络建设，提升信息资源共享水平

现在各地区都建立了一定的信息化管理网络，但由于程度不同，标准

不一，没有达到资源共享的效果。政府需要提出新型农村卫生保障信息网络建设规划，明确基本卫生保健服务体系中，哪些是免费提供给居民的，哪些是需要居民承担一定费用的。统筹信息网络建设就是要立足如何把有效、健康的档案信息及时传给政府，服务于科学决策；把准确、全面的病患信息及时提供给医院，服务于为患者治疗；把客观、权威的患者信息及时提供给本人和家属，服务于相应的配合。

建议前瞻性、高起点考虑全国各省份执行部门与医疗机构的有效接轨，统筹新型信息网络建设；提升信息资源共享水平，避免市、县、乡级医院的两极分化。在信息化软件开发设计之初，就将其定位为集新农合管理、经济测算、科研信息、农民健康监测等多种功用于一体的综合性软件。其主要思路是：

1. 把目前我国行业中使用的各类标准列为主要参考，以此确定标准化的居民健康服务项目，参考国际相关标准，把个人责任和服务内容都整合到信息系统中。

2. 在转诊过程中，明确不同医疗机构的服务范围，把医疗机构的服务范围同标准化流程整合起来。

3. 在信息系统中，要体现新型国民健康"双环式"（即健康状态"环"、疾病状态"环"）管理。无论居民处在哪个状态的"环"中，都应该有信息跟踪。

4. 根据不同地区的需求量，确定不同医疗机构装备信息系统的准入标准。

5. 在业务层次上，开发分类模块级，实现各种不同业务组合，达到因地制宜，并能使所有信息通过管理过程得以整合。

八、宣传新型卫生保障制度，培养农民互助共济意识

建议卫生主管部门拟定面向农民并符合中央精神的新型农村卫生保障制度的宣传导向提纲，突出宣传新农合的宗旨和目的；突出宣传新农合是以大病医疗统筹为主要内容的农民医疗互助共济制度；突出宣传新农合是

农村卫生保障制度中的一种有限责任制度；突出宣传参加新农合人的权利和义务、报销与管理等具体内容。通过广泛深入宣传，使各级政府清晰职责、各级医疗机构明确范围、广大农民得到实惠。

有条件的地区经国务院批准可以采取适度强制参与新农合原则。在强制参与上，应该设立经济收入标准，该标准以下的农民有义务参与新农合，该标准以上的农民则可以在新农合与其他保险之间选择。缴费水平应尊重当地农民意愿，原则上不低于一定标准，规定补偿原则，这样既扩大了新农合的覆盖率，保障了农民的基本卫生权利，又从体制上防止了逆向选择，保障合作医疗基金在安全、高效运作的基础上形成。

从近年来新农合的实施情况看，党中央、国务院为解决"三农"问题，统筹城乡、区域、经济协调发展的重大举措是卓有成效的；政府的指导思想、工作力度和贯彻执行是明确积极的；卫生部工作部署思路清晰，重视从农民的实际利益出发制定政策，许多建设性的指导意见和制度安排是切合实际的。我们在调研中体会到，建立农村卫生保障体系，是需要多部门、多领域、多层级的领导、管理人员、医务人员和广大农民共同协作完成的一项系统工程和惠民工程，各地区在卫生改革中的特色政策正在实践中逐渐完善，这将为今后的规范化、统一化、系统化管理提供丰富的经验。

我们相信，在国务院、卫生部的领导下，在各界的关心和支持下，农村卫生改革在已经取得一定成效的基础上，将日臻完善，"人人享有基本卫生保健服务"以及构建社会主义和谐社会的目标一定会实现。

发微究竟：关于国务院法制办公室《征求意见函》的回复[*]

国务院法制办：

北京大学"巩固和发展新型农村合作医疗制度研究"课题组结合近 10 年的对我国农村医疗卫生保障理论与实证研究，就该《新型农村合作医疗管理条例（送审稿）》（以下简称《送审稿》）形成如下回函：

一、对《送审稿》总体评价

新型农村合作医疗（以下简称新农合）制度是我国一项基本的医疗卫生保障制度，有必要出台管理条例。中国是人口大国、农业大国，改革开放以来，中央在总结了历史经验教训之后，强调落实科学发展观，而且在财政上有了可能，实施新农合，既是政府对农民的关怀和重视，也是对农民人权的保障的提升。卫生部就参加人员、基金管理、医疗待遇、定点医

* 本文为 2010 年 9 月底笔者受命于北京大学执笔完成的关于《新型农村合作医疗管理条例（送审稿）》回函。作为北京大学国家哲学社会科学项目"巩固和发展新型农村合作医疗制度研究"负责人，笔者经过仔细研读《送审稿》，深感《送审稿》对课题组的工作也是一种鼓励和推动，旋即召开课题组电话会议，告之课题组全体成员：卫生部自 2008 年起着手新农合立法，并经过近 2 年的工作，形成《送审稿》，目前正在征求意见。课题组通过长达 70 分钟的电话会议进行了充分、坦诚交流；笔者综合课题组成员的意见和建议于十一国庆假期执笔回复对《送审稿》的修正意见。10 月 7 日完成发给学校，供学校参考；校方形成北京大学文件［2010］22 号。

疗机构、监督管理、法律责任等八大方面，对 2003 年试点实施以来近 8 年的工作进行了综合、提炼、汇总，迈出了积极的一步。

二、修改建议

从农民能看得明白、读得懂，执行部门具有可操作性，条文责权利厘定恰切角度提出如下修改建议：

从体例上，需要调整梳理整体结构、明确概念、斟酌用语，尤其是目前基础工作不完善之处如何行文。

第一章　总则

应包含出台条例的依据、目的、原则，新农合的概念，作为制度支撑的新农合基金的形成，政府的职责，参加人的范围，信息公布权等。

问题：没有新农合概念性文字。新农合基金是怎么形成的表述不明确。第一、三、五条，条理不甚清晰，与后面条款存在交叉表述。

建议：

1. 补充依据什么制定本条例。

2. 将新农合定义表述清楚。即本条例所指新农合是……

3. 与后文条款交叉表述部分，进行归类表述，如：

（1）"经办机构"散在各章，建议单列专章，厘定经办机构的性质、层级、规格、职权范围、责任与义务，与卫生主管部门（卫生局）、财政部门、社保部门的关系。

（2）"新农合基金"列专章，建议从筹集、保管、使用、公示分述。

4. 第五条第三款，县级以上人民政府其他部门含糊其辞，新农合已经实施 5 年多了，应该对与哪些部门有关进行明确说明。

5. 政府的职责应单列。

6. 第九条，对新闻媒体的规定建议删除。

7. 应涵盖参加人的范围，即什么人应享有新农合，可将附则中的第五十七条提到总则中。农村居民的概念，根据我国人口的行政管理，建议用"指户籍在农村地区的居民"。

第二章　参加人

1. 补充参加形式。

2. 第十二条"人口较少地区的城镇居民"所指为何？表述不清。

3. 第十三条与第六条涉及经办机构应集中表述（见总则建议第3条，不再赘述）。

4. 第十四条第三款参加人的权利要有范围，建议按区域。

第三章　基金管理

制度由基金支持，厘定恰切十分重要。建议基金列专章，从筹集、保管、使用、公示分述（见总则）。

基金管理部分修正建议如下：

1. 第十六条需表述清楚基金如何筹集、衔接。

2. 第十七条第三款中应明确基金财政专户设在何处：是乡政府，还是经办机构，或其他地方？

3. 第十八条中"补充医疗救助"基金设在哪儿？农民如何申请？要说清楚。

4. 第十九条第二款"按国家有关规定执行"，应明确是卫生部、财政部还是其他哪个部门的规定。

5. 第二十条"筹资增长机制"，建议与财政部会商。本条第三款中"省、自治区、直辖市人民政府规定的政府补助标准高于第二款"，要表述清楚是哪一条的第二款。

6. 第二十二条，合理确定医疗待遇，应明确根据什么确定什么，是待遇还是权力要需界定清楚，以免歧义。

7. 第二十四条又是经办机构，散在总则及第二、三、四、五章中，建议专章表述经办机构（见总则建议第3条，不再赘述）。

8. 第二十六条必须明确"医疗风险基金"谁来建（省、市、区县）、谁负责、用途、用法。

第四章　医疗待遇

"待遇"非法律名词，建议改为"医疗费用核销"。

第二十八条要明确县级以上人民政府应当根据哪一级新农合补偿方

案，制定实施方案。

第三十二条建议放入第二十八条，集中表述省级卫生部门职责，并注意措辞，指定目录应当根据农民基本医疗需求并参照基金大盘。

第三十四条，自主选择统筹地区新农合。"统筹地区"概念不清，应明确界定统筹的种类，以免引起纠纷，给农民带来不便。

第三十五条，鉴于农民流动性大，第一款中"异地就医"需规定清楚，新农合以户为单位，户中外出务工个体如何办理手续，异地"约定"，约定的主体是谁（农民？哪一级政府？经办机构？等）？第二款中"经办机构备案"，怎么办？农民自己备案？要表述清楚，以免引发矛盾、带来混乱。

第三十七条关于补偿范围的两款表述不明白。缺乏主体，建议加主语"申请受偿人""经办机构"。

表述修正为"申请受偿人有下列情形之一的，新农合经办机构以参加人实际支付部分为基数，……"

第五章　定点医疗机构

1. 见第三章第 7 条建议。

2. 明确新农合定点、城镇职工定点、居民定点是否通行。

3. 明确定点医疗机构定期考核是否要求对执行新农合情况进行考核。

第六章　监督管理

1. 第四十八条第二款建议改为"应当配合检查"。

2. 第四十九条放在总则。

第七章　法律责任

1. 第五十二条第二款，"由卫生行政部门按骗取的补偿金额处三倍以上……罚款"，罚款有权限，哪一级行政部门有罚款权，不能乱罚。涉及罚款要与《行政处罚法》衔接。

2. 第五十六条相关行政部门，所指应明确，是公安部门，还是其他什么部门？

第八章　附则

1. 第五十七条放入总则中，见总则建议第 7 条。

2. 附则中应标明解释权，在实施中具体问题由卫生行政部门负责解释。

3. 解释名词概念：参加人、申请受偿人、经办机构、医疗核销标准、相关部门。

鉴于时间有限，研究分析资料不全，难免有疏漏或不妥之处，请见谅。以上修改建议，仅供参考。

专此函达。

国学拾掇：健康中国 2020 基层中医药发展战略规划研究 *

2008 年 9 月 3 日，我代表中医学组在卫生部工作会上就"健康中国 2020 基层中医药发展战略规划"研究以幻灯片形式做汇报发言，现整理如下：

2007 年，卫生部陈竺部长在卫生部内部工作会议上高瞻远瞩地提出了"健康中国 2020 战略规划"，并指出，中医的整体观、辨证施治、治未病等核心思想如能得以进一步诠释和光大，将有望对新世纪的医学模式的转变以及医疗政策、医药工业，甚至整个经济领域的改革和创新带来深远的影响。促进中医药与西医药共同发展，有利于加快建设中国特色的医疗卫生保健模式，更好地保护和增进人民群众身体健康。

2008 年，卫生部成立"健康中国 2020 战略规划"研究专家组。我有幸成为专家组的一名成员，希望通过尽自己的一份绵薄之力，为民服务，为国效力。

全国人大常委会副委员长韩启德院士，也是我们北大医学部主任，多次强调北大师生的研究工作应致力于"服务社会、服务政府、服务实际"，将智力有效转化为生产力，大学与政府携手共进，造福百姓，最终实现"政府政策得民心，卫生事业得发展，百姓得实惠，学者受锻炼，理论受考验"。我们将韩院士的话作为行动指南，旋即展开了工作，就本次调查

---

* 本文为 2008 年 9 月 3 日笔者在健康中国 2020 战略研究会议上的发言。

研究制定细致详尽的计划，并在此后一个半月的时间里，完成了研究所需的各项现场调查和文献调查。下面，我就本次研究的日程向各位领导和专家做一简要介绍。

7月17日，中医学组召开"健康中国2020"第一次会议。

7月18—21日，在卫生部科技司会议上，我应邀做主题报告，并借此机会就"中医学历非学历教育"的问题对与会者进行了访谈。

7月22—29日，我带领北大研究生进行基层调研。

7月30日—8月3日，五十余位来自全国东中西部16个省、直辖市的代表参加了卫生部农卫司组织的初级卫生保障会议，作为会议邀请的一位专家，我对与会的代表就"基层中医医疗状况"做了访谈，并根据访谈内容完成了《重振初保，实现承诺——关于农村初级卫生保障工作的几点建议》的报告，提交呈送给了卫生部。

8月3—5日，又通过邮件、电话、传真等形式，采访了山东、江苏、黑龙江、北京、天津、山西、河北、贵州等地的有关部门。

8月6日，中医学组召开"健康中国2020"第二次会议，汇报工作进展、思路、设计以及所缺资料。

8月6—12日，完成收集、整理资料工作。

8月13日，初稿完成，并向王永炎院士汇报，听取王院士的指导意见。

8月14—17日，完成讨论稿。

8月20日，中医学组召开"健康中国2020"第三次会议。

8月30日，中医学组召开"健康中国2020"第四次会议。

9月3日，也就是今天，我来到这里就本次调查研究工作做总结报告。

为了把本次研究做到"从群众中来，到群众中去"，在起草前，我们展开了一系列细致的访谈、调查工作，深入基层了解情况，通过传真、邮件、电话、面谈等形式，对各级部门就基层中医药现状做专项调查。在卫生部，我们与农村工作司徐司长、张副司长和王处长进行了长达4个小时的访谈，对科教司和中医药管理局人教司做了电话访谈。在京津两地，我们的调查覆盖了北京市卫生局，北大附属医院的医生、药房工作人员，天津市卫生局。在省市一级，我们的访谈资料来自山东、黑龙江、吉林、辽宁、湖北、江西、河北等省卫生厅和河北武强县卫生局、江苏南通市卫生局。

在起草初稿后，为使报告真正反映基层现状，做好修缮工作，达到精益求精，我们又通过传真、邮件、电话、面谈等形式征求了京津两地卫生部门、黑龙江省卫生厅、山东省卫生厅、江苏南通市卫生局以及河北武强国家级贫困县、山西黎城省级贫困县、贵州麻江少数民族县等地的意见和建议。

整个调研报告的起草流程（见图1—1）如下：

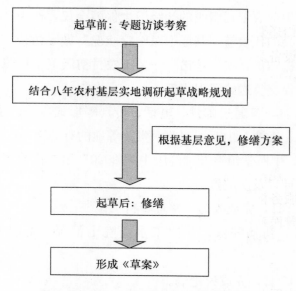

图1—1　调研报告起草流程图

下面我给大家介绍本次调研报告的思路和设计情况。我们的研究有着怎样的指导思想？健康中国2020基层中医药发展战略规划应该提供什么、如何提供？为什么？

首先，要明确，必须把国家安全、民族利益、人类康乐放于首位，以自力更生和自决精神为指导思想。

其次，要提供国民和国家能够维持费用的卫生保障模式。

再次，如何提供，概言之，就是"自主创新、科技为民、安便验廉"的十二字方针。

最后，谈谈以上三点基于怎样的原因，即为什么。简言之，便是要达到"以人为本"和构建"节约型社会"的目的。在奠定卫生改革的"四项基本原则"里，我着重强调了要把中国的医疗卫生改革放在中国的大背景中，把中国放在世界中，用大看小，用长看短，正负兼顾，内外兼顾。

同时要提出的是，医疗发展也要讲求科学地推进。"星球大战计划"殷鉴不远，我们必须有效防止医疗"装备竞赛"对国家和百姓经济的冲击，这并非耸人听闻。《2006年中国卫生统计提要》有统计数字表明，我国目前每万人拥有的大型医疗检查设备数量，有的已经突破经济发达国家的水平。中国一个城市的CT比全英国都多。

此外，我们还要时刻立足节约型社会，一方面，需要自主创新科技为民，依靠仪器设备及试剂耗材国产化，大幅度降低医疗诊断成本，提高诊疗水平，立足中医辨证思想，依靠科技力量发展生物新技术和新产品，基于个体遗传与环境因素提供防治措施，推动中医学向个性化方向发展（有关个性化健康服务①内容另篇详述）；另一方面，必须坚持"发展中医药事业应当遵循中医药自身发展规律"的原则，通过同行评议、行业自治、合理定价等措施，规范管理，实现中医药事业科学发展，进而扩大中医药服务领域，增强服务能力，充分发挥中医药的"安验便廉"，降低国民就医诊疗成本，改善医疗民生。

"健康中国2020中医药战略规划"，可以称为民生"新"政，那么它新在何处呢？

第一，将中医药提到与国防、外交、卫生并重的高度。

第二，将"治未病"纳入战略规划。

第三，从三方面源头抓起：一、使全国中药材种植户均接受一次规范化种植培训；二、西医经中医基本知识与技能规训方可开具中医药处方；三、对社会上药浴、药膳、中医保健按摩等中医药相关产业加强指导，实

---

① 所谓个性化健康服务，就是以基因组技术和电子信息技术为基础，实现疾病预防与治疗的个体化，其本质就是在合适的时间将合适的医疗服务提供给合适的病人。见本书第三篇之"通而不同"；详见王红漫：《个性化健康管理——人类第三大计划中国进行时》，北京，北京大学出版社，2014。

现全行业统一管理。

第四，为坐堂医生解禁。

第五，中医执业活动不受年龄限制。

第六，提供公平门径，给予乡村医生，也就是我们以往常说的赤脚医生考试考核合格者合法上岗的资格。

第七，倡导网络教育，建立国家层面的基层中医药教育网络，使乡村医生接受正规学历教育，执业临床医生开展"懂经典，做临床"活动，将学习情况列入继续教育考核内容。

第八，提高中医药服务价格，充分体现中医药服务技术劳务价值，并颁发特殊津贴。

第九，使中医药走向国际规范化，向世界卫生组织（WHO）提供国际化标准的《基本中药目录》《常见病中医适宜技术》。

第十，加强中医药知识和文化在国内外科普宣教，在国内中小学、海外孔子学院的教学中增加中医药内容。

那么，民生"新"政的基础来源于什么呢？它源于对中医药的正确认识和理解。

中医药是具有中华传统特色的治疗手段和卫生服务模式，与西医药共同构成了我国医学的一体两翼，是中国特色的卫生事业的重要组成部分，是我国基本医疗卫生保障体制的重要组成部分，也是中华文化传播的重要载体之一，具有卫生性、外交性和国防性。

十七大报告提出要"扶持中医药和民族医药事业发展"，将"中西医并重"作为卫生工作的基本方针之一。我们也看到，中医药文化向海外延伸，已成为中华文化传播的有效载体。发挥中医药在养生保健和亚健康保健方面的优势，让更多人掌握此方面的知识，开展"治未病"服务，让更多人受益，这具有小成本（或适宜成本）推动大卫生的作用，成为节约型社会促进社会公平的强大助推器。

为促进我国中医药健康、有序、可持续发展，弘扬民族文化，发挥中医药在农村和社区卫生中的优势与作用，更好地为广大人民群众服务，为全面建设小康社会服务，特制定"健康中国 2020 基层中医药发展战略规划"研究（草案）。

在这里，我建议将其内容分做三个大方面，就其战略构想、工作任务和保障措施做一论述。

首先，战略构想又可分为指导思想、战略目标、战略方针三点。

就指导思想而言，该战略规划以全面、协调、可持续的科学发展观为指导，把国家安全、民族利益、人类健康放于首要地位，提供符合国情、顺应民情，"安、效、便、廉"，国家和国民都负担得起的医疗卫生服务。以适宜成本推动大卫生，为人类健康福祉服务。

新中国成立初期，底子薄，百废待兴，所以当时政府实行的是"低水平、广覆盖"的医疗保障；改革开放为我国引进了先进的技术、理念和大量的资金投入，同其他领域一样，我国的医疗保障得到了长足的发展和进步，但是其"高水平、窄覆盖"的问题也日益凸显；十七大报告明确指出，到 2020 年达到人人享有基本医疗服务的目标。依此目标，我们的医改就要朝这一方向推进，结合中国实际，拿出切实可行的方案予以实现。我们所建议的模式是应当构建一种"适宜水平、全覆盖"的医疗保障，把十七大报告中"以人为本"的思想贯穿到医改的各个环节。我们有理由憧憬，有四项基本制度大力支持的中医药必然在建立合理的医疗卫生体制、控制医疗费用非理性上涨中卓有成效。

就战略目标而言，中医药在许多西医不能解决或是解决起来消耗巨大的病症上，有着很多有自己特色的治疗方式和理念，能够在较低费用的条件下，在较短的疗程内，以较弱的副作用使患者康复或缓解其病情。针对中医药的优势和特点、优势病种和适宜技术，在国内、国际两大层面有着不同的战略目标。

在国内层面，我们的中医药应当立足于基层，在农村即是乡镇村，在城市即是社区。包括但不限于以下七项主要目标：

1. 建立适宜国情的中医药养生保健宣教网络，完善实用性、科学性兼具的中医药养生保健宣教影像教材，广而告之，提高国民健康自我维护的能力。

2. 利用适宜基层推广普及的解决基层常见病的中医药医疗技术手段，

包括中药、针灸、推拿、火罐、敷贴、刮痧、熏洗、穴位注射、热熨等在内的 5 种以上的中医药治疗方法。

3. 建立常见重大疾病自我康复的基层和家庭康复的中医药技术体系，弥补现代康复技术不能普及的问题；降低医疗和药品费用，提高政府的社会保障能力；解决看病难、看病贵的问题。

4. 在全国范围内基本实现中医药优势病种和特色专科服务均等化。

5. 促进中医药养生保健服务在养生、养老、健康管理、护理、康复、健康旅游方面起提高健康素养的积极作用。

6. 全国中药材规范化种植，并为生态绿色循环发展做出贡献。

7. 中药一、二、三全产业链得到全面协调发展。

在国际层面，中医药要扮演服务全球的重要角色。

1. 向 WHO 提供国际化标准的《基本中药目录》《常见病中医适宜技术》。

2. 在全球范围内，提倡使用基本中药、适宜技术。

3. 向联合国教科文组织（UNESCO）申报中医为人类非物质文化遗产代表作。

4. 扩大中医药出口创汇国际贸易。

战略构想的第三点是战略方针，中医药应该自主创新、科技为民，实现三个"坚持"、一个"提高"和一个"完善"。

三个"坚持"就是"坚持中西医并重，共同继承与创新的发展思路""坚持中医、中药协调发展的方针""坚持政府主导和开拓市场相结合的导向"。

一个"提高"就是"巩固和发展中医服务网络，不断提高中医中药人才队伍素质"。

一个"完善"就是"完善中医药保障体系，全面提升中医药服务能力"。

整个战略方针就是要践行为人民健康服务，为全面建设小康社会服务。

下面，我们来谈一下"健康中国 2020 中医药战略规划"的工作任务。

主要有四个基本任务，即：

1. 提升中医药服务基本功能。

2. 提升中医药服务能力。

3. 加强乡（镇）村卫生服务机构建设。

4. 完善社区卫生服务机构。

在提升中医药的服务能力上，建议具体做好以下三方面工作：

1. 抓住"一个契机"，充分发挥中医药在建立覆盖城乡的卫生保障制度中的作用。建立覆盖城乡的卫生保障制度是党中央、国务院从大局出发，统筹城乡区域经济社会发展所做出的重大举措。中医药积极发挥在防治常见病、多发病方面的优势，对于缓解医疗筹资和支付水平低的矛盾有着重要意义。

2. 构筑"两个平台"，切实提高基层中医药服务能力。将构筑基层可及性中医药服务网络和中医药人才队伍建设和补充机制作为提升中医药工作的重要内容来抓，使中医药服务能力得到不断提升。

3. 找准"突破口"，大力推动基层中医适宜技术，筛选安全有效、成本低廉、简便易学、适合基层，尤其是乡村医生使用的适宜技术在全国范围内自下而上地进行"弘扬祖国医学，惠及城乡百姓"技能大练兵。开展一年一度省级、国家层面督导、评估和表彰工作。

在乡镇和社区卫生机构的建设上，建议主要做好以下两方面工作：

1. 配备适量中药饮片、中成药，并配置体现中医药特色的针灸器具、火罐等诊疗设备，配置标准以当地疾病谱为参考，中心卫生院应开设中医日间病床。

2. 2015年底完成乡镇卫生院、社区卫生服务机构至少2人数量的中医类执业医师（执业助理医师）配置，由省级卫生行政机构调配。在中医人力资源配置上，"十一五"期间，实施"四个一批"工程，提高乡镇卫生院服务水平。

下来一批：市、县级医院中级以上职称中医每人每年下乡镇服务30天，保证每天都有市县级医院的中医师在乡镇卫生院服务。

回来一批：政府出资，组建退休中医专家志愿团回到乡镇卫生院、社区卫生机构服务。

进来一批：招聘医学院校毕业的中医药专业的人才进到乡镇卫生院、社区卫生机构工作。下乡镇服务期间，享受卫医发〔2002〕316号文①规定的同等待遇。

出来一批：对现有乡镇中医类执业医师（执业助理医师）进行培训。到2015年末，力争使乡镇中医类卫生技术人员全部取得岗位合格证书。

最后，保障措施包括六个方面：

1. 转变观念。要做到"四个明确"：

（1）明确中医药战略规划以适宜成本启动，推进大卫生。

（2）明确城市社区、乡（镇）村卫生服务机构中医药的重点是建立、健全公共卫生、基本医疗、新农合及药品供应保障等"四个体系"。

（3）明确城市社区、乡（镇）村卫生服务机构中医医疗的考核标准是"安全、有效、方便、价廉"的四维评价指标体系。

（4）明确让中国城市社区、乡（镇）村卫生服务机构中医药真正成为"人人享有基本医疗卫生服务"目标的抓手。

2. 保障资金。这有赖于国家的支持力度和民间可调动的资源。

3. 加强科研。要避免"霍布森选择""布里丹选择"。

4. 培育人才。鉴于中医药教育与中医医疗脱节、中医药教育供给与社会需求脱节、中医药理论教育与中医临床实践脱节的矛盾较为突出，中医药人才使用和评价还不能体现中医药特点，中医药人才培养与事业发展需求还不相适应，因此，我们要做到"留住老人""培养新人"。

（1）"留住老人"。

1）出台对在边远地区和山区工作的中医的"特殊津贴"政策。

2）要使基层中医药教育模式与"四个一批"相结合，共同打造存量中医药人才（见图1—2）。

（2）"培养新人"。新人属于增量中医药人才，应该坚持基础理论与实践相结合，建议采用新的教育模式，培养原汁原味的中医。整个中医人才

---

① 即《关于城市卫生支援农村卫生工作的意见》。

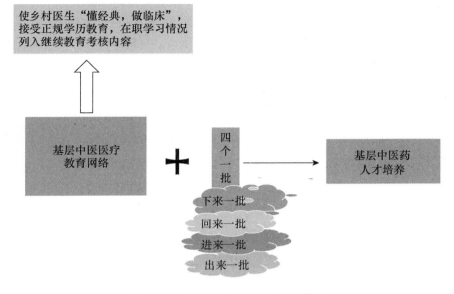

图1—2 盘活存量中医药人才示意图

的培养教育过程可分为招生、培养和择业三个阶段。招生范围可以涵盖初中、高中和大学的不同阶段和专业的学生，考生通过规定的考试即可进入医科、针科、按摩科和心理科四大专业之一进行中医学习。在培养阶段，针对不同层次的学生设置培养方案，例如初中预科要完成医工、医正和医师三个阶段的培养，而高中预科和大学毕业生则只需完成医正和医师两个阶段的培养。培养内容分为理论与实践两部分。第一部分为理论课程学习，包括基础课与专业课，采取学分制，要求修满学分并且考试合格；第二部分为临床实习和认药辨药，学生必须完成规定年限的生产实习。在完成培养计划之后，学校颁发相应的资格证书使学生具备执业资质，成为真正的医工、医正或医师，从而进入择业阶段。在这一阶段，他们可以自主选择就业去向，同时由国家出台政策鼓励中医进入乡村行医，这样既可以缓解农村医疗资源不足的难题，又能够增长他们的临床经验，乡村行医期满三年后还可以申请公派出国四年的机会，依托境外各国孔子学院从事行医、教学等工作，在世界范围内弘扬传统中医国粹。公派结束后，对其去向不做硬性规定，既能选择回国从事管理、专业技术等工作或者自主择业，也能继续留在国外从事行医、讲学或者学习西医等。

培养新人的具体模式如图 1—3 所示：

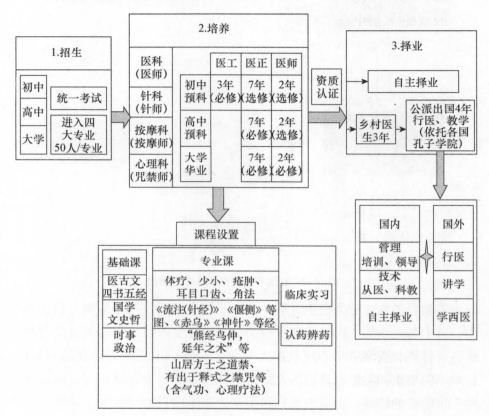

图 1—3 "培养中医药新人"具体模式图

5．法制政策。

建议制定以下五部相关法律法规：

（1）《卫生法》，为卫生各项法律法规提供母法支持。

（2）《推进农村基本医疗卫生制度建设与事业发展纲要（2011—2020）》。

（3）《农村基本医疗卫生服务信息统计与传输规范》。

（4）《中医药服务价格、收费标准实施的意见》。

（5）《我国中医类别执业医师资格考试制度条例》。

出台相关的政策：

（1）农村中医药基本医疗卫生体系建设与运行保障机制（法制政策）。

（2）乡镇卫生院、城市社区卫生机构运行保障政策。

（3）农村基层中医药卫生岗位人员，特别是在边远地区和山区工作人员的"特殊津贴"等鼓励政策。

（4）对乡村中医药卫生技术人员养老保险和提供标准化基本医疗卫生服务的"政府购买"政策的指导意见，采取"补需方"与"政府购买"乡村医生标准化服务相结合的方式，提高农村基层卫生服务资源利用率，改善服务质量，体现公益性质。

（5）农村中医药基本医疗卫生服务标准及绩效考核指标体系。

在《卫生法》这一母法中，应将符合条件的非公中医医疗机构纳入医保（城镇职工、城镇居民、新农合）定点范围，充分发挥中医药"治未病"的特色优势，将中医药纳入公共卫生服务体系，在疾病预防与控制中积极运用中医药知识与技术。

同时，建议修订《中药品种保护条例》与《中医人员个体开业管理补充规定》，落实《中医药创新发展规划纲要》《生物产业发展"十一五"规划》《中药注册管理补充规定》《关于切实加强民族医药事业发展指导意见》《中医药国际科技合作计划》，并将申报中医为人类非物质文化遗产代表作和提供国际标准的《基本中药目录》《常见病中医适宜技术》纳入近期战略规划（到2010年），政府重点执行。

6．组织保障。

加强科研和培育人才方面，既要考虑到国家支持的力度，也要重视民间可以调动的资源，凝聚全社会的力量发展中医药这一保障人类健康繁衍的瑰宝。

此外，我们仅是作为专家来做战略规划研究，而绝非在制定战略规划，为使该战略规划不空洞，避免华而不实，流于"规划"而不可操作，请国家中医药管理局提供给我们相关的数据和实施规划，以便于我们做进一步论证、分析。正如我国卫生改革的启动者彭珮云老师所说："科学的规划有赖于政策的制定者、执行者和研究者的合作。"

整个战略规划的内容从战略构想到工作任务和保障措施，都应涵盖近期、中期以及最终目标，有计划、按步骤科学推进实施。建设中国特色的卫生保障模式，将中医药纳入四项基本制度，将对建立合理的卫生保障体制、控制药费非理性上涨、增进国民健康起到积极的推动作用。

对于中国的古老传统医学，我们在继承的过程当中应予以发展，切忌妄自菲薄，更不可妄自尊大。

让我们坚定信心，关注、扶持和发展中医药在基层的作用，社会将获得双倍的回报。

《国语·晋语》有言：上医医国，其次疾人。

最后，我仍引用陈竺部长的话作结："中医的整体观、辨证施治、治未病等核心思想如能得以进一步诠释和光大，将有望对新世纪的医学模式的转变以及医疗政策、医药工业，甚至整个经济领域的改革和创新带来深远的影响。"

谢谢！

释纷利俗：答谁动了医院的"奶酪"

前些年有一本书叫《谁动了我的奶酪？》，在亚马逊网上书店畅销书排行榜上连续七十八周雄居第一，全球被翻译成 40 余种文字，很是流行，深得各级领导和管理者喜爱。作者以寓言的形式向我们讲述了这样一个既生动有趣又蕴含哲理的小故事：

在遥远的地方，住着四个可爱的小家伙—— 一对小老鼠嗅嗅和匆匆、一对小矮人哼哼和唧唧。为了填饱肚子和享受乐趣，他们每天奔波于一座奇妙的迷宫中，或凭着不断的追寻，或凭着聪明的头脑，都最终找到了属于自己的"奶酪"。拥有"奶酪"就拥有幸福，他们就这样日复一日地享用这些"奶酪"。终于有一天，他们突然发现这座宫殿里的"奶酪"在不经意间神奇消失了，他们失去了赖以生存的食物来源。面对现实，嗅嗅和匆匆能够及早嗅出变化的气息，立即采取行动，适应变化，去迷宫深处寻找新的"奶酪"；而哼哼和唧唧面对新情况却一脸无奈停在原地怨天尤人，整日被愤懑与挫败感充斥着，徒劳无功地做着垂死挣扎而迟迟不去寻找新的"奶酪"。幸运的是，唧唧在看到变化（"奶酪"的变小和消失）会使事情变得更好时，能够及时反省自己并勇敢地战胜恐惧，调整自己的行为方向去适应变化。而哼哼呢？他的思维始终定格在原来的状态，不能接受变

* 本文初稿为笔者 2001—2009 年为三级甲等医院和全国县级医院院长、卫生局局长培训班授课准备的课件，后应邀发表于《中国医学人文评论》，北京，北京大学医学出版社，2012。

化的现实，因为害怕变化而否认和拒绝变化。结果，适应变化的嗅嗅、匆匆和唧唧都如愿地找到了自己所需的"奶酪"，而不能接受现实、拒绝变化的哼哼则停留在时间的原点，离自己的"奶酪"越来越远。

书中的"奶酪"是个很好的字眼，表面上，"奶酪"是一种美味可口的食物，事实上，它只是一个比喻，对于不同的人来说，对于不同的时代和情景而言，"奶酪"有着不同的含义。我们可以把它说成是一份好的工作，一幢漂亮的房子，一种至高的荣誉，甚至是一份好心情以及你的各种追求。其实质则是每个人或部门手中最重要的权利、最重要的能力、最重要的资源及最重要的关系。而迷宫，代表的无疑是其处境。其实寻找"奶酪"的背后是在教会我们如何在学习、工作和生活中追求美好的人生。

这个故事所反复论证的道理也同样可以借喻到我们的医疗卫生事业中来：

对传统的医疗资源配置而言，"奶酪"就是计划经济时代稳定的由政策形式固定下来的财政拨款和业务人群，医院都是定点医疗机构，对保障医院的业务量起了很大的作用，加之政府全额拨款，"背靠大树"，拥有享用不尽的"奶酪"。长久以来，身处舒适环境中的部分医护人员逐渐被这种幸福感蒙蔽了双眼，自信过度膨胀。甚至认为，自己天生具备拥有这份"奶酪"的资格和权利，自负地满足所拥有的一切，更没想过需要去改变那些已经不适应新的经济体制变化的传统。然而，他们却忽视了这样一个前提——我们生存在一个政治、经济、社会等多角度、多方面变化的世界：流行病学因素的改变，疾病谱的变化；户口壁垒的消除，人口流动性的加大；医疗卫生保障制度的改革……原本属于医院的"奶酪"越来越少，在相当大程度上使传统医院失去了稳定生存的政策基础和经济基础。面对快速的变化，一些医院和医护工作者茫然："谁动了我的'奶酪'？"陷入困惑。

一、医院的"奶酪"被触动

计划经济体制医院的"奶酪"被谁动了？这个问题与医疗替代相关，也与宏观政策调整相关。

(一) 患者动了医院的"奶酪"

随着生活水平的提高、卫生保健意识的增强和医疗常识的丰富，一方面，人们知道许多小病不需要去医院就可以自行解决，另一方面群众对高质量医疗的需求也在增加；一些医院（尤以一、二级医院为多）提供的是基本医疗服务，解决群众的基本卫生问题，在设备配置和人员安排上是以基础设备和初级人员为主，对如恶性肿瘤、心脑血管疾病、艾滋病等的诊断和治疗爱莫能助。这都从客观上造成了医院无法满足群众需求高层次医疗服务的局面。患者流失了，从而在事实上动了医院的部分"奶酪"。

(二) 医院动了自己的"奶酪"

"奶酪"一定要新鲜才有价值，不少医院满足于固有的传统，满足于现有的能力，而有些规则已经过时了、没用了。医院原有的"奶酪"已经变质了，又没有适时创造出新的"奶酪"，事实上是动了自己的部分"奶酪"。

(三) 市场经济体制动了医院的"奶酪"

中共十四大提出了社会主义市场经济，允许民营医疗机构、合资医院的设立等新的医疗卫生发展思路，使传统的医疗机构受到冲击和挑战。2002 年《中共中央、国务院关于进一步加强农村卫生工作的决定》提出"要建立社会化农村卫生服务网络……由政府、集体、社会、个人举办的医疗机构组成。打破个人和所有制界限……发挥市场机制的作用"。2005年 2 月《国务院关于鼓励支持和引导个体私营等非公有制经济发展的若干意见》中再次强调"允许非公有资本进入社会事业领域。支持、引导和规范非公有资本投资教育、科研、卫生、体育等社会事业的非营利性和营利性领域。在开放市场准入的同时，加强政府和社会监管，维护公众利益。支持非公有制经济参与公有制社会事业单位的改组改制"，更加突出了"鲇鱼效应"。这是国家从宏观战略的角度来利用差异、制造差异，是提高卫生绩效的有效途径。2007 年 1 月在全国卫生工作会议上，吴仪副总理明确指出了一条政府卫生基金投放的新路，由过去单纯将政府医疗卫生资金投向"供方"转为直接补给"需方"，并以新型农村合作医疗为例进行了说明。医院要习惯于找市场要"奶酪"，而不是像过去那样找政府找领导要"奶酪"。

二、医院要创造新的"奶酪"

社会主义市场经济体制下的医院要创造新的"奶酪"。奶酪是丰富的，"奶酪"也是变化的，医院一旦认识到本领"恐慌"，意识到"能力缺失"，意识到"奶酪"会被拿走，就应该以一种积极的心态去适应变化，去提升能力，去寻找和创造新的"奶酪"。

进入21世纪，医院处在一个变化的时代，它快速、多变。变化无时无处不在发生，被拿走"奶酪"是经常的，如果在突如其来的变化中，我们的医院总沉浸在"失去"的痛苦、"决定"的两难、"失望"的无奈中，那么这种态度就将成为发展的障碍。

对于医院，要在拥有大量"奶酪"储备时，就开始独立地蹒跚学步，经常到外面的迷宫中去探索新的天地，要学会在安逸中时刻关注周围的细小变化并尝试"预见变化——随时做好'奶酪'被拿走的准备"，了解各种时机的选择，要比待在舒适的环境里把自己孤立起来安全得多。只有对"奶酪"会不可避免变小甚至消失的情况早做心理准备，才有助于我们去适应随时发生的更大变化。

过分沉溺于原来的情景，故步自封，就会很快滑落到困境当中。所以，不要因为现在拥有充足的"奶酪"就放松警惕，否则只会让自己的嗅觉变得迟钝；要懂得同周围发生的变化随时保持联系，"追踪变化——经常闻一闻自己的'奶酪'"，做一些力所能及的事，以便知道"奶酪"什么时候变质，从而尽量避免被意料之外的变化打个措手不及。

虽然有时候变化会让人感到不安，但如果不去及时调整现有的管理模式，依然滞留某处安之若素等待政府号令，时间久了，就"懒得变动"，或者"没有勇气和激情"再去变动和追寻，更不可能找到属于自己的"奶酪"。相反，如果适应变化、适应环境，我们就能找到新的生存空间。所以，"尽快适应变化——越早放弃旧的'奶酪'，你就会越早享用到新的'奶酪'"。

当周围老百姓和政府部门的态度、行为都在悄然变化时，当医院的"奶酪"正在一点一点被民营医疗机构、合资医疗机构、药店所拿走分食时，我们应有所行动了。毕竟，一味的抱怨或者等、观、靠、要对现状都不会有任何改观，走出去寻找属于自己的"奶酪"才是关键。医院的发展不能靠枕着政府的优惠政策睡大觉，而要掌握控制权，主动"改变——随着'奶酪'的变化而变化"：从因循守旧的传统理念中尽快跳出来，改变过去不可一世的态度和行为，转变不合时宜的陈旧管理模式，不断提高自身的医疗技术水平，主动为患者提供上门服务。既要在技术上进步，又要在服务上不落后。

要让医院真正参与到医疗卫生事业的竞争旋涡中去，改善或者转化发展的劣势，充分发挥自身的优势，"做好迅速变化的准备"，提前嗅出变化的味道，并且积极投身行动，而不再是落在后头哼哼个不停。

要坚定不移地朝新的方向前进，要相信新"奶酪"始终存在于某个地方。如果我们的医院能够进一步开动脑筋，自我推销，造就一批"网络"名医，把专家、教授请进"医馆"，又何止是养活自己呢？其实，"奶酪"就在自己身边，就看你怎么去发现、寻找、挖掘。"享受变化！——去迎接挑战，去享受新'奶酪'的美味"，只有当我们克服了自身的惰性，走出久已习惯的生活，去享受真诚的付出带来的喜悦之时，才能得到新"奶酪"带来的报偿和奖赏。请谨记：医院的"奶酪"仍会不断地被触动。

切磨箴规：癌症筛查与过度医疗 [*]

  关于体检筛查的问题，我做了一个项目，是关于健康管理的，并出了一本书叫《个性化健康管理》。在项目实施中，我和一些医院，还有一些体检公司进行了面对面的访谈，也和卫生部的一些领导进行了零距离的交流。在这个过程中，对"关于疾病危险因素控制和疾病筛查的思考"也有些深刻的体会。

  健康体检、癌症筛查这里面确实涉及"健康的考量"重大议题。过度医疗的问题，无论是国外还是中国都不同程度地存在。2010年9月份的时候，《新英格兰医学杂志》刊登了一篇文章，对挪威40 075名乳腺癌妇女进行筛查，筛查组的死亡率降低与非筛查组的死亡率降低在统计结果上无明显差异。该研究指出，假如一些妇女一生都不接受普查，她们一生中都不会出现临床症状的乳腺癌。也就是说，她们的乳腺癌永远不会进展为临床期，或者在乳腺癌出现临床表现之前，她们就已死于其他原因。但一旦过度检查和诊断为乳腺癌后，又必不可少地会采用各种方式治疗，这些治疗就属于过度治疗。因此，这样的过度检查和诊治不会对女性带来任何益处。参与这项研究的美国哈佛公共卫生学院的卡拉格（Mette Kalager）博士认为，他们的这项研究与过去其他国家的研究结果一致，其他国家报告的估计过度诊断率为0%～54%，而随机对照试验报告的过度诊断率约为

＊ 本文为2014年9月18日笔者在九三学社中央第二次科学座谈会上的发言。

30％。在 2014 年，《新英格兰医学杂志》又发表了一篇文章，题目为"Too Much Mammography"，作者还是哈佛大学公共卫生学院的卡拉格博士，这个报道使用的是美国的一组数据，文章指出乳腺 X 光技术的检查过多，现在西方，无论是欧洲还是美洲，都有数据对发现问题进行实证的研究，即用事实来说话。从这个研究的结果看，实际上筛查的好处显而易见，容易操作，结果也容易解释，但是它也有严重的不足。首先，跟挪威调查的数据是一样的，对健康妇女 X 线的检查属于过度检查，一旦检查出来还有假阳性，又进一步引发过度诊断和治疗，浪费非常大。这个研究指出，实际上真正筛查起到的作用不到 1/3，因为很多妇女还是因患乳腺癌死亡了。另外，作者说每一千个妇女当中，在美国的统计结果是 220 名（22％）是过度诊断和筛查的。所以他们也提出了一个建议，要进一步讨论是否有必要做全民筛查。另外，即使已经筛查出了结果，医生有决策权告诉患者是治疗还是不治疗。我只是举了两个实证来说明，目前对于疾病风险的控制和预防诊断筛查工作，确实是既有利也有弊，国外目前已经开展了这方面的研究，就是说它实际上对老百姓也是有损害的，并依此提出了如何能够让政府节约资源。

我参加今天科学座谈会的最大感觉就是，我们的这个会可能会成为一个健康大国策新政的发端，我们国内如果有了确实的实证研究，就有了支撑，也就有了论据和论证，既有利于国民的健康，又能给政府节约资本和资源，实际上应该是双赢的。在这种情况下，是不是应该由权威部门来发布一些数据，比如说像卫计委，不光是卫计委这一个部门，也包括商务部，还有外交部，甚至学术共同体，把新的疾病诊断指南如何广而告之。因为我在调查过程中（做了一万多例的调查）和老百姓面对面的交流时发现，老百姓在这方面拿很多检查当肥肉！他们认为不"吃"是吃亏的，所以我当时在医院院长培训班授课中提出"莫拿放射线、CT 检查当肥肉"。《中国医院院长》杂志上也发表了一篇文章，认为放射线检查在医学临床工作中应用广泛，但其危害性也被众多研究证实。在放射学领域有著名的 ALARA 原则，即每位从事放射工作的人员都应该确保自己和受检查的对象尽可能低地受到放射线的照射。美国 FDA 根据日本广岛和长崎原子弹爆炸的数据及其他研究指出，一个人接受放射线辐射大于等于 10mSv，将有两千分之一的患癌的机会。放射线对人体的一些射线敏感器官危害更大，如性腺、乳腺、甲状腺和眼睛晶体等。在现在众多的放射线检查中，多层 CT 的检查放射线剂量较大，在一些心脏、腹部检查中放射线剂量都超过 10mSv。国家已经停止了不必要的对中小学生的放射线体检。但仍有一些私立或营利性的医疗机构，出于盈利目的，打着健康体检的名义，运用多层 CT 进行普通人群的健康体检，明显增加了普通人群的放射线剂量，对普通人群造成了极大的危害。近几年来，多层 CT 在临床工作中应用广泛，虽然它有潜在的危害性，但基本上是医生在权衡利弊后进行的必要检查。在国际上，虽然部分国家严格监察，对高危人群进行了低剂量 CT 普查肺癌的研究（1～3mSv 的剂量），但到目前为止，还没有一个国家批准广泛应用于普通人群，更没有国家允许对腹部、冠状动脉进行普查（腹部、冠状动脉 CTA 检查的放射剂量目前分别高达 10～25mSv 和 10～18mSv）。因此，在没有被广泛证明多层 CT 的查体利大于弊的情况下，国家应该明确规定不容许进行 CT 查体工作；每一位公民也"莫把放射线、CT 体检当肥肉"。让老百姓有这方面的知识非常重要。因为目前我们确实有很多指南，医生相对是清楚的，可是普通的老百姓不关注；做了不必要的体检和筛查，对国民健康和国民经济都有害而无利。在 5 年前，人民卫生出版社出版了一本书叫《为了人民的健康——彭珮云论卫生工作》，在书中作者回顾了任期内领导医疗卫生改革的整个过程，涵盖其所有的亲身经历和政府的所有文件，其中有几段我印象很深刻，她说："改革归根结底是为了人民的利益……基本医疗保障是……使城乡全体劳动者都能获得基本医疗保障……去年（1993 年）10 月，社会科学院有一个代表团到德国、英国、瑞士对社会保障问题进行考察访问。他们回来以后写的报告里，有这么一段：英国前财政和外交大臣，现任中英文化协会主席杰弗里·豪强调：确定社会保障水平的基线，一定要慎重。经验表明，每一项措施的费用，都比预计的高得多……剑桥大学管理学院学术主任查尔德教授说：中国在建立社会保障体制时，一定要设计一个花费不是太高的体系。这是两个英国人对中国建立社会保障度的建议。代表团的报告说：……如果保障基线定高了，不但骑虎难下，而且会使经济背上沉重的包袱。"

　　癌症筛查不仅关乎国民经济支出，且关乎受筛者的切身健康，从积累的资料总结筛查的利弊：研究结果确实证明乳房X线照相术筛查可以降低乳腺癌死亡率，但这一益处与国家组织民众多次参与筛查的所耗（不仅是经济支出，尤其是对被筛查群体身体的危害）相比微不足道。因此，最重要的是，筛查与健康管理有机结合，使医疗卫生公行天下，卫成健康。建议我们吸取国外这方面的一些教训，开展对国内已有的体检和筛查资料的科学分析，用数据论证、用事实说明怎么来做最具有成本效益、成本效用、成本效果，就是真正的惠民利国。

应理唯实：医务工作当计量时间成本并与 m−健康结合[*]

我们常说"按劳分配"，不过恐怕多是信口而出，不求甚解，未见得含有几多意义。

"按劳分配"在科学范围内用于社会经济上，意义深刻。用"劳"对政府监管医院，以及医院内部管理的重中之重在人力资源管理与开发上不无裨益。

人力成本是医疗机构的最大成本，提高人力资源的利用效率是提高医疗机构运行效率的重要方面。提高人力资源利用效率的有效方法是正激励，不同的激励方向导致不同的结果。

在医言医，当然言医又不止于医，让我们来分析一下决策学上的经典案例——"威士忌效应"和"克尔蠢举"。

案例 1：威士忌效应

很久以前，一位渔夫在河边发现一条蛇咬住一只青蛙，青蛙眼看就要命丧蛇腹，眼中流出绝望的泪水。渔夫恻隐之心顿生，于是上前要求蛇放青蛙一命，蛇吞着青蛙，无法快速逃离，见渔夫如是要求，万般无奈，只得放了青蛙。青蛙获救，千恩万谢之后，迅速离开了现场，而蛇眼看到嘴的食物失去，

---

* 本文为笔者 2001—2008 年在三级甲等医院和全国县级医院院长、卫生局局长培训班上的授课讲义。

心头不免忿愤，渔夫观之，将怀中一瓶威士忌酒拿出来给了蛇。蛇从未饮过如此美酒，将酒一饮而尽，对渔夫谢过后离开。渔夫片刻间将此事圆满处理，不免有些得意扬扬，在午后的阳光下昏沉沉入睡。不料过了一会儿，河里又有些声响，被吵醒后，渔夫见刚才离去的蛇又游了回来，嘴里蛟着两只青蛙，而且为避免将青蛙咬死，蛇只是死死咬住青蛙的腿。蛇带着渴望的目光望着渔夫，好像在说这下我是不是可以赏得两瓶威士忌酒，渔夫一时瞠目结舌。

以往人们怪"蛇"做坏事，且变本加厉；换个角度思考，"蛇是无辜的"，是渔夫不分青红皂白，也不管什么行为，盲目地给予正激励。

渔夫的错误，就在于对犯有严重错误的"蛇"，不仅不惩罚，反而姑息迁就，甚至送"威士忌"，给予正激励，对蛇进行安慰、照顾，结果是强化了"蛇"的错误行为。

案例2：克尔蠢举

克尔一辈子怕吃肥肉，他把吃肉当作天底下最痛苦的事，所以每当下属犯错误时，他就罚他们吃肉。哪知道有些下属偏偏特别喜爱吃肥肉，所以就故意犯错误，和克尔对着干，以求能吃更多肉。在克尔这里"吃肥肉"是一种惩罚，而到下属那里却被当成一种正激励，结果事与愿违。

若从人力资源开发与管理学的角度总结"克尔蠢举"，可以概括其要点为：动机是惩罚下级；效果是鼓励下级；激和励不一致，领导力减弱，而且自己都意识不到。

卫生行政部门各级官员、医疗机构的领导者要吸取渔夫和克尔的教训，在工作中避免"威士忌效应"和"克尔蠢举"。"271理论"是很好的激励理论，这一理论是由美国的Jack Welch提出的，他曾任通用汽车公司的总裁，在对管理实践中积累的经验进行总结、感悟的基础上提出、实施该理论并取得实效。其最重要的管理手段就是A、B、C的人力末端淘汰制。也就是说，奖励前面有效率的20％A类的人；有目标地鼓舞中间

70%B类的人向前迈进；淘汰后面10%C类效率不佳的员工或干部。抽出首字总结概括为271理论，即20%的人是千里马，重点激励；70%的人是老黄牛，一般保健；10%的人是捣蛋鬼，惩罚。

271理论很是流行，深得各级领导和管理者喜爱，但在医院管理中却难以执行，问题的核心是如何确认2、7、1（妖）。说到根本上，这涉及"分配"的价值取向。

就医言医，政府如若对医院投入（奖惩：正负投入），或医院对科室、员工正负投入（分配奖金和工资），其依据是什么？

答案很简单，应该是"工时定额""按劳分配"。

分配通常以"量"来表达，前提是"劳"的内容是可以计量的。但关键问题是，现实中按劳分配的"劳"就目前而言是难以确切无误计量的，医疗机构似乎除了以创收为基础的分配方式之外，并没有其他途径可选，以至于出现了"医院病"。

只有解决了劳动的计量问题，医疗机构实行按劳分配才有可能，才能比较和衡量各医院、科室、个人的满负荷程度，从而挖掘潜力，提高人力资源的利用效益，进而根治"医院病"。

如何对医疗卫生领域的"劳"计量，从而护"牛"、保"马"、降"妖"？

我们可以站在巨人的肩膀，即在前人理论的基础上，进一步探索科学的改革方法和理论，完善医疗卫生服务基本的管理制度。西方"科学管理之父"Frederick W. Taylor，在100多年前就着手制定各道工序的合理标准时间，使劳动得以计量，给我们以有益的启示。我们可以将目前医疗服务的5 000个劳务性收费项目视为医疗服务的各工序（根据实践可以增减），如果对每项医疗服务项目都制定出合理的工作时间，在收费价格数据库里增加一列时间单位，利用现有的医院管理信息系统（HIMS）① 就

---

① 医院管理信息系统（hospital management information system，HMIS）的主要目标是支持医院的行政管理与事务处理业务，减轻事务处理人员的劳动强度，辅助医院管理，辅助高层领导决策，提高医院工作效率，从而使医院能够以少的投入获得更好的社会效益与经济效益，像财务管理系统、人事管理系统、住院病人管理系统、药品库存管理系统等均属于HMIS的范围。遗憾的是，目前该系统在收费价格数据库里缺少一个目前医疗服务的5 000个劳务性收费项目，用以统计出医院每个职工的总工作时间，为医疗服务的各个工序增加一列时间单位序列。

可以轻易统计出一个医院的每个职工个人的总工作时间，而不必为此项统计工作额外增加统计成本。

当然对几千个劳务性医疗服务项目制定合理标准时间，不是哪个医院可以独立完成的。为此，政府部门应该牵头开展此项工作，制定统一标准，在医院间、医院内部比较工作量的大小和劳动生产率的高低，结合医疗机构的效益指数和地理指数综合考量①，这将为政府有效管理医疗机构和医疗机构内部的有效管理提供依据。

只有政府部门牵头制定医疗服务项目工时定额这项工作成为公立医院改革的顶层设计与实现方式的着力点，才能进一步推进补偿机制改革、控制医疗费用增长。

下面谈谈医务工作如何与 m-健康结合。

国际医疗卫生会员组织 HIMSS 对 m-健康定义为通过使用移动通信技术——例如 PDA、移动电话、卫星通信、智能医疗可穿戴设备等工具来提供医疗服务和信息，它包括远程患者监测、视频会诊、在线咨询、个人医疗护理装备、无线访问电子病例和处方等。从医生手填的药单和病历，到联网的电子病历；从原本到医院才能进行的各项检查，到可穿戴设备随时提供心跳血压数据……方兴未艾的 m-健康会带来对传统医疗方式的颠覆性变革，数字医疗正在改变人们的医疗保健形式和方法，数据透明化和大数据将驱动医疗卫生行业的进步，个人医疗记录将会被广泛使用，可穿戴设备、移动医疗和个体预算将使患者对自我保健有更好的决定权，也为记录医护工作者的工作量提供了技术支撑。

对几千个劳务性医疗服务项目制定合理标准时间并与 m-健康结合，是医务工作计量时间成本的有效途径之一。

---

① 医疗机构的效益指数和地理指数的构建与应用，见《大国卫生之论》，第四章"制度改革方案设计"，北京，北京大学出版社，2006。

第二篇　道之通 ▶

如切如磋：我国建立城乡统筹全民 医疗保险制度体系研究[*]

——完善新型农村合作医疗制度建立全民医疗保障制度理论与实证研究

一、项目的立项依据与研究目的

1. 立题依据。

"建立覆盖城乡的社会保障制度""建立覆盖城乡居民的基本医疗卫生制度"是党的十七大提出的重大部署，也是现时期我国社会主义建设的迫切要求。1998 年我国开始建立城镇职工基本医疗保险制度①，2003 年启动了新型农村合作医疗制度（以下简称新农合）试点②，2007 年 10 月又启动了城镇居民基本医疗保险制度③，建立了城乡医疗救助制度，我国的全民医疗保障体系的轮廓已经显现。

---

* 本文为 2007 年的标书。在前期连续 6 年农村跟踪调研基础上，2007 年 11 月 7 日笔者完成该标书，上报全国哲学社会科学规划办公室申请立项，未果，便自费开展前期的理论与实证研究，并指导本科生 2 人完成学位论文、2 名研究生开题；在前期成果基础上2012 年再度申报（标书基本思想框架、研究方法未变，仅是参考文献、政策的跟进），2013 年获国家哲学社会科学重点研究项目立项（项目号：13AGL010）。

① 《国务院关于建立城镇职工基本医疗保险制度的决定》（国发〔1998〕44 号），http://www. gov. cn/banshi/2005-08/04/content_20256. htm，1998 年 12 月 14 日。

② 《中共中央、国务院关于进一步加强农村卫生工作的决定》（中发〔2002〕13 号），http://www. gov. cn/gongbao/content/2002/content_61818. htm，2002 年 10 月 19 日。

③ 《国务院关于开展城镇居民基本医疗保险试点的指导意见》（国发〔2007〕20 号），http://www. gov. cn/zwgk/2007-07/24/content_695118. htm，2007 年 7 月 10 日。

城镇职工基本医疗保险制度实施 9 年来，截至 2007 年 6 月底，全国共有 1.6 亿职工参加了城镇职工基本医疗保险。建立了"统账结合"，加强了对需方的制约，对诊疗项目、用药范围、医疗服务设施范围、支付标准以及费用结算办法等有管理措施和具体规定，加强了对医疗服务供方的约束，基本实现了基金收支平衡，平稳运行。按照医疗保险管理职能统一、政事分开的要求，中央、省级以及多数地市基本理顺了医疗保障管理职能，组建了医疗保险行政管理机构和经办机构，建立了社会化服务的医保管理系统。但是，城镇职工基本医疗保险覆盖人群还比较少，机关事业单位参保较多，困难企业参保较少，许多中央企业还没有真正按照属地管理原则，参加统筹地区的医疗保险，医疗费用分担过重，就医手续过于复杂，解决困难人群医疗保障制度的措施还不完善，配套政策改革尚未到位等问题仍然普遍存在。

2007 年全国新农合由试点顺利进入全面推进阶段。到 2007 年 9 月底，全国已有 20 个省份实现了新农合全覆盖；开展新农合的县（市、区）达到 2 448 个，占全国总数的 85.5%，参加农民达到 7.3 亿人，参合率达到 86%。新农合的管理水平不断提高，制度运行进一步规范，统筹补偿模式逐步完善，受益面不断扩大，受益程度进一步提高。2007 年前三季度全国新农合基金累计受益 26 331.89 万人次。第三季度全国累计受益 9 612.05 万人次。其中，住院补偿 937.85 万人次，门诊补偿 8 161.72 万人次，其他补偿 116.09 万人次，体检 396.39 万人次。在 2007 年 9 月 5 日的国务院新闻发布会上陈竺部长指出，新农合建设取得的主要成效有：

（1）新农合框架及运行机制基本形成；

（2）对农民健康的保障作用逐步显现；

（3）贫困人口看病就医问题得到一定改善；

（4）农村医疗机构服务条件有所改善，服务质量和水平有所提高。

在新农合发展取得可喜成绩的同时，新农合还存在着一定的问题。主要表现在：

（1）政府对新型农村合作医疗的定位和保障方向有待于进一步明确；

（2）报销比例较低，报销程序烦琐；

（3）对于"大病"概念的界定莫衷一是，管理者过于看重参合率；

（4）基金运行监督机制不健全；

（5）基层管理工作中人员编制和费用缺乏，经办人员素质参差不齐，缺乏必要的法律保障；

（6）流动人口的保障问题；

（7）缺乏合理的宣传方式；

（8）没有科学的指标评价体系；

（9）定点医院布局不合理等。

城镇居民基本医疗保险的试点工作仍在筹备中，但从文件中可以看出，城镇居民基本医疗保险的试点仍将延续新农合的筹资模式，缺乏科学合理的评价体系和监督机制，制度的完善仍将需要时日。

对于我国如何实现全民医疗保障体系，存在着不同的观点和改革方案。例如：李玲（2006）主张建立以"广覆盖、低成本"为发展原则的"全民基本健康保障体系"。刘国恩（2007）主张政府应放弃补贴供方，采取建立"补需方"的国民基本医疗保险的路径，同时通过医疗卫生服务机构的市场化竞争，提高机构自身的运行效率并降低服务价格。周其仁（2006，2007）认为免费医疗缺乏存在基础，反对"全盘公费医疗"。顾昕（2006）主张城市和农村都应通过社会保险的方式实现全民医保。葛延风（2007）主张区分基本医疗与非基本医疗，基本医疗由国家直接提供，非基本医疗由个人和社会分担。世界卫生组织（2007）提出，要通过完善各种医疗保障计划，更公平地为全民提供费用保障；通过加强财政税收对健康保障制度的支持、增强服务购买能力以及推进补充健康保险发展等措施来完善医疗保障制度。世界卫生组织（2002，2004）提出全民健康保障的制度安排，应该充分考虑筹集基金、建立服务体系、提供医疗服务环节。世界银行（2006，2007）主张由一个卫生筹资机构为所有人提供覆盖面广的保障，同时通过公共管理的自愿补充保险提高保障水平。麦肯锡公司（2007）主张，全民医保计划包括满足基本医疗需求、全国统一、强制参加的基础部分和满足更高需求、存在地区差异、自愿参加的附加部分。可见，尽管扩大医疗保障覆盖面，最终实现全民医保已成共识，但在改革思路和路径上却存在差异：在医疗保障筹资模式方面，有的主张选择保险方式，有的主张财政预算投入方式；在补贴对象方面，有的主张补贴供方，有的主张补贴需方；在基本保障水平方面，有的认可差别，有的追求统一；等等。

由于我国与主要发达国家实施医疗保障改革的历史条件有很大差异，不能简单地照搬其他国家的模式。首先，中国的医疗体制改革应当考虑到"路径依赖"问题，处理好新旧体系的衔接；其次，我国地区间社会经济情况差异巨大，必须因地制宜，不宜一刀切；最后，许多中低收入国家在进行医疗改革时，都结合本国国情对上述各模式进行创新，出现了各种混合模式，这一做法值得借鉴。

建立全民医疗保险制度是当前世界各国政府面临的一项重要任务。根据支付模式及基金筹集方式的不同，国外医疗保险制度大体上可分为四种模式：国家医疗保险模式（免费型），也称贝弗里奇模式，以税收为主要筹资形式，主要由公立医疗机构提供服务，带有一定中央计划色彩；社会医疗保险模式（现收现付型），也称俾斯麦模式，主要通过强制性的社会保险进行筹资，实行社会成员之间的同舟共济；储蓄医疗保险模式（个人累积型），也称新加坡模式，是以中央公积金制度为主体的社会保障制度，规定雇主和雇员必须以雇员的薪金为基数，按照法定的公积金缴纳率，将公积金存入雇员和公积金账户，以作为雇员医疗支出；商业医疗保险为主导的混合型医疗保险模式，由商业保险公司根据保险精算原则计算保费，承保个人的医疗风险，政府往往提供针对老龄人口和贫困人口的公共保险来补充覆盖程度的不足。尽管这些全民医疗保险制度模式在发展过程逐渐暴露其缺点，但为世界各国提供了一种参照。

借鉴国外经验，政府在建立全民医疗保险的过程中无疑起主导作用。随着 20 世纪 70 年代以来西方政府再造运动的影响不断加深，以及中国改革开放 30 年来形成的经济与社会发展失衡，学术界和政府行政系统内部逐渐意识到政府服务理念在国家经济和社会建设中的重要性。服务型政府的概念最早由刘熙瑞、张康之等学者提出。近 5 年来发表的关于服务型政府建设方面的文献逐渐增多，大多数学者的研究着眼点在于服务型政府的概念界定、理论基础探讨和实践范式摸索，但至今仍没有学者论及政府在建立全民医疗保险过程中实现其服务理念，也没有关于服务型政府建设的完备的理论体系。

2. 研究目的。

随着新农合、城镇职工基本医疗保险、城镇居民基本医疗保险制度的逐渐实行，这三种制度将构成未来全民医疗保险模式的主体。本研究探求整合统筹三种制度以构筑适合中国国情的全民医疗保险体系的理论研究，构建适合中国国情的全民医疗保险制度体系为最终目标，通过抽样调查对比城镇职工基本医疗保险实施前后取得的成绩，以及存在的主要问题，并在前期调研的基础上，通过跟踪调查，对比新农合发展历程中的问题变化，对城镇居民基本医疗保险制度试点地区进行绩效评估。通过对我国主要医疗保险制度的实践经验总结，并与国际上已经建立全民医疗保险制度的国家的横向比较，研究建立全民医疗保险体系的历史线路中的必然性规律；结合基础理论，分析政府角色的转变及其转变效用，研究服务型政府建设的实践路径，探究服务型政府的理论体系在我国建立全民医疗保险的可行之途。

二、项目的研究内容

本研究在对新农合、城镇职工基本医疗保险制度、城镇居民基本医疗保险制度进行实证考察的基础上，追溯这三种制度的产生、变更历史，总结经验，探讨问题，将三者作为全民医疗保险制度的主体进行统筹考虑，运用保险学和卫生学、管理学、政治经济学的理论，借鉴国外建立全民医疗保险的经验，探索在中国建立全民医疗保险制度的途径，探究政府在建立全民医疗保险制度中的角色和功能定位，以期完善服务型政府相关的理论体系。本研究的主要内容如图2—1所示。

本课题分为四大部分：

第一部分：关于新农合运行情况的研究。在课题组前期调查的基础上，

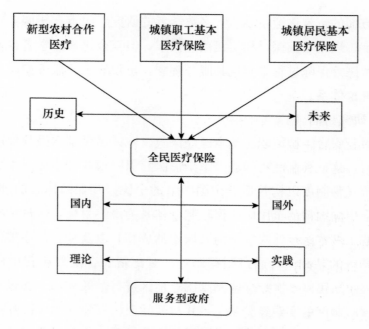

图 2—1 主要研究内容图示

根据课题组前期调研和文献梳理发现的主要问题，对调研地区进行跟踪调查，对比分析下列因素：

（1）用知信行模型分析调研地区农民对新型合作医疗制度运行情况的总体满意度和医疗服务提供模式、报销模式满意度的变化；

（2）新农合的保障体制和机制的前后变化，分析变化背后的经济、社会和政策背景，分析制度变化中的必然性规律；

（3）新型农村合作医疗制度的服务提供机制、报销机制、资金运行机制的监督体系的前后变化，分析监督效果的变化；

（4）分析政府在新农合运作中行政理念的变化、对新农合服务提供的影响，提出更为合理的医疗服务提供模式、报销模式和评价模式；

（5）探讨与新型合作医疗基本制度相协调的农村医疗机构布局及产权层级管理和多元模式。

第二部分：关于城镇职工基本医疗保险制度运行情况的研究。根据课题文献和预调查发现的主要问题，通过随机抽样的方法选取调查对象，进行跟踪调查，间隔两年，分析下列因素的变化：

（1）城镇职工基本医疗保险的覆盖面变化：参保人群、参保企业的数量；

（2）城镇职工基本医疗保险的公平性变化：定点医疗机构的时空可及性，困难企业职工的覆盖率等；

（3）城镇职工基本医疗保险制度体系对供需双方制约机制的调整以及影响这种调整的社会经济因素；

（4）城镇职工基本医疗保险的共济性程度的变化，探索评估城镇职工基本医疗保险制度的共济性的评价模型；

（5）探讨城镇职工基本医疗保险制度中存在的道德风险和逆向选择因素及影响这些因素变化的社会经济文化因素。

第三部分：关于城镇居民基本医疗保险制度运行情况的研究。城镇居民基本医疗保险制度是国家最近（2007年7月）提出的解决城镇居民基本医疗问题的新制度，其试点工作仍在筹备中，其模式仍是以政府为主导的医疗保险制度，基本沿用了新型农村合作医疗的运作模式。本研究根据前期关于新型农村合作医疗研究的经验，通过多阶段分层随机抽样的方法选取调查对象，进行跟踪调查，间隔两年，分析研究下列因素：

（1）分析城镇居民基本医疗保障机制现状；

（2）探讨与城镇居民基本医疗保险制度相协调的药品流通和价格管理机制；

（3）探讨与城镇居民基本医疗保险制度相协调的医疗机构布局；

（4）探讨与城镇居民基本医疗保险制度相协调的基金管理模式；

（5）探讨科学合理的城镇居民基本医疗保险制度的绩效评价指标体系。

第四部分：关于建立全民医疗保险的实践总结和理论体系研究。主要包括：

（1）全民医疗保险制度的概念与界定、内涵与外延；

（2）全民医疗保险制度的内容体系和理论框架；

（3）在解决全民医疗保险制度中政府的功能与作用及发挥作用的机理；

（4）在深入分析和探究全民医疗保险制度的基本概念和学术界定的基础上，梳理全民医疗保险制度提出和使用、形成和发展中的诸多问题，对全民医疗保险制度的时代成因、科学内涵、精神实质、历史地位等基本问题进行全面、系统、深入的发掘和研究。

这部分内容要重点探讨以下几个大问题：全民医疗保险制度的概念是怎么提出和形成的，其背景和意义何在？当前中外理论界和学术领域内是如何使用全民医疗保险制度这一概念的，有什么意见、说法，其根本分歧何在？出现分歧的原因又是什么？如何解决和对接这些分歧？通过溯源，对廓清当今理论界和社会各界存在的模糊认识起到归根究底、正本清源的作用；着重辨析与全民医疗保险制度直接或间接相关的有关概念，以便使全民医疗保险制度的研究有一个更加清晰的思路和范围。

关于服务型政府的功能和作用表现以及其发挥作用的机理、机制，已有较多论述，本研究要在总结前人研究的基础上进行系统、全面的梳理和归纳，运用新的视角和新的思路对已有成果进行新的审视、借鉴和分析，探索服务型政府在建立全民医疗保险制度过程中的功能和角色定位。

三、研究目标

1. 总结新农合、城镇职工基本医疗保险制度、城镇居民基本医疗保险制度运作中存在的主要问题，完善新农合、城镇职工基本医疗保险制度、城镇居民基本医疗保险制度的政策建议，试图建立科学合理的新农合、城镇职工基本医疗保险制度、城镇居民基本医疗保险制度的绩效评价指标体系。

2. 探索适合中国国情的建立全民医疗保险制度的理论体系。

3. 构架以新农合、城镇职工基本医疗保险制度和城镇居民基本医疗保险制度为主体的全民医疗保险制度体系，提出可操作性的制度设计方案和可行的政策建议。

4. 提出政府在建立全民医疗保险制度过程中如何实现服务型政府理念的途径。

四、拟解决的关键科学问题

本课题所涉及的全民医疗保险制度问题的研究是一个庞大、具有特殊重要意义的课题。前人曾经对"全民医疗保险制度"在中国的实践前景和国际比较进行过较多的研究，但仍有深入和系统研究的空间。

本课题的重点是在进行深入研究的基础上超越理论论证和理论发掘的层面，真正使研究进入实际应用层面，并充分发挥理论武器的作用，指导当前和今后建立全民医疗保险制度的实际工作。因此，从整体布局上看，本课题的重点和难点将是实证研究部分。

前人研究的重心是关于全民医疗保险制度的基本理论问题，下一步不但应该加强这部分的研究，更重要的是在梳理和拓展全民医疗保险制度基本理论的基础上，把研究引向深入和有机结合。这样，必须在理论和实际相统一的基础上，全面系统地把握全民医疗保险制度的理论体系，从现实中发现富有实际价值的理论视点进行研究和突破。

本研究的难点在于整合新农合、城镇职工基本医疗保险制度、城镇居民基本医疗保险制度，辅以其他医疗保险补充形式，探索适应中国国情的全民医疗保险体系。

五、拟采取的研究方案及可行性分析

1. 研究方案。

本课题把全民医疗保险制度作为一个理论体系，从理论和实证两个视角开展课题研究。在总体框架的设计上，通过跨学科研究，全面深入系统地从理论层面研究建立全民医疗保险制度的理论基础和理论体系，结合我国全面建设小康社会、构建社会主义和谐社会、"加快推进以改善民生为重点的社会建设"，有重点地研究和解决全民医疗保险制度中存在的问题及其对我国改革开放和现代化建设的影响问题，坚持理论与实际的统一、现实与历史的统一、全面与重点的统一，力求在对全民医疗保险制度的基础理论和理论基础、建设服务型政府和建立全民医疗保险制度的历史地位与时代价值等关键问题的把握和认识上达到新的高度。本研究的技术路线图如图 2—2 所示：

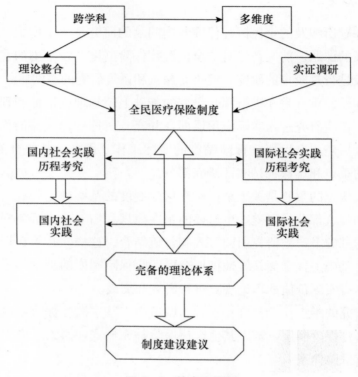

图 2—2 技术路线图

本课题的研究将坚持理论与实践结合、历史与现实结合、定性与定量结合的基本思路，开展历史研究和现实研究，综合研究和比较研究，理论研究和实证研究，将建立全民医疗保险制度问题的研究置于历史的视野中和现实的境况下，集学理性研究和操作性研究于一体，遵循从一般到特殊、从普遍到重点，将纵向思维和横向视野结合起来设计课题的内容和框架（见图 2—3）。

本课题研究坚持科学的方法论，将运用历史与现实、理论与实证、综合与比较、定性与定量、逻辑与操作相结合的方法，从多个学科的视角开展多层面、多角度、全方位、宽领域的整体研究（见图 2—4）。

历史与现实研究的统一：将全民医疗保险制度的历史研究与现实研究

结合起来，运用逻辑推演，从历史中发现规律，找到线索，总结经验。

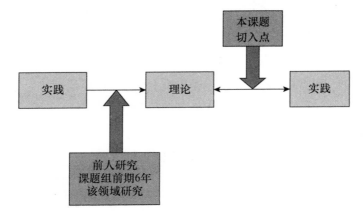

图 2—3　本课题的内容和框架图示

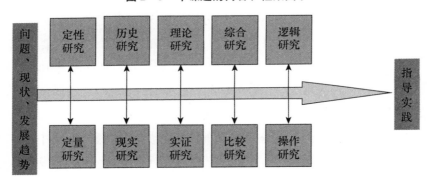

图 2—4　本课题所使用的方法论图示

理论与实证研究的统一：着眼于实际，着眼于应用性，从理论来源于客观事实的基本点出发，在充分调研的基础上收集材料，在对材料进行深入分析的基础上进行理论总结。

定性与定量相结合：主要包括两个大的方面。

（1）政策运行情况评估。知、信、行在很大程度上反映了医疗保险政策的持续发展状况。通过对以"新农合""城镇职工基本医疗保险""城镇居民基本医疗保险"为模板的现行医疗保险政策的考察，分析其可持续性。充分考虑受访者所在群体的代表性，采取问卷与座谈、深入访谈相结合的方法，广泛收集农民、城市居民、基层工作人员对当前医疗保险政策的看法和意见，以及对城镇建设风貌、农村基本自然环境的观察，辅之以到各级各类药店对药品价格的随机抽样比较等其他外围考察等定性研究。

本研究将对"新农合""城镇职工基本医疗保险""城镇居民基本医疗保险"制度进行跟踪调查。在前期新型农村合作医疗调查的基础上（4 500户），进行同样本跟踪调查；对于"城镇职工基本医疗保险""城镇居民基本医疗保险"制度的跟踪调查，本研究计划在全国范围内，以省（直辖市）为单位，在我国东、中、西部地区按照经济水平的高低，随机抽取1个省（直辖市）；在随机抽取到的每个省（直辖市）中，以县为单位按照经济水平的高低，随机抽取3个县；在抽取到的每个县中随机抽取400户城镇居民，每户调查1人。按照失访率20％计算，预计共调查城镇居民3×1×3×400÷0.8＝4 500户，分别对该样本进行"城镇职工基本医疗保险""城镇居民基本医疗保险"运行情况调查。

定量研究除采用经典的描述统计分析方法外，主要将用多变量logistic回归模型探索影响现行医疗保险政策运行机制的因素，即主要通过分析东、中、西三大地区个人/家庭因素（4 500户）、管理者因素和运作过程的因素，考察其对"新农合""城镇职工基本医疗保险""城镇居民基本医疗保险"知、信、行的影响。为考察这些因素的变化对现行医疗保险政策的影响从而更好地分析完善这一体系的影响因素，我们将对抽中样本2年后进行跟踪调查。在同时控制个人/家庭因素和社区社会经济发展水平变量基础上，采用多变量logistic随机效应模型探索影响个人对"新农合""城镇职工基本医疗保险""城镇居民基本医疗保险"知、信、行的微观机制和社区因素。我们将用多种不同的变量来测量知、信、行状况。模型中，将依次嵌入有关政策实施执行情况等因素（包括管理运作模式、筹资方式、支付和报销方式等信息），考察不同项目管理因素对医疗保险政策运行机制的影响。分析中，我们引入随机效应因子，考虑未测量因素所产生的干扰作用。

知、信、行模型公式可表述如下：

$$\ln\left(\frac{p_{ij}}{1-p_{ij}}\right) = \alpha_{ij} + \beta V_{ij} + \lambda X_j + \gamma Z_j + \varepsilon_{ij} + \mu_k$$

式中，p_{ij} 表示第 j 社区第 i 个个人调查基年知、信、行或 2 年后知、信、行情况的可能性；α_{ij} 为第 j 社区第 i 个个人的常量；V_{ij} 指第 j 社区第 i 个个人/家庭的人口、社会经济、卫生资源等变量；X_j 表示第 j 社区与个体知、信、行有关的管理运作因素；Z_j 表示第 j 社区的社会经济发展变量；ε_{ij} 假设是独立于 V_{ij} 变量且服从正态分布的个体水平上的随机效应变量；μ_k 表示独立于个体/家庭水平且服从正态分布的社区随机效应变量；β 为控制社区的社会经济变量后的个体水平变量的回归系数；λ 为管理因素的回归系数；γ 为社区社会经济发展水平的回归系数。在上述模型中，输入"新农合""城镇职工基本医疗保险""城镇居民基本医疗保险"2 年间的各种研究因素的量化指标，进行纵向比较。

若某些个人知、信、行变量为连续或分类变量，上述模型公式中的左边表达式将略微改变，但右边等式的符号和含义不变。

我们将用以上相同的统计模型对东、中、西三大地区分别分析考察，以探索不同地区影响"新农合""城镇职工基本医疗保险""城镇居民基本医疗保险"运行机制的地区差异。同时，对跟踪数据用相同模型进行分析，以考察参保的持续性以及其他个人、管理等因素的变化对"新农合""城镇职工基本医疗保险""城镇居民基本医疗保险"知、信、行的影响。

（2）全民医疗保险制度建构理论探索。在梳理国内外实践历程的基础上，通过本研究的现场数据调查，试图按照下述模式探索全民医疗保险制度的理论建构（见图 2—5）。

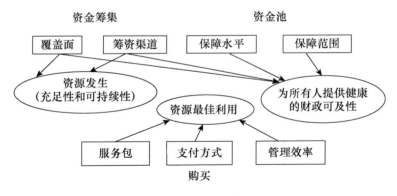

图 2—5　全民医疗保险制度的理论模式图

按照上述模式，医疗保险制度分为三个主体（资金筹集、购买、资金池）、七个环节（覆盖面、筹资渠道、服务包、保障水平、保障范围、支付方式、管理效率），本研究将以这七个环节为切入点，结合我国的国情，深入探索建构全面医疗保险制度的框架。

综合与比较相结合：在比较和借鉴历史的、国外的经验的基础上，设计和开辟在实践中建立全民医疗保险制度的思路和方法；综合分析"新农合""城镇职工基本医疗保险""城镇居民基本医疗保险"的运作和管理模式，将三者资源整合为一个整体，作为构筑全民医疗保险制度的主体。

2. 可行性分析。

在充分的准备和既有研究成果的基础上，开展本课题的研究能够得到人员、信息和科研条件等各方面的切实保障。

课题的设计与规划立足和着眼于中共十四大以来确立的我国社会主义市场经济转型的实际和现实状况，开展理论研究和调查研究都有切实可行的规划和物质支撑与保障，有良好的政策环境、一流的研究条件。课题组过去6年调研中与卫生部、地方政府建立了良好的基础，笔者是2007年卫生部全国卫生局局长培训、卫生院院长培训项目"领导科学与卫生事业管理"的主讲教师，完成了关于我国农村卫生改革农村医疗保险制度的专著《大国卫生之难》《大国卫生之论》。研究成果得到中央领导和部分地区领导部门的高度重视，部分建议已经被包括北京市在内的一些地区采纳。其中一些重要的研究成果、建议已被收入国家社科基金《成果要报》。北京采用项目成果在怀柔区和通州区办理借记卡为农民报销医疗费用，在全市取消定点医院终身制；北京房山区、山东东营市政府和海阳市卫生局、河北武强县卫生局、贵州麻江县卫生局根据研究报告加强卫生网底建设，采用项目提出的地理指数和效益指数模型，将三级网变为二级和四级网，对农村卫生的地理布局和产权布局进行了系统规划，同时也细化了新农合的相关政策。这些都为下一步科研打下了坚实的前期调研基础，有了管中窥豹可见一斑的认识，因此本课题实施具备现实可能性和可操作性。

六、本项目的特色与创新之处

本项目的特色和创新，如图2—6所示。具体表现为：

1. 理论发掘和理论探索都建立在丰富的实证材料基础上，在理论研究和实证研究两个方面都立足于实际、着眼于实践，在运用和驾驭丰富的材料的基础上开展课题的研究。

2. 将建设服务型政府和建立全民医疗保险制度有机结合，在考虑不同社会经济发展条件下，用定量方法将不同层次的构成要素置于同一模型，以考察影响运作机制的最主要因素，从而为我们有的放矢地制定完善机制的方法和政策。

3. 首次在控制社区社会经济发展条件、项目运作机制和管理因素下，基于多水平 logistic 回归分析影响参加"新农合""城镇职工基本医疗保险""城镇居民基本医疗保险"制度的农民、城镇职工和城镇居民知、信、行因素。

4. 首次用系统跟踪调查方法对参加"新农合""城镇职工基本医疗保险""城镇居民基本医疗保险"的农民、城镇居民、管理人员、机构进行随访，考察其 2 年后对现行试点医疗保险政策运行机制以及满意度的变化。这种研究设计更利于我们找出项目开展中的制约因素。

5. 从管理制度和组织结构上入手，研究现行试点医疗保险政策上的欠缺，并做出结构调整建议，为全民医疗保险的实施奠定基础。

6. 分析现行农村和城镇试点医疗保险政策体系在保障模式、管理体制、立法程序上的相关问题，给出具体建议，为全民医疗保险的合作医疗政策开展理论铺垫，从法学角度提出立法的指导思想、基本原则、法律结构和立法程序。

7. 首次将"新农合""城镇职工基本医疗保险""城镇居民基本医疗保险"作为主体构筑中国特色的全民医疗保险体系。

七、年度研究计划

2008.1.1—2008.6.30　前期三省调研，搜集资料，分析数据

2008.7.1—2008.12.31 国外调研、访谈，搜集材料

2009.1.1—2009.6.30　前期研究报告撰写、成果总结

2009.7.1—2009.12.31 组织前期研究总结会，组织国际专家交流会

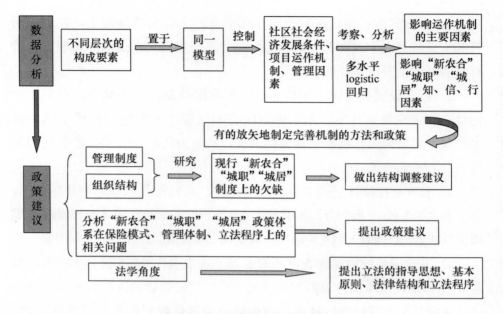

图 2—6　本项目的特色和创新图示

注："城职"：城镇职工基本医疗保险；"城居"：城镇居民基本医疗保险。

2010.1.1—2010.6.30　后期三省跟踪调研，搜集资料，分析数据

2010.7.1—2010.12.31　国外后期调研、访谈，搜集材料

2011.1.1—2011.6.30　项目研究报告撰写、成果总结

2011.7.1—2011.12.31　组织项目总结会，组织国际专家交流会，结题总结

八、预期研究结果

1. "新农合""城镇职工基本医疗保险""城镇居民基本医疗保险"运行现状描述与问题总结；

2. 设计"新农合""城镇职工基本医疗保险""城镇居民基本医疗保险"评价体系；

3. 完善"新农合""城镇职工基本医疗保险""城镇居民基本医疗保险"制度运作的政策建议；

4. 提出中国特色全民医疗保险模式的理论体系、制度设计与政策

建议；

5. 服务型政府理念在建立中国特色医疗保险体系中的实现方案与路径选择。

参考文献

[1] 林枫：《参保人员老龄化对医保基金的压力与对策》，载《中国卫生经济》，2005 年第 24 期。

[2] 刘铁明：《关于职工医疗保险制度改革的实证研究》，载《娄底师专学报》，2004 年第 6 期。

[3] 田家欣：《我国现行职工医疗保障制度中几个亟待解决的问题分析》，载《卫生软科学》，2003 年第 17 期。

[4] 郑功成、曾湘泉、郑宇硕等主编：《变革中的就业环境与社会保障》，北京，中国劳动社会保障出版社，2003。

[5] 赵小苏、王永其、宋余庆等：《我国城镇职工基本医疗保险的道德风险及其防范》，载《中国卫生事业管理》，2001 年第 8 期。

[6] 陈竺：《2007 年各项卫生工作取得新的成绩》，见卫生部网站，http://www.moh.gov.cn/newshtml/20920.htm。

[7]《卫生部公布第三季度全国新型农村合作医疗运行情况》，见卫生部新型农村合作医疗研究中心网站，http://www.ccms.org.cn/third-xwxx.asp?id=199。

[8]《黑龙江省全面实行新型农村合作医疗 参合率 92.12%》，见中华人民共和国中央人民政府网站，http://www.gov.cn/jrzg/2007-11/12/content_803216.htm。

[9]《山东省提前一年基本建立起新型农村合作医疗制度》，见中华人民共和国中央人民政府网站，http://www.gov.cn/gzdt/2007-08/29/content_730400.htm。

[10]《甘肃省新型农村合作医疗覆盖全省 为农民提供保障》，见中华人民共和国中央人民政府网站，http://www.gov.cn/jrzg/2007-07/16/content_685404.htm。

[11]《贵州 2 600 万人参加新型农村合作医疗 参合率 84.91%》，见中华人民共和国中央人民政府网站，http://www.gov.cn/gzdt/2007-07/21/content_692237.htm。

[12] 王志凌、谢万贞：《对西部农村新型合作医疗试点的思考——基于贵州省的实证分析》，载《农村经济》，2007 年第 5 期。

[13] 赵慧珠：《新型农村合作医疗制度的难题及其破解》，载《中共中央党校学报》，2007 年第 4 期。

[14] 骆仁林：《新农村视角的江苏农村新型医疗合作体系建设》，载《安徽农业科学》，2007 年第 30 期。

[15] 蒙丹：《经济落后地区开展新型农村合作医疗面临的主要问题分析》，载《安徽农业科学》，2007 年第 18 期。

[16] 葛恒云：《新农合的改革困境及出路》，载《中国卫生事业管理》，2007 年第 11 期。

[17] 杨红燕：《政府间博弈与新型农村合作医疗政策的推行》，载《云南社会学》，2007 年第 1 期。

[18] 2007 年 11 月 12 日卫生部例行新闻发布会实录，见卫生部网站，http://www.moh.gov.cn/newshtml/20567.htm。

[19] 钟起万、陈新：《江西省新型农村合作医疗试点工作的实践与思考》，见《安徽农业科学》，2007 年第 11 期。

[20] 高开焰、杨芳：《新型农村合作医疗相关问题探讨》，载《中华医院管理杂志》，2007 年第 3 期。

[21] 司林波、张显锋、王文刚：《解读新型农村合作医疗制度：问题、成因与对策》，载《农村经济》，2007 年第 8 期。

[22] 贾若君、贾雪池：《完善农村合作医疗制度的对策分析》，载《学术交流》，2007 年第 6 期。

[23] 贾清萍：《新农村建设中新型农村合作医疗制度优化的路径选择》，载《江汉论坛》，2007 年第 4 期。

[24] 魏晶晶、彭永、唐丽花等：《新疆新型农村合作医疗试点县运行情况分析》，载《中国公共卫生》，2007 年第 5 期。

[25] 孙群、孙金成：《新型农村合作医疗制度推行中的几个问题探讨》，

载《医学与哲学》（人文社会医学版），2007 年第 5 期。

[26] 常文虎、韩优莉、田慧等：《对北京市新型农村合作医疗的讨论与建议》，载《中华医院管理杂志》，2007 年第 11 期。

[27] 张胜利、陈烈平：《新型农村合作医疗绩效评价研究现状》，载《中国卫生质量管理》，2007 年第 1 期。

[28] 李林贵、张魁斌、杨竞妍等：《我国新型农村合作医疗评价研究进展》，载《中国卫生经济》，2007 年第 5 期。

[29] 李林贵、李士雪、许亮文等：《新型农村合作医疗常规评价指标体系的研究》，载《中国卫生经济》，2007 年第 3 期。

[30] 郭永松：《国内外医疗保障制度的比较研究》，载《医学与哲学》（人文社会医学版），2007 年第 8 期。

[31] 王鸿勇：《国际医疗保险模式和改革发展比较分析》，载《国外医学》，1999 年第 62 期。

[32] 吴春明：《医疗保障制度的国际比较》，济南，山东大学硕士学位论文，2007。

[33] 仇雨临：《国外医疗保险制度的主要问题与改革》，载《国际大参考》，2003 年第 23 期。

[34] 李玲：《借鉴国际经验，建立全民基本健康保障制度》，中国社会保障论坛首届年会材料，2006。

[35] 刘国恩：《我国医改成功的关键：破除垄断，加强竞争，促进供给》，载《中国药物经济学》，2007 年第 2 期。

[36] 周其仁：《天下没有免费的医疗》，载《经济观察报》，2006 年 12 月 11 日。

[37] 周其仁：《全盘公费医疗是个梦》，载《经济观察报》，2007 年 5 月 28 日。

[38] 周其仁：《不如人意的全盘公医》，载《经济观察报》，2007 年 6 月 11 日。

[39] 顾昕：《全球性医疗体制改革的大趋势》，载《中国社会科学》，2005 年第 6 期。

[40] 顾昕：《走向全民医保的制度选择：公费医疗制还是社保制》，载

《南方周末》，2006 年 3 月 29 日。

[41] 葛延风：《中国医改：问题·根源·出路》，北京，中国发展出版社，2007。

[42] 世界卫生组织：《和谐社会与健康——构建惠及全民的中国卫生保健体制》，中国医药卫生体制改革国际研讨会会议材料，2007。

[43] World Health Organization, Reaching Universal Coverage via Social Health Insurance：Key Design Features in the Transition Period，2004.

[44] D. Dror and A. Preker, Social Re-Insurance：A New Approach to Sustainable Community Health Financing, International Labour Organization，2002.

[45] 世界银行：《中国卫生体制改革——出路在哪里?》，中国医药卫生体制改革国际研讨会会议材料，2007。

[46] P. Gottret and G. Schieber, Health Financing Revisited：A Practitioner's Guide，World Bank Publications，2006.

[47] 麦肯锡公司：《中国医药卫生体制改革总体思路和框架设计》，中国医药卫生体制改革国际研讨会会议材料，2007。

[48] 刘熙瑞：《服务型政府——经济全球化背景下中国政府改革的目标选择》，载《中国行政管理》，2002 年第 7 期。

[49] 张康之：《行政审批制度改革：政府从管制走向服务》，载《理论与改革》，2003 年第 6 期。

[50] 谢庆奎、洪波：《社会结构调整与政府职能转变》，载《今日中国论坛》，2006 年第 6 期。

[51] 谢庆奎：《服务型政府建设的基本途径：政府创新》，载《北京大学学报》（哲学社会科学版），2005 年第 1 期。

[52] 刘祖云：《历史与逻辑视野中的"服务型政府"——基于张康之教授社会治理模式分析框架的思考》，载《南京社会科学》，2004 年第 9 期。

[53] 刘祖云：《"服务型政府"价值实现的制度安排》，载《江海学刊》，2004 年第 3 期。

[54] 束锦：《全面推进服务型政府建设——基于矫正政府失灵视角的探讨》，载《甘肃社会科学》，2005 年第 5 期。

［55］王勇风、王婧、王茜：《服务型政府"以人为本"理念解析》，载《湘潮》（下半月）（理论），2007 年第 7 期。

［56］孟昭武：《服务型政府的基本特征新探》，载《吉首大学学报》（社会科学版），2007 年第 7 期。

［57］付利利：《社会主义和谐社会与政府角色的定位》，载《沧桑》，2007 年第 2 期。

［58］莫光财：《和谐社会里和谐政府的构建》，载《齐齐哈尔大学学报》（哲学社会科学版），2007 年第 3 期。

［59］宋衍涛：《构建和谐社会与建设服务型政府》，载《理论导刊》，2006 年第 12 期。

［60］竹立家：《服务型政府的核心特征》，载《领导之友》，2004 年第 5 期。

［61］朱宏康、易兴成、李仕秀：《对乡镇政府职能转变的思考》，载《达州新论》，2006 年第 4 期。

［62］周兆君：《我国城市危机管理与服务型政府建设》，载《天水行政学院学报》，2007 年第 1 期。

［63］周跃龙、冯兆斌：《构建和谐社会视域下人民监督政府与政府转型》，载《法制与社会》，2007 年第 5 期。

［64］周月娥：《建设服务型政府与有效发挥政府职能》，载《兰州商学院学报》，2007 年第 5 期。

［65］周希贤：《对我国服务型政府建设的理性探讨》，载《重庆工商大学学报》（社会科学版），2003 年第 5 期。

［66］周文：《民主行政视野下服务型政府的构建》，载《行政论坛》，2006 年第 6 期。

［67］周庆行、李勇：《建构服务型政府：基于制度框架新视角分析》，载《内蒙古社会科学》（汉文版），2006 年第 4 期。

［68］钟明：《电子政府：现代公共服务型政府的实现途径》，载《中国软科学》，2003 年第 3 期。

［69］中国行政管理学会课题组：《服务型政府的定义和内涵》，载《理论参考》，2006 年第 6 期。

［70］郑瑜怡：《浅议政府创新的目标及途径》，载《湖北大学成人教育学院学报》，2007 年第 1 期。

［71］王红漫：《药品价格对新型农村合作医疗制度的影响》，载《中国物价》，2005 年第 11 期。

［72］王红漫、顾大男、杜远举：《新型农村合作医疗参与、满意度及持续性的影响因素分析》，载《中国人口科学》，2006 年第 5 期。

［73］王红漫：《NCMS 的难点和解决前景》，载《学习与研究》，2007 年 5 月 27 日。

［74］Wang Hongman，Gu Danan，Dupre Matthew Egan，Factors Associated with Enrollment，Satisfaction，and Sustainability of the New Cooperative Medical Scheme Program in Six Study Areas in Rural Beijing，*Health Policy*，85（2007），pp. 32-44.

［75］王红漫：《大国卫生之难》，北京，北京大学出版社，2004。

［76］王红漫：《大国卫生之论》，北京，北京大学出版社，2006。

系统思维：我国社会基本医疗保障制度优化研究

一、关于我国城乡统筹医疗保障体系优化问题研究方法论：思维逻辑与技术工具[*]

20 世纪末以来，我国政府加强医疗卫生改革，建立起覆盖全民的基本医疗保障制度。1998 年中央人民政府开始建立城镇职工基本医疗保险制度①；2003 年启动了新型农村合作医疗制度（以下简称新农合）②；2007 年起，开展城镇居民基本医疗保险试点③，主要解决城镇非从业居民的医疗保障问题。

---

* 本研究提出将现行社会基本医疗的三大医保制度转化为统一制度下的三种医保水平、允许居民自由选择的统筹模式，以及如何判别这一模式的必要性和可行性的具体方法，通过定义优良性指标和建立模型来对报销体系进行优化，对突破医保以人群、职业和身份限制后的"根据缴费水平、补偿水平、报销比例和服务水平等条件的不同，构建多层次的、开放的、覆盖全体市民的基本医疗保障制度，不断缩小人群间保障水平差距"的政府支出进行估算，并附实证数据论证说明。

① 《国务院关于建立城镇职工基本医疗保险制度的决定》（国发 ［1998］ 44 号），ht-tp：//www. gov. cn/banshi/2005-08/04/content_20256. htm，1998 年 12 月 14 日。

② 《中共中央、国务院关于进一步加强农村卫生工作的决定》（中发 ［2002］ 13 号），http：//www. gov. cn/gongbao/content/2002/content_61818. htm，2002 年 10 月 19 日。

③ 《国务院关于开展城镇居民基本医疗保险试点的指导意见》（国发 ［2007］ 20 号），http：//www. gov. cn/zwgk/2007-07/24/content_695118. htm，2007 年 7 月 10 日。

国家以户籍制度及是否就业为基础，试图从制度设计上通过建立城镇职工医疗保险、城镇居民医疗保险和新农合，实现建立覆盖城乡全体居民的基本医疗保险体系的目标，旨在切实减轻我国居民医疗费用和负担。但不可忽视的是，由于受特定社会历史背景和条件的限制，我国社会医疗保险制度改革自其推行之初就缺乏长远的考虑和规划，制度设计缺乏"连续性"和"完整性"，总是被动地根据问题制定相关政策。从我国社会医疗保险制度改革的进程可以看出，其总体推进路径是由城市到农村、由从业人员到非从业人员；同时，各项制度规定了较低的统筹层次，并赋予了统筹地区较大的自主权，由此形成了社会医疗保险制度的"碎片化"现象。这种"碎片化"现象主要体现为：三大社会医疗保险制度分割运行，在覆盖范围、参保原则、保险性质、筹资方式、缴费水平、待遇水平、基金管理方式、管理体系和运行机制等方面都存在较大的差异。中共十七大强调：要加快建立包括医疗保险在内的覆盖全体城乡居民的社会保障体系。城乡一体医疗保障就是把城市与乡村、城镇居民与农村居民的医疗保障作为一个整体，统筹谋划、综合研究，通过体制改革和政策调整，改变医疗保障的城乡二元结构，实现城乡医疗保障在政策上的一致，使整个城乡医疗保障全面、协调、可持续发展。中共十八大报告第四部分"推进城乡发展一体化"中指出"加快完善城乡发展一体化的体制机制"、第七部分"改善民生和创新管理中加强社会建设"中明确提出"统筹推进城乡社会保障体系建设。社会保障是保障人民生活、调节社会分配的一项基本制度。要坚持全覆盖、保基本、多层次、可持续方针，以增强公平性、适应流动性、保证可持续性为重点，全面建成覆盖城乡居民的社会保障体系……整合城乡居民基本养老保险和基本医疗保险制度"。

本研究所关注的城乡医疗统筹问题是我国医疗保障领域的前沿热点之一，是对我国医疗保障体系未来发展道路的探索。鉴于城镇职工、城镇居民、新农合城乡二元、三维分立，笔者提出了一种将现行三大医保制度转化为统一制度下的三种医保水平、允许居民自由选择，从而实现人人公平享有医疗卫生保障的城乡统筹模式。对这一模式的可行性，一方面可以通过列联表分析来研究居民自由选择意愿，并用多重线性回归和判别分析探讨影响居民选择的人口学因素，建立判定居民选择的 logistic 回归模型，测算选择不同医保水平的居民数量；另一方面可以通过笔者给出的政府支出计算公式来测算在满足居民选择意愿的情况下政府是否具有相应的财政能力。此外，采用分层分析、聚类分析、因子分析、多元线性回归分析、结构方程等方法分析了居民的满意度以及不同满意度人群的人口学及其社会经济指标变量，以有针对性地改善现有医保制度中存在的问题，提高居民满意度。

为清晰地展示研究方法的使用和统计分析计算过程，下面以笔者主持的国家哲学社会科学重点项目"城乡医疗统筹背景下我国医疗保障体系问题研究"（项目编号：13AGL010）五省三直辖市的实证数据为例进行说明。其他地区可根据自己的调查数据或者统计年鉴数据，按照本文所提供的方法，进行自己地区的满意度分析，居民选择意愿的判别，以及政府支出的测算。

(一) 调查及数据整理

1. 调查方法：调查分为问卷调查和深入访谈两部分。

（1）问卷调查：采取多阶段分层随机抽样，按照《统计年鉴》将某省/直辖市所有区/县人均生产总值按照从高到低依次排序，分成三层；分别从每层中随机抽取一个区/县，代表高、中、低三个档次的人均 GDP 水平；在每一个选中的区县中，按照城乡划分代码将区县内所有社区、村庄分为城镇、乡村两层；分别从城、乡两层中随机抽取一个社区、一个农村，在抽中的社区或农村中对当地居民进行随机调查。

（2）深入访谈：对省/市/区县级医保中心、卫生行政部门的管理人员，对各级医疗卫生机构相关工作人员、县乡村干部及其省市政府相关工作人员等进行深入访谈。

2. 数据录入：利用 Epidata3.1 对问卷调查的数据进行平行双录入，通过一致性检验对调查表双录入后的差异进行比对和修正；录入的数据可以导出为 TXT/dBaseⅢ/Excel/Stata/SPSS/SAS 等六种格式，研究者可导入自己熟悉的相应的统计分析软件进行数据分析。

（二）满意度分析（聚类分析）

为细致研究社会医疗保险的满意度情况，利用统计软件 SPSS19.0 对影响社会医疗保险满意度的 21 个变量（详见应用实例例 1）进行聚类分析。可将总样本按照人群分为 3 类，以 0~1 为"不知道"、1~2 为"不满意"、2~3 为"一般"、3 及其以上为"满意"的标准分析每一类人群对社会医疗保险的满意度情况，并可判断每一类人群的人口学特征。以北京市2013 年社会基本医疗保险实证数据（2014 年 3 月调查）为例进行说明。

应用实例

例 1：北京市 2013 年社会基本医疗保险数据聚类分析

1. 变量：报销比例规定知晓度 X1，起付线满意度 X2，封顶线满意度X3，报销比例满意度 X4，门诊报销比例满意度 X5，住院、大病报销比例满意度 X6，报销比例总体满意度 X7，报销程序规定知晓度 X8，报销手续烦琐度 X9，报销地点远近 X10，报销时间进度 X11，缴费额度规定知晓度X12，缴费程序烦琐度 X13，缴费额度满意度 X14，定点医院距离远近X15，定点医院医疗水平 X16，定点医院医护人员态度 X17，定点医院收费水平 X18，定点医院总体满意度 X19，医保总体满意度 X20，是否愿意继续参保 X21，共 21 个变量。

2. 操作过程：分析→分类→K 均值聚类。

3. 结果：

（1）聚类分析分类结果，如表 2—1 所示。

表 2—1 　　　　　　　　　　　每一类中的样本量

类别	数量
1	59.00
2	58.00
3	483.00
合计	600.00

（2）聚类分析满意度。

利用三类人群最终聚类中心值作图，分析三类人群在 21 个变量上的满意度情况，如图 2—7 所示。

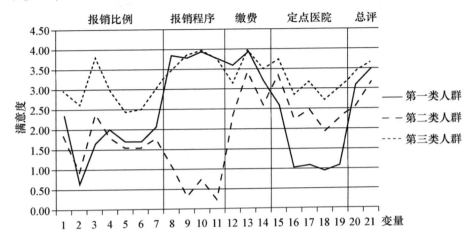

图 2—7　北京市 2013 年社会医疗保险满意度聚类分析

由图 2—7 可知，第三类人群对医疗保险的满意度相对较高，第二类人群对医疗保险的满意度相对最低。

第一类人群对报销比例评价一般，对报销程序满意，对缴费满意，对定点医院不满意，对医疗保险总体评价满意，且均愿意继续参加该种医疗保险。

第二类人群对报销比例不满意，不知道报销程序，对缴费评价一般，对定点医院评价一般，对医疗保险总体评价一般，且均愿意继续参加该种医疗保险。

第三类人群对报销比例满意，对报销程序满意，对缴费满意，对定点医院评价一般，对医疗保险总体评价满意，且均愿意继续参加该种医疗保险。

（3）不同人群人口学变量。

利用三类人群人口学变量均值计算其浮动比例（浮动比 ＝ $\frac{最大值-最小值}{平均值}$）。由表 2—2 可知，个人年收入、职业、受教育程度和去年医疗支出，是影响医疗保险聚类分析满意度的主要因素。

表 2—2　　　　　　　北京市 2013 年社会医疗保险人口学变量浮动比例

人口学变量	第一类	第二类	第三类	浮动比例（%）
个人年收入（元）	58 671.19	49 851.72	38 723.17	40.64
职业	3.24	4.31	4.60	33.57
受教育程度（年）	5.95	4.95	4.87	20.58
去年医疗支出（元）	5 729.66	6 423.21	7 032.11	20.37
家庭去年收入（元）	114 810.17	95 582.14	97 780.53	18.72
家庭人口	2.47	2.59	2.97	18.62
家庭支出（元）	76 898.31	65 035.71	64 837.09	17.50
年龄（岁）	47.61	55.10	50.79	14.64
最大支出项	3.95	3.45	3.87	13.34
户口性质	1.98	1.97	1.76	11.50
性别	1.51	1.41	1.52	6.88
是否参加其他医疗保险	1.78	1.90	1.88	6.31

　　第一类人群性别男女比例基本一致，年龄较小，城镇户口较多，受教育程度较高，"白领"职业较多，家庭人口较少，个人年收入较高，家庭年收入较高，家庭年支出较高，拥有较多的商业保险，去年医疗支出居中。此类人群因其经济状况较好，医疗支出相对适中，且拥有较多的商业保险，故有较多的资源应对疾病和医疗，故其医疗保险满意度适中。

　　第二类人群男性较多，年龄较大，户口性质城乡比例基本平衡，受教育程度居中，家庭人口居中，个人年收入居中，家庭年收入较少，家庭年支出居中，拥有较少的商业保险，去年医疗支出较低。由于此类人群医疗支出最低，其对医疗保险的使用率最低，其对医疗保险的知晓率也相对较低，故其满意度相对最低。

　　第三类人群女性较多，年龄居中，农村户籍较多，受教育程度较低，"蓝领"职业较多，家庭人口较多，个人年收入较低，家庭年收入居中，家庭年支出较低，商业保险居中，去年医疗支出较多。此类人群由于其医疗支出较多，真正使用过社会医疗保险，对社会医疗保险了解较多，且从中受益最多，故其满意度相对较高。

　　政府可根据不同人群的人口学和社会经济特征有的放矢地制定针对不同人群的医保政策，提高政策的效用。

（三）满意度分析（因子分析）

为进一步研究社会医疗保险的满意度情况，利用统计软件 SPSS19.0 对影响社会医疗保险满意度的 21 个变量进行因子分析，将多个实测变量转换成少数几个不相关的综合指数，更清晰呈现变量间的关系，并利用因子得分计算三种社会医疗保险的满意度。以山西省 2013 年社会基本医疗保险数据（2014 年 5 月调查）为例进行说明。

应用实例

例 2：山西省 2013 年社会基本医疗保险数据因子分析

1. 变量：报销比例规定知晓度 X1，起付线满意度 X2，封顶线满意度 X3，报销比例满意度 X4，门诊报销比例满意度 X5，住院、大病报销比例满意度 X6，报销比例总体满意度 X7，报销程序规定知晓度 X8，报销手续烦琐度 X9，报销地点远近 X10，报销时间进度 X11，缴费额度规定知晓度 X12，缴费程序烦琐度 X13，缴费额度满意度 X14，定点医院距离远近 X15，定点医院医疗水平 X16，定点医院医护人员态度 X17，定点医院收费水平 X18，定点医院总体满意度 X19，医保总体满意度 X20，是否愿意继续参保 X21，共 21 个变量。

2. 操作过程：分析→降维→因子分析。

3. 结果见表 2—3。

表 2—3 　　　　　　　　　　　　KMO 和 Bartlett 球形检验

统计量		统计值
KMO		0.804
Bartlett 球形检验	近似卡方	10 669.445
	df	210.000
	Sig.	0.000

由表 2—3 可知，KMO 统计值为 0.804＞0.7，说明各变量间的偏相关性高，因子分析效果较好；由 Bartlett 球形检验可知，各变量的独立性假设不成立，故因子分析的适用性检验通过。

利用主成分分析法提取公因子，由特征值、方差贡献率和累积贡献率可知，只有前6个特征根大于1，因此只提取了前六个因子，总的方差贡献率为76.595%，足够描述"医保政策满意度"（见表2—4）。

表2—4　　　　　　　　　　　总方差分解表

成分	初始特征值			提取平方和			旋转后因子载荷平方和		
	合计	方差百分比（%）	累积（%）	合计	方差百分比（%）	累积（%）	合计	方差百分比（%）	累积（%）
1	5.182	24.674	24.674	5.182	24.674	24.674	3.791	18.055	18.055
2	3.680	17.525	42.199	3.680	17.525	42.199	3.708	17.655	35.709
3	2.832	13.485	55.684	2.832	13.485	55.684	3.583	17.061	52.771
4	1.549	7.375	63.058	1.549	7.375	63.058	1.795	8.546	61.316
5	1.492	7.103	70.162	1.492	7.103	70.162	1.635	7.786	69.102
6	1.351	6.433	76.595	1.351	6.433	76.595	1.573	7.492	76.595
7	0.824	3.923	80.517						
8	0.654	3.117	83.634						
9	0.640	3.047	86.681						
10	0.557	2.650	89.331						
11	0.469	2.233	91.565						
12	0.405	1.929	93.494						
13	0.361	1.719	95.213						
14	0.328	1.564	96.777						
15	0.192	0.913	97.689						
16	0.160	0.761	98.450						
17	0.116	0.553	99.003						
18	0.085	0.405	99.408						
19	0.051	0.245	99.653						
20	0.043	0.207	99.860						
21	0.029	0.140	100.000						

为使因子载荷矩阵中系数向0~1分化，对初始因子载荷进行方差最大旋转。根据因子旋转后的载荷，第一公因子在报销手续烦琐度、报销时间进度、报销地点远近和报销规定知晓度四个变量上有较大载荷，表现为报销程序的满意情况，将因子定义为"报销程序因子"；则第二公因子为"定点医院因子"，第三公因子为"报销比例因子"，第四公因子为"报销范围因子"，第五公因子为"缴费因子"，第六公因子为"总体满意度因

子"（见表2—5）。

表2—5　　　　　　　　　　　旋转后因子载荷表

项目	1	2	3	4	5	6
报销手续烦琐度	0.972		0.118			
报销时间进度	0.969		0.104			
报销地点远近	0.966		0.145			
报销程序规定知晓度	0.934		0.126	0.109		
定点医院总体满意度		0.939				
定点医院医护人员态度		0.907			0.130	
定点医院医疗水平	0.103	0.882				
定点医院收费水平		0.833			0.115	
定点医院距离远近		0.655				
报销比例满意度	0.101		0.899			
报销比例总体满意度			0.898			
住院大病报销比例	0.154		0.867			
门诊报销比例	0.117		0.841			
报销比例知晓度		0.137	0.573	0.418	0.169	−0.103
起付线满意度			0.115	0.887		
封顶线满意度			0.200	0.867		
缴费额度规定知晓度		0.116	0.109	−0.108	0.755	
缴费总体满意度		0.131			0.740	0.191
缴费程度烦琐度		0.122	−0.106	0.124	0.656	
继续参保意愿						0.873
医疗保险总体满意度		0.130	0.154			0.839

　　为了考察三种医保的满意度，并对其进行分析和综合评价，采用回归方法求出因子得分函数。由系数矩阵将6个公因子表示为21个变量的线性形式。因子得分函数为：

$$F1 = -0.038 X1 - 0.019 X2 - 0.021 X3 - 0.032 X4 - 0.021 X5$$
$$-0.011 X6 - 0.039 X7 + 0.254 X8 + 0.267 X9 + 0.265 X10$$
$$+0.269 X11 - 0.017 X12 + 0.005 X13 - 0.026 X14$$
$$+0.010 X15 + 0.008 X16 - 0.022 X17 - 0.035 X18$$
$$-0.007 X19 - 0.022 X20 + 0.008 X21$$

F2＝0.019 X1－0.009 X2－0.009 X3－0.007 X4－0.011 X5
　　－0.017 X6＋0.001 X7－0.009 X8－0.007 X9－0.018 X10
　　－0.002 X11－0.052 X12－0.043 X13－0.063 X14
　　＋0.185 X15＋0.253 X16＋0.254 X17＋0.238 X18
　　＋0.265 X19－0.015 X20－0.045 X21

F3＝0.134 X1－0.077 X2－0.050 X3＋0.273 X4＋0.259 X5
　　＋0.267 X6＋0.274 X7－0.032 X8－0.031 X9－0.022 X10
　　－0.029 X11＋0.034 X12－0.068 X13－0.001 X14
　　－0.039 X15＋0.005 X16－0.003 X17＋0.006 X18
　　＋0.011 X19＋0.005 X20－0.063 X21

F4＝0.188 X1＋0.532 X2＋0.509 X3－0.060 X4－0.075 X5
　　－0.070 X6－0.064 X7＋0.018 X8－0.025 X9－0.017 X10
　　－0.045 X11－0.063 X12＋0.103X13－0.024X14
　　＋0.015X15－0.032 X16＋0.008 X17＋0.022 X18
　　－0.040 X19－0.036 X20＋0.043 X21

F5＝0.092 X1－0.020 X2＋0.011 X3－0.018 X4－0.028 X5
　　－0.024 X6－0.018 X7＋0.001 X8－0.007 X9－0.016 X10
　　－0.013 X11＋0.486 X12＋0.429X13＋0.477X14
　　－0.021 X15－0.082 X16－0.024 X17－0.024 X18
　　－0.057 X19－0.011 X20＋0.010 X21

F6＝－0.112 X1＋0.013 X2＋0.016 X3＋0.009 X4－0.005 X5
　　－0.047 X6＋0.009 X7－0.015 X8＋0.009 X9－0.006 X10
　　－0.007 X11－0.065 X12－0.037X13＋0.116X14
　　－0.030 X15＋0.004 X16－0.026 X17－0.060 X18
　　＋0.002 X19＋0.541 X20＋0.576 X21

六个公因子分别从不同方面反映了社会医疗保险的满意度，单独使用某一个公因子并不能对三种医保的满意度做出综合评价，因此以各公因子对应的方差贡献率为权数计算综合得分，统计量如下：

$$F = \sum \frac{\lambda_n}{\lambda_1 + \lambda_2 + \lambda_3 + \lambda_4 + \lambda_5 + \lambda_6} F_n$$

$$=0.236\ F1+0.230\ F2+0.223\ F3+0.112\ F4+0.102\ F5+0.098\ F6$$
$$=0.045\ X1+0.035\ X2+0.042\ X3+0.044\ X4+0.039\ X5$$
$$+0.038\ X6+0.044\ X7+0.051\ X8+0.052\ X9+0.049\ X10$$
$$+0.049\ X11+0.028\ X12+0.028\ X13+0.037\ X14$$
$$+0.033\ X15+0.049\ X16+0.048\ X17+0.042X18$$
$$+0.052\ X19+0.040\ X20+0.040\ X21$$

因子得分是对各指标得分标准化后计算获得，模型中各指标系数实际反映的是该指标对综合得分评价的影响程度，但因子综合得分还不能直接判断三种医保的实际满意度，可根据综合因子得分模型中各指标系数确定原模型中各指标的实际权重，即 Xi 的实际权重 $=\dfrac{C_i}{\sum_{i=1}^{21}C_i}$（$C_i$ 为综合因子得分模型中 X_i 的系数）。经计算，实际满意度为：

$$F=0.051\ X1+0.040\ X2+0.047\ X3+0.050\ X4+0.044\ X5$$
$$+0.043\ X6+0.050X7+0.058\ X8+0.059\ X9+0.056\ X10$$
$$+0.056\ X11+0.031\ X12+0.031\ X13+0.041\ X14$$
$$+0.037\ X15+0.056\ X16+0.055\ X17+0.048\ X18$$
$$+0.058\ X19+0.046\ X20+0.045\ X21$$

加权汇总后，得到城镇职工医疗保险的综合得分为 2.74，城镇居民医疗保险综合得分为 2.69，新农合综合得分为 2.76，该结果显示在山西地区 2013 年三大医保满意度新农合最高、城镇职工其次、城镇居民满意度相对最低。

（四）自由选择情况分析（交叉列联表）

若将现行三种基本社会医疗保险制度（城镇职工、城镇居民、新农合）转变为同一个制度下的三种医疗保险水平，并允许居民进行自由选择，那么需要分析居民的选择情况及做出选择的原因。对"您目前实际参加的社会医疗保险种类"和"您期望参加的医疗保险水平"两个变量进行列联表分析。以辽宁省 2013 年社会基本医疗保险数据（2014 年 7 月调查）

为例进行说明。

应用实例

例3：辽宁省2013年社会基本医疗保险数据交叉列联分析

1. 变量：您目前实际参加的社会医疗保险种类（1＝城镇职工医保，2＝城镇居民医保，3＝新农合医保），您期望参加的医疗保险水平（1＝城镇职工水平，2＝城镇居民水平，3＝新农合水平，4＝其他水平）。

2. 操作过程：分析→描述统计→交叉表。

3. 结果：如表2—6所示，统计选择"您目前实际参加的社会医疗保险种类"与"您期望参加的医疗保险水平"两个变量中相同类型的人数。目前的医疗保险能够满足67.66%的居民需求，有32.34%的居民希望选择与目前所参加医保不同水平的医保类型。

表2—6　　　　　　　实际参加的医保与期望参加的医保交叉列联分析

实际参加的医保种类 ＼ 期望参加的医保水平		城镇职工水平	城镇居民水平	新农合水平	其他水平	合计
城镇职工医疗保险	频数	147	38	23	19	227
	百分数（%）	24.50	6.33	3.83	3.17	37.83
城镇居民医疗保险	频数	22	38	26	10	96
	百分数（%）	3.67	6.33	4.33	1.67	16.00
新农合	频数	30	21	221	5	277
	百分数（%）	5.00	3.50	36.83	0.83	46.17
合计	频数	199	97	270	34	600
	百分数（%）	33.17	16.17	45.00	5.67	100.00

（五）影响险种自由选择的影响因素分析（多值 logistic 回归分析）

利用多值 logistic 回归分析，来探索影响社会医疗保险种类自由选择的因素。为避免共线性，选择"向后去除"法对变量进行筛选。以辽宁省2013年社会基本医疗保险数据（2014年7月调查）为例进行说明。

应用实例

例 4：辽宁省 2013 年社会基本医疗保险数据多值 logistic 回归分析

1. 因变量：期望参加的医疗保险水平（分类变量，1＝城镇职工水平，2＝城镇居民水平，3＝新农合水平，4＝其他水平）。

2. 自变量：性别、年龄、户口性质、受教育程度、职业、个人年收入、家庭人口、家庭年收入、家庭年支出、最大支出项、去年家庭医疗支出、是否参加其他医疗保险 12 项。

3. 操作过程：分析→回归→多值 logistic。

4. 结果：经计算，是否参加其他医疗保险、性别、职业、家庭年支出、受教育程度、年龄和去年家庭医疗支出被除去，影响医疗保险自由选择的变量有家庭人口、个人年收入、户口性质、家庭年收入和最大支出项 5 项。

$$Y1 = 0.393 + 0.269\,家庭人口 + 3.79 \times 10^{-5}\,个人年收入$$
$$- 0.014\,户口性质 + 5.29 \times 10^{-7}\,家庭年收入 - 0.017\,最大支出项$$

$$Y2 = 0.201 + 0.588\,家庭人口 + 5.59 \times 10^{-6}\,个人年收入$$
$$- 0.145\,户口性质 + 2.35 \times 10^{-6}\,家庭年收入 - 0.167\,最大支出项$$

$$Y3 = 4.670 + 0.671\,家庭人口 + 2.14 \times 10^{-7}\,个人年收入$$
$$- 2.398\,户口性质 - 1.66 \times 10^{-5}\,家庭年收入 - 0.048\,最大支出项$$

（六）自由选择的影响因素分析（逐步判别分析）

利用逐步判别分析，来探索影响社会医疗保险种类自由选择的因素，并选择"步进式"法对变量进行筛选。以陕西省 2013 年社会基本医疗保险数据（2014 年 6 月调查）为例进行说明。

应用实例

例 5：陕西省 2013 年社会基本医疗保险数据逐步判别分析

1. 因变量：医疗保险自由选择（分类变量，1＝城镇职工水平，2＝

城镇居民水平，3＝新农合水平，4＝其他水平）。

2. 自变量：性别、年龄、户口性质、受教育程度、职业、个人年收入、家庭人口、家庭年收入、家庭年支出、最大支出项、去年家庭医疗支出、是否参加其他医疗保险12项。

3. 操作过程：分析→分类→逐步。

4. 结果：经分析，进入分析中的变量有户口性质、家庭年收入、去年家庭医疗支出和职业4项。

（七）满意度影响因素分析（结构方程模型）

利用结构方程模型将一些无法直接观测而又欲研究探讨的问题作为潜变量，通过一些可以直接观测的变量反映这些潜变量，从而建立潜变量之间的关系，分析影响社会医疗保险满意度的影响因素。以山西省2010年、2012年社会基本医疗保险数据1 200份（2011年7月与2013年5月调查）为例进行说明。

应用实例

例6：山西省2010年、2012年社会基本医疗保险数据结构方程模型分析

1. 变量：报销比例规定知晓度X1，起付线满意度X2，封顶线满意度X3，报销比例满意度X4，门诊报销比例满意度X5，住院、大病报销比例满意度X6，报销比例总体满意度X7，报销程序规定知晓度X8，报销手续烦琐度X9，报销地点远近X10，报销时间进度X11，缴费额度规定知晓度X12，缴费程序烦琐度X13，缴费额度满意度X14，定点医院距离远近X15，定点医院医疗水平X16，定点医院医护人员态度X17，定点医院收费水平X18，定点医院总体满意度X19，医保总体满意度X20，是否愿意继续参保X21，共21个变量。

2. 操作过程：

SPSS：分析→降维→因子分析/信度分析→度量→可靠性分析。

SPSSAmos：模型构建→模型拟合→模型评价→模型修正。

3. 结果：

（1）因子分析。

对变量 X1~X19 进行因子分析，将 19 个可测变量转换成少数几个不相关的公因子，更加清晰地呈现变量间关系。首先对因子分析的适用性进行检验，检验结果 KMO 统计量为 0.830＞0.7，说明各变量间的偏相关性高，本研究数据进行因子分析效果较好；同时，由 Bartlett 球形检验可知，各变量的独立性假设不成立（$p=0.000<0.01$），故因子分析的适用性检验通过。用主成分分析法提取公因子，由特征值、方差贡献率和累积贡献率可知，只有前 5 个特征根大于 1，故只提取前 5 个因子。总的方差贡献率为 67.797%，足够描述"医保政策满意度"。为更好解释公因子，对初始因子载荷进行方差最大旋转。根据因子旋转后的载荷，第一公因子在报销时间进度、报销手续烦琐度、报销地点远近和报销程序规定知晓度四个变量上有较大载荷，表现为报销程序的满意情况，将因子定义为"报销程序因子"；则第二公因子为"报销比例因子"，第三公因子为"定点医院因子"，第四公因子为"报销范围因子"，第五公因子为"缴费因子"（见表2—7）。

表 2—7 旋转后因子载荷表

项目	F1	F2	F3	F4	F5
报销时间进度	0.887	0.148	0.104		
报销手续烦琐度	0.863	0.165	0.111		
报销地点远近	0.841	0.189	0.118		
报销程序规定知晓度	0.811	0.179	0.109		0.145
报销比例满意度	0.207	0.850	0.143		
报销比例总体满意度	0.241	0.844	0.137		
住院、大病报销比例	0.148	0.817			
门诊报销比例		0.768			
报销比例规定知晓度	0.395	0.518		0.227	0.143
定点医院总体满意度	0.120		0.890		
定点医院医护人员态度	0.133		0.864		
定点医院医疗水平	0.150		0.817		
定点医院收费水平			0.752		
定点医院地点远近		0.141	0.531	0.122	0.174
起付线满意度		0.134	0.892		

续前表

项目	F1	F2	F3	F4	F5
封顶线满意度	0.165	0.148		0.881	
缴费额度规定知晓度					0.773
缴费程序烦琐度					0.767
缴费额度满意度	0.123	0.109			0.541

（2）信度和效度分析。

统计学上，检验效度的最常用方法是因子分析。使用 KMO 样本测度和 Bartlett 球体检验来检验数据是否适合做因子分析。结果显样本的 KMO 值为 0.830＞0.8，且 Bartlett 球形检验 $p=0.000<0.05$，则此样本适合做因子分析。采用内部一致性系数 Cronbach's α 值对数据进行信度检验。总量表的 Cronbach's α 系数为 0.853＞0.8，表明此量表的信度较高。但缴费因子的 Cronbach's α 值为 0.505＜0.65，不可信，因此在路径图中去掉"缴费因子"潜变量，即初始模型中包括 5 个潜变量和 19 个可测变量（见表 2—8）。

表 2—8　　　　　　　数据信度分析 Cronbach's α 系数值总表

因子	基于标准化项的 Cronbach's α	项数
总计	0.853	21
报销程序因子	0.905	4
报销比例因子	0.865	5
定点医院因子	0.845	5
报销范围因子	0.794	2
缴费因子	0.505	3
总体满意度因子	0.712	2

（3）模型构建。

所构建的结构方程模型（见图 2—8）的内生潜变量为"医保总体满意度"，外生潜变量有"报销程序""定点医院""报销比例"和"报销范围" 4 个潜变量。

（4）模型拟合。

采用最大似然法对模型进行拟合。模型评价首先要考察模型结果中估计出的参数是否具有统计意义，需要对路径系数或载荷系数进行显著性检验，

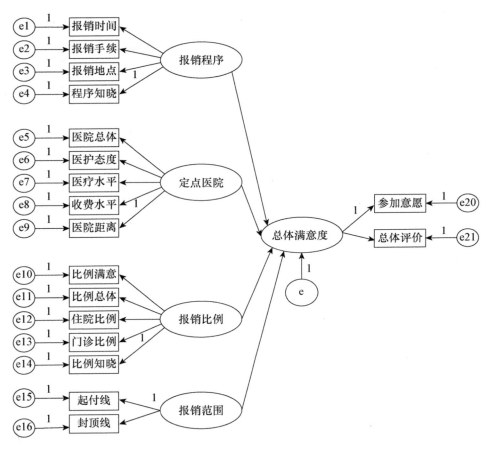

图 2—8　初始模型

利用临界比率值C. R（critical ratio）的统计检验系数概率 p 值进行判定。经计算，结构方程中路径系数 p 均小于0.05，均通过显著性检验（见表2—9）。

表 2—9　　　　　　　　　　系数估计结果

路径	估计值	标准误	C. R	p
总体满意度←定点医院	0.400	0.055	7.288	0.000
总体满意度←报销比例	0.133	0.024	4.744	0.000
总体满意度←报销程序	0.061	0.015	3.968	0.000
总体满意度←报销范围	−0.034	0.013	−2.589	0.010

（5）模型评价和修正。

如表2—10（值a）所示，模型拟合程度尚不理想，需对模型进行修正，利用模型修正指数 M. I.（Modification Index），允许以下变量之间两两相关，可以相对最大限度地改善模型的卡方值：e12<->e13, e7<->e8。在模型修订中建立的两两相关需具备理论意义，例如 e12 与 e13 均为同一个潜变量"报销比例"中的"住院报销比例"和"门诊报销比例"的残差，e7 与 e8 均为同一个潜变量"定点医院"中的"医疗水平"和"收费水平"的残差。对于修正后的模型仍然采用最大似然估计法进行估计，得出最终模型的拟合度指数见表 2—10（值 b）。所构建的最终结构方程模型及标准化路径系数见图 2—9。

表 2—10 模型拟合指数

指标	标准	值 a	值 b	评价 b
X2	越小越好	1 402.855	1 026.559	尚可
GFI	>0.900	0.884	0.910	好
RMSEA	<0.050	0.090	0.076	尚可
NFI	>0.900	0.883	0.914	好
TLI	>0.900	0.875	0.910	好
CFI	>0.900	0.893	0.924	好

根据结构方程模型，"报销程序""定点医院""报销比例"对"总体满意度"有显著正影响，对其满意度越高，则对医疗保险总体满意度越高。从参数估计上来看，"定点医院"对"医保总体满意度"的影响最大（0.33），"报销比例"次之（0.17），"报销程序"最低（0.14）。"报销范围"对"医保总体满意度"为显著负影响（-0.13），对"报销范围"满意度提升 1 个单位，对"医保总体满意度"下降 0.13 个单位。

（八）社会医疗保险政府卫生筹资测算

若打破户籍，允许居民自由选择医保水平，将更好地满足居民需求。那么在允许自由选择后，政府医疗支出将会发生什么变化。为了简化讨论，我们仅使用问卷调查获得的信息来粗略估计三类医疗水平的人数比例。将希望参加城镇职工、城镇居民、新农合水平医疗保险的人数比例作为权重，可以得到居民正在享受和期望享受的缴费、报销水平的加权平均

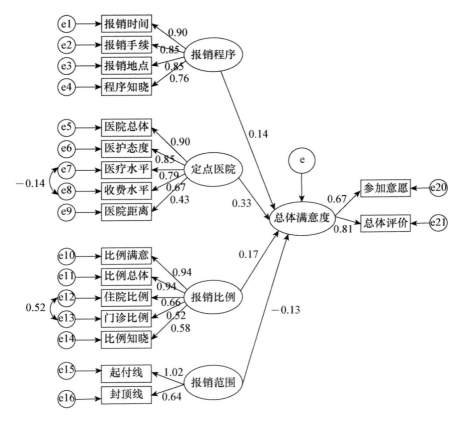

图 2—9　最终结构方程模型（标准化路径系数）

值。并使用公式"政府投入＝报销比例×（总医疗费用－起付线×总人口）－年缴费额×总人口"来测算政府卫生医疗支出。以辽宁省 2011 年社会基本医疗保险数据（2012 年 7 月调查）为例进行说明。

应用实例

例 7：辽宁省 2011 年社会基本医疗保险数据政府卫生筹资测算

辽宁省希望参加城镇职工、城镇居民、新农合水平医疗保险的人数比例分别为 38.20％、15.70％、6.20％，以此作为权重可以得到实际发生、自认为及期望的医保待遇的加权平均值；希望参加城镇职工、城镇居民、新农合、其他水平的人数比例分别为 26.30％、20.50％、35.30％、

17.80%，以此作为权重可以得到可供选择的医保待遇的加权平均值（见表2—11）。

表 2—11　　　　　居民实际享受和期望医保水平平均值

项目 ＼ 期望参加的医保水平	城镇职工水平	城镇居民水平	新农合水平	其他水平	加权平均
实际发生的报销比例（%）	26.76	15.73	12.32	22.95	18.70
自认为享受的报销比例（%）	73.32	67.22	53.41	75.23	65.31
自认为满意的报销比例（%）	83.52	78.13	74.13	93.39	80.77
自认为的年缴费额（元）	736.91	298.22	121.47	287.66	349.03
能承受的最大缴费额（元）	1 751.58	486.45	209.62	880.84	791.17
期望年缴费额（元）	1 092.68	451.19	67.92	285.53	454.67
期望起付线（元）	2 105.31	487.95	29.25	150.52	690.84
期望封顶线（元）	193 903.63	139 239.15	77 477.46	168 334.73	136 853.80
期望报销比例（%）	84.86	70.76	64.56	83.08	74.40
可供选择的缴费额度（元）	1 000.00	500.00	50.00	—*	483.60
可供选择的起付线（元）	1 800.00	650.00	0.00	—	789.65
可供选择的封顶线（元）	200 000.00	150 000.00	50 000.00		123 050.00
可供选择的报销比例（%）	85.00	60.00	50.00	—	64.99

*—表示"无"。下同。

实际发生的报销比例是全年实际报销额占实际医疗支出的比例，其中包含自费医药、不能跨区域报销、政策执行不力以及居民自身原因可报销但未报销等因素。可供选择的报销比例是指笔者按照北京市现有的三大基本社会医疗保险分别算得的平均水平，可将其作为统一制度框架下供居民自由选择的三种不同医保水平，是考虑到在省级构建城乡统筹的医疗保障制度后，逐步实现全国统筹，均衡地区间的医保水平，实现国民间医疗保障水平的平等性。

使用公式"政府投入＝报销比例×（总医疗费用－起付线×总人口）－年缴费额×总人口"来测算政府卫生医疗支出，结果显示，辽宁省2010年若允许居民自由选择医保可节约71.191亿元（见表2—12）。

表 2—12　　　　　　　　　　政府医疗卫生支出变化

项目＼政府医疗支出	2011 年政府实际医疗卫生支出	自由选择后的政府医疗支出	自由选择并达到居民预期时的政府支出
金额（亿元）	210.160	138.969	234.748
与 2011 年政府实际支出差值（亿元）	0.000	71.191	−24.588
占 2011 年政府支出百分比（％）	5.38	3.56	6.01

　　资料来源：《中国统计年鉴 2012》《中国卫生统计年鉴 2013》。

（九）小结

　　城乡统筹是一种理念和方法，而医疗卫生保障均等化则是实现这一理念的重要途径和手段。没有健康就没有小康和大康，没有健康就没有未来，没有健康就没有一切，因此城乡医疗统筹理念的提升和实际操作层面的改革对带动城乡一体化发展，促进公平社会，具有基础核心地位，应当成为国家和地区城乡统筹整体发展水准和上升的标准。

　　2014 年 7 月 24 日出台的《国务院关于进一步推进户籍制度改革的意见》中提出"进一步调整户口迁移政策，统一城乡户口登记制度，全面实施居住证制度"，对我国城乡统筹发展具有里程碑意义，同时也对我国现行三大基本医保的城乡二元和人群分立的制度如何统筹提出了挑战。本研究是国家哲学社会科学规划重点项目"城乡医疗统筹背景下我国医疗保障体系问题研究"的主要成果之一，是我国医疗保障领域的前沿热点之一，是对我国医疗保障体系未来发展道路的探索。研究在实证调查的基础上，通过定义优良性指标和建立模型提出了可供居民自由选择医保体系的经费测算模式，为卫生改革提供了可资参考的新思维逻辑和技术工具。笔者带领课题组于 2010—2014 年通过对经济发展水平不同的 6 个省市的实证调查分析，结果显示，本课题所提出的将现行三大医保制度转化为统一制度下的三种医保水平、允许居民自由选择的医保统筹模式，具有必要性和可行性，可以实现保基本、多层次、增强公平性、适应流动性，全面建成覆盖城乡居民的社会保障体系。由于时间、经费有限，调查虽基本保证科学抽样，具有一定的代表性，但样本规模有限，使得研究结果的可推广性受到一定的限制。故将国家哲学社会科学基金 13AGL010 项目的研究思路和方法整理成文，并附实证案例，提供给各省市相关政府部门，以扩大研究范围，增加研究结果的可推广性，也望有识之士对此提出宝贵的意见和建议。

总之，在中国特色医保制度改革发展的道路上，我们还需要不断摸索，探求更合理的方式，真正让百姓受益，使我国的医疗卫生保障制度健康、稳定、可持续地发展。

二、关于我国城乡统筹医疗保障体系优化问题研究报告：基于 5 省 3 直辖市的实证研究*

党的十八大报告指出"加快完善城乡发展一体化的体制机制"，明确提出"统筹推进城乡社会保障体系建设……以增强公平性、适应流动性、保证可持续性为重点……整合城乡居民基本医疗保险制度"。

本报告是国家哲学社会科学规划重点项目"城乡医疗统筹背景下我国医疗保障体系问题研究"的主要成果之一。研究报告所关注的城乡医疗统筹问题，是我国医疗保障领域的前沿热点之一，对我国医疗保障体系未来发展道路提出了探索性问题。

北京大学课题组在前十年农村调查基础之上，提出了城乡统筹的医疗保障体系理论框架，并进行了深入的理论与实证研究，其中既包含横断面研究，也包含纵向的跟踪调研。课题组采取科学抽样方法和国家及地方统计年鉴相结合的方式，综合考虑了地理位置（东、中、西部，以及环渤海区域）和各地经济发展情况，分别抽取了具有不同层面代表性的山东省、

---

* 本成果以北京大学文件［2014］39 号报送国务院办公厅、国家发展和改革委员会、国家卫生和计划生育委员会，其中分报告《关于山东省城乡统筹医疗保障体系优化问题研究报告》《辽宁省城乡统筹医疗卫生保障体系优化研究报告》《北京市 2010—2014 年实施基本医疗卫生保障制度城乡统筹状况调查报告》等分别获山东省政府、辽宁省政府、北京市市委市政府有关领导肯定性批示，相关省市县政府部门给予了积极肯定的评价，其中一些重要的观点、建议被相关政府决策所采纳。

河北省、辽宁省、北京市、陕西省、天津市、山西省、重庆市八地（按照GDP排序：3、6、7、13、17、20、21、23）的24个区/县、36个行政村和36个城市社区，展开了多角度、多维度、跨学科的调查研究，与万余人次（11 400）当地百姓进行了面对面零距离的对话和交流，研究分析了我国居民对社会医疗保障的享受水平、满意度、选择意愿，研究影响居民医保需求的人口学变量，并根据各地的医疗支出，论证将我国城镇职工基本医疗保险、城镇居民基本医疗保险、新型农村合作医疗保险制度（以下简称"三种医保"）转化成为统一制度下的三种医疗保险水平，建立开放型医保，允许居民自由选择医保，统筹推进城乡社会保障体系建设，实现"权利公平、机会公平、规则公平为主要内容"的基本医保公平保障体制和机制的可行性。

课题组在对我国卫生保障制度前期文献分析、实地考察、理论研究的基础上，进一步以各地所实施的"整合城乡居民基本医疗保险制度"为个案，从社会学、管理学、政治学等多学科视角，通过对管理层、定点医疗机构和城镇居民与乡村农民三方，进行深入细致的问卷调查，对各级政府、卫生行政部门走访调查，了解其运行中存在的管理问题，探讨医保城乡统筹模式和补偿机制，对我国2010—2014年三种医保开展情况进行跟踪调研，用因子分析法、聚类分析法、判别分析法、多水平多变量分析、结构方程等方法，从定量实证角度研究探讨了我国现行三种医疗保障制度报销模式的公平与效率问题，对突破医保以人群、职业和身份限制后的"根据缴费水平、补偿水平、报销比例和服务水平等条件的不同，构建多层次的、开放的、覆盖全体居民的基本医疗保障制度"的政府支出进行测算，为我国城乡医疗保障统筹提出建议，以期为城乡统筹医保制度体系取得更大的社会经济效益、健康持续地发展提供实证基础、科学依据、政策参考。

（一）调研现状

调查结果显示，调研的5个省、3个直辖市，各自医疗保障水平有所差别，但也存在一些共性，总结如下：

各地都初步建立了较为完备的医疗保障体系，城镇职工医疗保险、城镇居民医疗保险和新农合三种医保基本实现了政策全覆盖、人口广覆盖。

财政投入方面，各地三种医保都有专项基金保证和严格规定，确保专款专用。在医疗机构层面，各地的区县医院均有财政拨款，但仍需要自负盈亏维持运作和发展。乡镇卫生院由财政全额拨款，不允许自行营利，但拨款额度不够充足。

政策知晓率方面，近5年来，百姓对医疗保险的报销比例、起付线、封顶线的知晓率都有一定的上升。报销比例方面，各地大病保障范围逐步扩大，部分省/市（如北京市）政策范围内报销比例达到75％左右，建立了大病保险制度，使得参合人员个人自付超过上一年全市农民人均纯收入水平的还可以继续得到补偿。

定点机构方面，各地都有由该地区的区县医院、乡镇卫生院和社区卫生服务中心结合形成的医疗服务系统，并有私立医院作为补充，基本能够满足人民群众的就诊需求。

基本药物均实行省级统一招标采购、统一结算、统一配送。各地（辽宁还未全面实施）乡镇卫生院和村卫生室已经实现了基本药品零差价，确保百姓能够以实惠的价格买到自己需要的药物。

目前各地医护人员基本可以满足区域内居民基本的就医需要，但基层（乡村两级）医疗机构环境及技术水平欠佳，运营上勉强自负盈亏，医护人员学历偏低，由于收入较低难以留住高级人才。优质医疗资源多集中在省会城市/直辖市的中心区，远郊区/县的医疗水平相对偏低，各地均存在基层医疗服务水平较差、医疗收费较多的声音。

对医保基金的管理，各地均采取了一些措施杜绝医保资金挪用，对于每年结余的资金，主要通过进入第二年资金池和二次补偿两种方式处理，保证专款专用。

整体上说，调研的5个省、3个直辖市都建立了较为完整的医疗保障体系，基本满足了广大群众的疾病诊治需求。调研地受访对象2010—2014年对医保满意度评价基本一致，除对报销比例和定点医疗机构评价一般，对报销程序、缴费评价均为满意，对医保总体评价均为满意，且均愿意继续参加医保。但各地的三种医保实践过程中，仍存在一些不足。

（二）存在的问题

1. 基层优质医疗资源仍然欠缺。

基层优质医疗资源仍然欠缺是各地共同面临的最大问题之一。该问题体现在多个方面，首先是基层医院财政投入不足。各地的区县医院存在通过增加不必要的检查和治疗项目、使用自费药品等方式营利，导致百姓利益受到损害，政府声誉受到损害；其次，各地乡镇卫生院和村卫生室的情况，基本是买卖基本药物目录上的药物，不能自行加价，由于能够开展的诊疗项目较少，导致乡镇卫生院和村卫生室的运营、医生的收入依靠财政拨款维持。以山东省为例，该省每位乡村医生每年仅有 6 000 元补贴，即 500 元/月，诊疗收入 800～900 元/月，根本无法满足村医养家糊口的需求，部分村医不得不从事副业补贴家用。

除财政投入不足外，人才的不足也是其主要问题。其一，优质医疗资源可及性差。部分地区的远郊区县无三级医院，造成居民优质医疗服务可及性较差，就医需求难以满足。其二，医疗资源城乡分配不均。以山西省为例，2012 年该省城市卫生技术人员为 10.60 人/千人口，农村卫生技术人员数仅为 3.80 人/千人口，城市约为农村的 3 倍。其三，基层医疗机构人才缺乏。由于待遇不高，基层医疗机构很难招聘到人才。其四，基层医疗设备不佳、医疗水平较低。所走访的 36 个村卫生室环境欠佳，存在医疗器械与生活用品混放等现象。许多患者不选择村卫生室，直接前往二、三级医院看病，以确保自身得到较好的服务，这一情况导致了二、三级医院人满为患，看病难问题更加突出。

2. 基层医疗机构基本药品数量少。

调研中发现，社区卫生服务站普遍药品品种少、存货量少，不能满足百姓的用药需求。社区卫生服务站功能定位为常见病、慢性病等的治疗，与常备药品品种数较大医院有明显差异，同时受到社区用药安全、药房空间小、药剂师少的限制。以情况较好的北京市为例，目前全市社区卫生服务站常备药品平均仅约 220 个品种规格，而大医院平均常备药品约 1 200 个品种规格，社区药品容量小，是导致不能满足所有患者药品需求的主要原因，这也导致了患者对基层医疗机构的不满。按照医疗机构不同级别的定位，取类比象，社区卫生服务站相当于百姓住宅小区内的便利店，商品品种数量少，但就近方便，二、三级医院相当于中、大型购物超市，商品配备足量丰富。

3. 药店监管仍需进一步完善。

为方便百姓买药报销，各地定点药店都可以直接刷医保卡买药，极大方便了百姓。但在调研中发现，各地药店普遍存在不仅摆放药品，还摆放如化妆品、油、米、食品、肥皂、牙刷等生活用品的现象，城镇职工医保定点药店存在刷医保卡用于非医疗消费的现象（北京、天津两直辖市的管理相对较好），无疑是对医保资金的浪费。由于部分人的医保报销额度用不完，药店则投其所好，让这部分人把自已用不完的拿药的费用转化为日用品，对老百姓来说"实惠"了很多，药店也从中得利。乍一看是"双赢"，实际上是对国家医保政策的侵犯，对医保资金的浪费，需要引起高度重视。

4. 医保管理城乡统筹仍需继续推进。

调查发现，医疗保险系统仍存在分割管理（天津、重庆除外，山东省亦已着手整合医保管理城乡统筹，鲁政办发［2014］2号中提出"新农合职能、编制、人员、基金、资产等整体移交人力资源社会保障部门"，强调"整体移交、注重衔接"），未实现城乡统筹。城镇职工和城镇居民医保由人社局管理，新农合由市卫计委负责，客观上造成了资金投入和管理上的重复与浪费，业务上的交叉与分散，不利于城乡居民基本医疗保险的经办和管理。两个部门开展工作，都需要自己的一套管理团队，造成人员冗余；各自建设网络系统，造成资源的浪费。重复参保是两个部门沟通不足的体现。人社局和卫计委都是按照规章制度办事，但因为相互不了解对方工作情况，导致了重复参保、医疗资源浪费，增加了国家和地方构建全民医保工作的管理成本，管理体制的分立也强化了三项医疗保险制度之间的壁垒，侵害公共利益。城乡统筹管理仍需推进。

5. 信息化建设滞后，异地报销难。

调研的八省市中，京、津、渝三个直辖市城镇职工和城镇居民已实现省级统筹，其余五地城镇职工和城镇居民实现了市级统筹。渝、津实现了新农合省级城乡统筹，其余六地新农合均为区县统筹。八省市均未实现跨省异地报销，报销程序烦琐，给百姓异地就医造成极大不便。

其一，所调查的各地区均有新农合尚未完全实施即时报销的情况，有的地区需要将单据交到行政村进行一年两次的手工报销，有的需要将单据交到医院新农合经办机构，在当月内报销。由于信息化建设滞后，导致新农合报销程序稍显复杂，报销时间过长，需要往复跑好几趟，浪费了大量的时间和精力。

其二，异地报销受到限制，随迁老人报销烦琐问题突出，参保人不仅要垫钱，且手续繁杂，常常因为各种原因难以报销；农民工"攒病"回家治疗，导致病情延误。

随着人口流动加剧，跨区县、跨省市就医量越来越大，这成为一个难以忽略的民生需求。新农合信息化建设滞后、省市级结算中心没有建立，是推进跨区县、跨省市报销难的原因。

6. 看病贵现象依然存在。

各地不同程度地都存在医院重复检查现象，"看病贵"的问题仍然困扰着百姓，被调查的百姓普遍反映不论患者拿着哪级医疗机构的片子来就诊，均需要重新拍片；且在调查中"住不起医院""不敢去医院""交不起住院费"等是听到最多的回答。

目前，我国城乡医保实现了人口广覆盖，参保百姓从中获益，但与百姓零距离交流发现，真实报销比例与百姓期望报销比例存在较大差距，以2014年5省3直辖市调查为例，对4 800名城乡居民数据统计结果显示，城镇居民医疗保险差距最大的为辽宁省（55.78%），最小的为北京市（39.86%）；新农合医疗保险差距最大的为辽宁省（43.86%），最小的为北京市（33.56%），详见表2—13。

表2—13　　城镇居民医疗保险和新农合的真实报销比例与期望报销比例*

地区　　　　医保种类	城镇居民医疗保险			新农合		
	真实	期望	差值	真实	期望	差值
北京	26.27	66.13	39.86	24.21	57.77	33.56

续前表

医保种类 地区	城镇居民医疗保险			新农合		
	真实	期望	差值	真实	期望	差值
重庆	20.93	66.58	45.65	21.14	63.04	41.90
陕西	20.32	66.12	45.80	23.13	59.60	36.47
天津	14.16	61.58	47.42	10.29	52.68	42.39
河北	14.25	62.54	48.29	10.26	52.56	42.30
山东	14.51	67.06	52.55	22.73	57.89	35.16
山西	7.82	62.96	55.14	17.43	57.08	39.65
辽宁	10.05	65.83	55.78	13.07	56.93	43.86

* 按差值从小到大排列。

根据《中国统计年鉴》《中国卫生统计年鉴》《北京统计年鉴》《天津统计年鉴》《河北经济年鉴》《辽宁统计年鉴》《山西统计年鉴》《陕西统计年鉴》《山东统计年鉴》《重庆统计年鉴》，统计调研地 5 省 3 直辖市2010—2012 年医院出院病人人均医药费用、城镇居民人均全年可支配收入、农民家庭人均纯收入，八地医院出院病人人均医药费用占城镇居民人均全年可支配收入的百分比，八地医院出院病人人均医药费用、城镇居民人均全年可支配收入及农民家庭人均纯收入年度环比增长率比较，分别见表 2—14、图 2—10 和图 2—11。

结果显示：

（1）2010—2012 年，八地医院出院病人人均医药费用占城镇居民人均全年可支配收入的百分比均呈下降趋势。其中，北京地区该项百分比连续三年均为八地最高，其次为天津地区，陕西、山东两地相对最低。

（2）八地医院出院病人人均医药费用的增长率均低于该地区城镇居民人均全年可支配收入和农民家庭人均纯收入的增长率。

（3）山西省医院出院病人人均医药费用年度环比增长率均相对最高，即山西省医院出院病人人均医药费用增长最快。比较八地城镇居民人均全年可支配收入环比增长及农民家庭人均纯收入环比增长率可以看出，陕西省相对最高。

表2—14 2010—2012年八地医院出院病人人均医药费用、城镇居民人均全年可支配收入、农民家庭人均纯收入

省份	年份	医院出院病人人均医药费用（元）	城镇居民人均全年可支配收入（元）	医院出院病人人均医药费用占城镇居民人均全年可支配收入的百分比（%）	农民家庭人均纯收入（元）	医院出院病人人均医药费用占农民家庭人均纯收入的百分比（%）	医院出院病人人均医药费用较上年度环比增长（%）	城镇居民人均全年可支配收入较上年度环比增长（%）	农民家庭人均纯收入较上年度环比增长（%）
山东	2010	5 702.50	19 945.83	28.59	6 990.28	81.58	7.53	11.99	14.24
	2011	6 308.30	22 791.84	27.68	8 342.13	75.62	10.62	14.27	19.34
	2012	6 698.20	25 755.19	26.01	9 446.54	70.91	6.18	13.00	13.24
河北	2010	5 168.10	16 263.43	31.78	5 957.98	86.74	7.11	10.50	15.70
	2011	5 661.50	18 292.23	30.95	7 119.69	79.52	9.55	12.47	19.50
	2012	6 121.90	20 543.44	29.80	8 081.39	75.75	8.13	12.31	13.51
辽宁	2010	6 657.20	17 712.58	37.58	6 907.90	96.37	-1.49	12.38	15.94
	2011	7 175.90	20 466.84	35.06	8 296.50	86.49	7.79	15.55	20.10
	2012	7 409.30	23 222.67	31.91	9 383.70	78.96	3.25	13.46	13.10
北京	2010	15 211.80	29 072.93	52.32	13 262.29	114.70	1.22	8.73	13.66
	2011	16 630.70	32 903.03	50.54	14 735.68	112.86	9.33	13.17	11.11
	2012	17 401.60	36 468.75	47.72	16 475.74	105.62	4.64	10.84	11.81
陕西	2010	4 733.80	15 695.21	30.16	4 104.98	115.32	-2.24	11.09	19.42
	2011	5 182.70	18 245.23	28.41	5 027.87	103.08	9.48	16.25	22.48
	2012	5 505.30	20 733.88	26.55	5 762.52	95.54	6.22	13.64	14.61

续前表

省份	年份	医院出院人均病人医药费用（元）	城镇居民人均全年可支配收入（元）	医院出院病人均医药费用占城镇居民人均全年可支配收入的百分比（%）	农民家庭人均纯收入（元）	医院出院病人均医药费用占农民家庭人均纯收入的百分比（%）	医院出院病人人均医药费用较上年度环比增长（%）	城镇居民人均全年可支配收入较上年度环比增长（%）	农民家庭人均纯收入较上年度环比增长（%）
天津	2010	11 718.70	24 292.60	48.24	10 074.86	116.32	10.98	13.51	15.97
	2011	12 428.90	26 920.86	46.17	12 321.22	100.87	6.06	10.82	22.30
	2012	12 679.40	29 629.41	42.79	14 025.54	90.40	2.02	10.06	13.83
山西	2010	5 608.20	15 647.70	35.84	4 736.30	118.41	11.37	11.80	11.60
	2011	6 170.90	18 123.90	34.05	5 601.40	110.17	10.03	15.82	18.27
	2012	6 858.20	20 411.70	33.60	6 356.60	107.89	11.14	12.62	13.48
重庆	2010	5 781.60	17 532.43	32.98	5 276.66	109.57	0.40	11.33	17.83
	2011	6 126.80	20 249.70	30.26	6 480.41	94.54	5.97	15.50	22.81
	2012	6 681.90	22 968.14	29.09	7 383.27	90.50	9.06	13.42	13.93

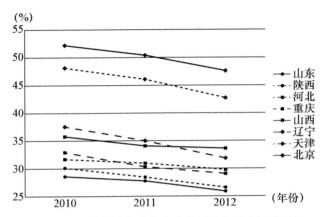

图2—10 八地医院出院病人人均医药费用占城镇居民
人均全年可支配收入的百分比

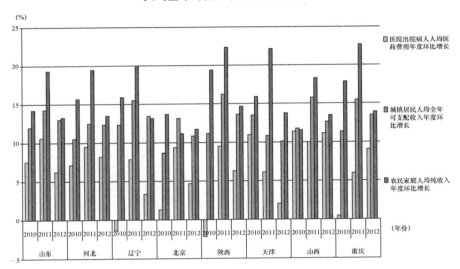

图2—11 八地医院出院病人人均医药费用、城镇居民人均全年可支配收入及
农民家庭人均纯收入年度环比增长率比较

资料来源：2010 年中国卫生统计年鉴，http://www. moh. gov. cn/htmlfiles/zwgkzt/ptjnj/year2010/index2010. html；2011 年中国卫生统计年鉴，http://www. moh. gov. cn/htmlfiles/ptjnj/year2011/index2011. html；2012 年中国卫生统计年鉴，http://www. nhfpc. gov. cn/htmlfiles/zwgkzt/ptjnj/year2012/index2012. html；2013 年中国卫生统计年鉴，http://www. moh. gov. cn/html-files/zwgkzt/ptjnj/year2013/index2013. html；2010 年中国统计年鉴，http://www. stats. gov. cn/tjsj/ndsj/2010/indexch. htm；2011 年中国统计年鉴，http://www. stats. gov. cn/tjsj/ndsj/2011/indexch. htm；2012 年中国统计年鉴，http://www. stats. gov. cn/tjsj/ndsj/2012/indexch. htm；2013 年中国统计年鉴，http://www. stats. gov. cn/tjsj/ndsj/2013/indexch. htm。

7. 亟待建立开放型医保模式，增强制度公平性。

目前的医疗保险按照户籍和就业进行划分，不符合参保者真正的实际需求。各地希望参加其他医保种类的居民的比例均超过三成：天津46.00％、陕西43.34％、重庆39.33％、北京38.83％、河北38.30％、山东35.00％、山西34.67％、辽宁33.67％。

随着经济的发展，城乡居民均出现了分层，农村出现了富裕阶层（愿意选择城镇职工医保，新农合以家庭为单位参保，全家人选择同一种医疗保险，也不适应于不同身体状况、不同年龄和不同医保需求），一些城市灵活就业人员出现贫困现象（东北老工业基地下岗职工群体突出，希望选择城镇居民医疗保险或新农合），而一些没有固定职业而经济情况较好、医疗支出较高、医疗保障水平需求较高的居民愿意选择城镇职工医疗保险。现阶段的二元分割（城、乡）三维分立（城镇职工基本医疗保险、城镇居民基本医疗保险、新农合）的医保体系存在公平缺失，已经越来越不能满足全部居民的需求。党的十八大报告中明确要求"建立以权利公平、机会公平、规则公平为主要内容的社会公平保障体系"。2014 年 7 月 24 日《国务院关于进一步推进户籍制度改革的意见》（国发［2014］25 号）中提出"进一步调整户口迁移政策，统一城乡户口登记制度，全面实施居住证制度"对城乡统筹发展具有里程碑意义，同时也对我国现行三种医保的城乡二元和人群分立的制度如何统筹提出了挑战。在城乡统筹过程中，建立开放型的允许居民自由选择社会医疗保险的制度是满足居民医保需求和社会发展的必然。

(三) 对策建议

1. 创建新型政府投入机制，建立城乡统筹的保障体系。

（1）加大基层卫生投入，进一步提升政府责任。

建议进一步增加财政投入，把更多的资金投入到乡镇卫生院和村卫生室，解决乡镇卫生院和村卫生室资金短缺、医护人员生活水平低下的困境。加大财政投入是解决区县医疗机构，特别是乡镇卫生院和村卫生室运作不畅的根本途径。

（2）建立新型人才流动模式，提高乡镇卫生医疗水平。

政府卫生行政主管部门把三级医院到二级医院、二级医院再到一级乡镇卫生院的专业技术人员组合成一个动态的人员循环整体，要求各级医疗机构业绩优秀的医护人员，在固定时间（两年或五年）内到各级医疗机构轮流工作，将其工作业绩作为医护人员执业资格、奖金评定以及职称评审的一项重要指标。可设定当年工作所在医院的级别越低，其业绩在奖金评定和职称评审时所占比重越大的条件。考虑到专科医院有专科优势的医护科室就诊患者与综合医院不同的状况，这些医疗机构的部分医护人员可以在相应专科医院体系中循环。各级政府要提供经济与职称待遇补偿政策，以保证乡镇卫生院对上级医疗机构优秀人才具有积极的吸引力。

建立新型人才流动模式应重点做好以下工作：

第一，预调查一级医疗机构所需医务工作人员的数量，裁减冗员。政府卫生行政主管部门负责统一标准，考核一级医疗机构医护人员，不合格者从编制中撤出，并给予一年后重新考核的机会，仍不合格者，予以辞退。按照预计数量筛检满足条件的医务工作人员直至达到要求。所有考核结果由各专科权威专家采用统一标准进行审核，考核、评审过程所需资金由市区镇财政共同分担。

第二，严格控制医疗体系的人才入口，提高专业人员业务技术素质。医疗体系医护人员的入口设在三级医疗机构，一级、二级医疗机构不再引进医疗体系外的医护人员。卫生管理人才入口设在一级医疗机构，二级和三级医疗机构管理人才从一级医疗机构选拔。所有医学院校毕业生必须先到三级医疗机构科室工作，工作三年后进入医疗机构人才循环体系。

第三，调整医疗机构领导班子、任职机制，提高管理层专业管理水平。领导层成员可以从临床工作以外的医院管理、卫生事业管理专业人才中选用，也可以采取轮岗方式，将二级医疗机构即将提升为正职的医院副职领导和三级医疗机构即将提升为正职的科室副职领导，下调到一级医疗机构担任领导职务，轮岗任期结束后，经任职考核合格，再返回原单位升任正职。

第四，建立配套的工资奖金制度。医疗系统工作人员的工资由所在医疗机构发放，奖金由政府卫生行政部门在评审各级医疗机构工作业绩后发放。奖金来源于医疗机构的盈利，政府卫生行政部门不再进行补贴，也不参与资金周转。

第五，设立公共卫生科研项目。在县乡级医疗机构设立公共卫生科研项目招标，协助疾病谱、流行病学调查和监测。

第六，过渡期（"十三五"期间为过渡期）实施"四个一批"工程，提高乡镇卫生院服务水平。下来一批：大医院中级以上职称医生每人每年下乡镇服务15天，保证每天都有大医院的医生在乡镇卫生院服务。回来一批：政府出资，组建退休专家志愿团到乡镇卫生院服务。进来一批：招聘医学院校毕业生进到乡镇卫生院工作。出来一批：对现有乡镇医生进行培训。到2020年，力争使乡镇卫生技术人员全部取得岗位合格证书。

2. 落实医药分开，推行灵活的药品采购模式。

其一，全面推行并落实医药分开，取消社区门诊药房，扩充定点药店的设立，允许患者持医疗机构处方到定点药店购买药品，并予以报销。这样，不仅可以满足患者的不同需求，还可以方便取药报销。同时适当扩大报销目录，加强供方费用控制。根据医保资金的收支情况适当扩大报销范围。可通过采取总额预付制、按人头付费、按病种付费等支付方式，控制定点医疗机构不合理的医疗行为，加强供方的费用控制。

其二，医院在采购基本药物时，建议放开二次议价机制，允许医院在各省/直辖市卫计委统一招标定价的基础上再次议价。议价的结果必须低于各省/直辖市卫计委统一招标的价格，并上报省/直辖市卫计委备案。建议各地市（直辖市的区县）卫计委在省/直辖市卫计委的监管下，进行小范围的基本药物招标，以填补部分基本药物经招标后采购不到的困境。

3. 严格监管药店运营，建立健全监督机制。

对于药店的监管，可以通过安装监控设备、发动群众监督等措施。对于发现违规的药店依法进行严厉处罚，对多次违规的药店可以直接取消其医保定点药店的资格。药店卖日用品的根本原因，在于医保报销的规定仍有疏漏。建议医保个人账户对于参保者第一年的医保额度没有用完，可以按照一定的比例加到本人第二年的医保报销额度上，第二年没有用完的部分又可以加到第三年，以此类推，良性保值，并与继承法和合同法等具体法律相协调；这样，百姓就会增强节省医保费用意识，自觉避免浪费医保费用的情况。

4. 推进医保城乡整合统筹管理工作。

认真落实《国务院机构改革和职能转变方案》（国办发〔2013〕22 号）"减少部门职责交叉和分散"的要求，城镇职工基本医疗保险、城镇居民基本医疗保险、新型农村合作医疗的职责等，分别整合，由一个部门承担，提高行政效能，节约行政成本，推动建立统一的信息平台，并实现其在各级医疗机构的即时结算，统一管理部门，建议以第二代电子身份证（其芯片内存可以容纳医保信息，在新修订的《居民身份证法》明确规定居民身份证登记项目包括指纹信息，2013 年 1 月我国全面启动身份证登记指纹信息）作为医保卡，终身不变，既可以解决再设医保卡的浪费，又可以解决医保关系转移接续问题，适应流动性，为异地参保和报销提供便利条件，亦可消除重复参保、重复补贴的现象。

5. 统筹新型资讯网络建设，提升信息资源共享水平。

建议前瞻性、高起点考虑全国各省执行部门与医疗机构的有效接轨，统筹新型信息网络建设，提升信息资源共享水平，避免市、县、乡级医院的两极分化。其主要思路：

（1）把目前我国行业中使用的各类标准列为主要参考，以此确定标准化的居民健康服务项目，参考国际相关标准，把个人责任和服务内容都整合到信息系统中。

（2）在转诊过程中，明确不同医疗机构的服务范围，把医疗机构的服务范围同标准化流程整合起来。

（3）在信息系统中，要体现新型国民健康"双环式"（即健康状态"环"、疾病状态"环"）管理。无论居民处在哪个状态的"环"中，都应该有信息跟踪。

（4）根据不同地区的需求量，确定不同医疗机构装备信息系统的准入标准。

（5）在业务层次上，开发分类模块级，实现各种不同业务组合，达到因地制宜，并能使所有信息通过管理过程得以整合。

6. 创新开发新的技术配置，降低医疗成本。

解决药贵难题可以采取药品收入国家税收制。一些地区（如京、津、渝、鲁、晋、陕）实施药品零差价，药贵问题得到一定缓解。调查中发现，检查费贵日益突出的主要原因是基层医疗机构技术配置存在问题，造成百姓检查费用高，且在不同医院重复检查过多，进一步加重了医疗费用。加强自主创新，研发新型医疗技术设备，并使其合理配置，从而大幅度降低医疗诊断成本，提高城乡卫生医疗水平。建议建设"面向城乡医疗卫生的现代化标准体系"，以国产化、经济型的高科技集成化的检查和化验设备降低直接成本，标准化、网格化的电子诊断结果和病历可在不同医院使用，达到减少重复检查，资源共享，并推行远程诊断，实现降低各地居民就医诊疗成本的目的，降低医疗诊断成本，提高诊疗水平，对缓解"看病贵、看病难"的现状能够起到有效的控制作用。《大国卫生之论》（北京大学出版社，2006）一书中对此进行了详尽说明。

7. 设立开放型医保，增强制度公平性。

课题组通过对近 5 年来代表全国经济发展不同层面的东、中、西部 5 个省、3 个直辖市的居民医保进行深入细致的问卷调查，对各级政府、卫生行政部门走访调查，论证了将三种医疗保险制度转化成为统一制度下的三种医疗保险水平的可行性。调查及测算结果显示：若允许居民自由选择医保，山东省 2012 年、2013 年可分别减少卫生支出 24.54 亿元、136.51 亿元；山西省 2010 年、2012 年、2013 年可分别减少卫生支出 42.315 亿元、94.387 亿元、52.470 亿元；重庆市 2012 年、2013 年可分别节约医疗支出 8.57 亿元、50.99 亿元；北京市政府的卫生医疗支出 2010 年需增加 0.93 个百分点、2011 年需增加 2.95 个百分点、2012 年需增加 1.98 个百分点、2013 年需增加 2.48 个百分点，以建立开放型城乡统筹医保（由于《北京统计年鉴》与《中国统计年鉴》抽样调查的样本百分比不同，结果略有不同）。

建立开放型医保，允许居民自由选择，是实现医保制度规则公平、机会公平、权利公平的有效途径，但要准确估算政府长期投入和预算约束，政府部门可采用科学抽样，运用聚类分析、判别分析、多水平多变量回归分析等高级统计，测算各类医保参保人口学特征和人数，根据政府财力，运用公式"政府投入＝报销比例×（总医疗费用－起付线×总人口）－年缴费额×总人口"计算允许居民自由选择医保后的政府卫生医疗支出，统筹推进城乡社会保障体系建设，以增强公平性、保证可持续性为重点。

本研究通过科学抽样，基本保证了样本的代表性，但由于时间、经费所限，样本规模有限，使得研究政府经费测算结果的可推广性受到一定的限制。各省、直辖市可以扩大研究样本量，开展更为深入的研究测算，结果才会更科学更完善，更有利于国计民生。总之，在中国特色医保制度改革发展的道路上，我们还需要不断摸索，探求更合理的方式，真正让百姓受益，使我国的医疗卫生保障制度健康、稳定、可持续地发展。

相信在党中央和国务院的领导下，在全国各界的共同关心和支持下，医保制度改革在取得一定成效的基础上将不断日臻完善，"建立以权利公平、机会公平、规则公平为主要内容的社会公平保障体系""人人公平享有基本卫生保健服务"的目标一定会实现。

参考文献

[1] 申曙光、侯小娟：《我国社会医疗保险制度的"碎片化"与制度整合目标》，载《广东社会科学》，2012年第3期。

[2] 胡锦涛：《十七大报告单行本》，北京，人民出版社，2007。

[3] 陈新中、王翔：《城乡一体医疗保障改革发展的回顾与思考》，载《卫生经济研究》，2008年第12期。

[4] 胡锦涛：《十八大报告单行本》，北京，人民出版社，2012。

[5] 王红漫：《中国城乡统筹医保制度的理论与实证研究》，载《北京大学学报》（哲学社会科学版），2013年第5期。

[6] 王红漫：《城乡医疗统筹背景下我国医疗保障体系问题研究》，载《天津社会医疗保险》，2014年第2期。

[7] 王红漫：《山西省居民自由选择三大医保制度可行性分析》，载《国外医学·卫生经济学分册》，2013年第2期。

[8] 王红漫：《试行居民自由选择基本医保研判——辽宁省实证分析》，载《中国医院院长》，2013年第17期。

［9］王红漫：《京基本医保满意度调查》，载《中国医院院长》，2013 年第 24 期。

［10］王红漫：《渝基本医保满意度调查》，载《中国医院院长》，2014 年第 6 期。

［11］王红漫：《京、晋两地居民社会医疗保险满意度调查聚类分析》，载《国外医学·卫生经济学分册》，2013 年第 3 期。

［12］王红漫：《京辽两地居民自由选择基本社会医保制度可行性分析调查报告》，载《国外医学·卫生经济学分册》，2013 年第 4 期。

［13］王红漫：《建立开放型社会医疗保障制度实证研究与理论探讨：京晋两地实例分析》，载《成都理工大学学报》（社科版），2014 年第 3 期。

［14］王红漫：《我国医疗保障制度城乡统筹实证研究——山东省居民社会医疗保险满意度调查及自由选择医保制度可行性分析》，载《国外医学·卫生经济学分册》，2014 年第 2 期。

［15］《国务院关于进一步推进户籍制度改革的意见》，载《人民日报》，2014 年 7 月 31 日。

由表及里：社会医疗保险调查问卷的信度与效度

一、调查问卷

北京大学社会医疗保险调查问卷

样本编码：☐☐☐☐☐☐☐☐☐☐☐☐☐

地址编码：☐☐☐☐☐☐☐☐☐☐☐☐☐

邮政编码：＿＿＿＿＿＿＿　　被访人姓名：＿＿＿＿＿＿＿

＿＿＿＿省（直辖市）＿＿＿＿区（县）＿＿＿＿乡（镇）/街道＿＿＿＿村/

居委会 电话：＿＿＿＿　门牌号：＿＿＿＿

调查员签名：＿＿＿＿＿调查时间：＿＿＿＿＿联系电话：＿＿＿＿＿＿

复查员签名：＿＿＿＿＿调查时间：＿＿＿＿＿联系电话：＿＿＿＿＿＿

录入员签名：＿＿＿＿＿录入时间：＿＿＿＿＿联系电话：＿＿＿＿＿＿

请在与您的情况相符的选项上打"√"。

一、基本信息

1. 性别：（1）男　　（2）女

2. 出生年月：＿＿＿年＿＿＿月

3. 受教育程度：

（1）文盲或半文盲　　（2）未上过学　　（3）小学　　（4）初中

（5）高中、技校、中专　　（6）大学专科　　（7）大学本科　　（8）研究生

及以上

4. 户口性质：（1）农业户口　　（2）非农业户口（城镇户口）

外来人员在当地暂住证：（1）有　　（2）无

用工单位保障情况：（1）有　　（2）无

5. 职业：（1）国家机关、党群组织、企业、事业单位负责人
（2）专业技术人员　　（3）办事人员和有关人员　　（4）商业、服务业人员
（5）农、林、牧、渔、水利业生产人员　　（6）生产、运输设备操作人员
及有关人员　　（7）军人　　（8）无业人员

6. 个人年平均收入：_____元

7. 您个人目前是否拥有商业保险：（1）是　　（2）否

8. 家庭成员数：____人

9. 您的家庭去年的总收入为____元，消费支出为____元，其中占比例
最多的一项为：

（1）食品　　（2）衣着及日用品　　（3）投资　　（4）交通、通信
（5）水电、燃料支出　　（6）教育　　（7）娱乐　　（8）医疗支出　　（9）其
他_____，其中用于医疗支出_____元

二、健康自评

10. 您认为自己的健康状况如何：

健康状况指标	1	2	3	4	0
行动（是否便利）	非常差	比较差	比较好	非常好	不知道
自我照顾（盥洗、穿衣）	非常差	比较差	比较好	非常好	不知道
日常活动（工作、读书、做家务）	非常差	比较差	比较好	非常好	不知道
疼痛/不适	重度	中度	轻度	无	不知道
焦虑/抑郁	重度	中度	轻度	无	不知道
自评健康（总体评价）	非常差	比较差	比较好	非常好	不知道

三、医疗行为

11. 您目前在本地享有何种社会医疗保险制度：（1）城镇职工基本医

疗保险 （2）城镇居民医疗保险 （3）新型农村合作医疗 （4）无
（5）其他

若无，则您的家乡为_____，您在家乡享有何种社会医疗保险制
度：（1）城镇职工基本医疗保险 （2）城镇居民医疗保险 （3）新型农
村合作医疗 （4）无

12. 您参加该项社会医疗保险制度的时间长度为：____年____月

13. 目前您个人的缴费周期为：（1）每年 （2）每半年 （3）每季
（4）每月 （5）其他，交费额度为_____元

14. 您家中过去两周是否有人患病（不含慢性病）：（1）是 （2）否
（若否，转17题）

15. 如果有，病人在哪里就诊：（1）省级医院 （2）市级医院
（3）区（县）医院 （4）乡（镇）卫生院/社区医院 （5）村卫生室或
社区卫生服务站 （6）不去

16. 此次就诊花费_____元，报销_____元

17. 在过去一年中，您家共花费医疗费用_____元，报销
_____元

18. 当您有小病小痛的时候（如感冒发烧等），您会马上去看医生吗：
（1）多数时候会 （2）偶尔会 （3）基本不会

19. 导致您不愿意去医疗机构的原因包括：（1）没有 （2）医疗花
费高 （3）不信任医疗机构医疗水平 （4）医疗机构位置遥远
（5）看病需花费大量时间 （6）对医院环境和服务有抵触情绪
（7）担心在医院中交叉传染疾病 （8）可以自己治疗疾病 （9）其
他_____

20. 当您有小病小痛时，一般会去那种医疗机构就诊：（1）省级医
院 （2）市级医院 （3）区（县）医院 （4）乡（镇）卫生院/社区
卫生服务中心 （5）村卫生室或社区卫生服务站 （6）私人诊所
（7）不去

四、医疗政策满意度（请在符合自身情况的选项处画"√"）

报销方面
(1) 报销过 (a. 省　b. 市　c. 区/县　d. 街道/乡　e. 社区/村)　　(2) 未报销过

21. 您对有关报销比例的规定是否了解	不了解	不太了解	比较了解	了解	不知道
22. 您在报销中是否遇到医疗支出低于起付标准的情况	经常遇到	偶尔遇到	没有遇到	未发生医疗	不知道
23. 是否遇到医疗支出应报销额度高于封顶线的情况	经常遇到	偶尔遇到	没有遇到	未发生医疗	不知道
24. 您对报销比例是否满意	不满意	比较不满意	比较满意	满意	不知道
25. 您是否有必要提高门诊的报销比例	很有必要	有必要	没必要	完全没必要	不知道
26. 您是否有必要提高住院、大病的报销比例	很有必要	有必要	没必要	完全没必要	不知道
27. 您目前享受的报销比例为	_____%				
28. 您认为合理的报销比例为	_____%				
29. 总体而言，您对报销比例是否满意	不满意	比较不满意	比较满意	满意	不知道
30. 您对有关报销程序的规定是否了解	不了解	不太了解	比较了解	了解	不知道
31. 您在报销中是否感觉报销手续烦琐	非常烦琐	比较烦琐	有些烦琐	不烦琐	不知道
32. 您在报销中是否感觉报销地点远	非常远	比较远	有些远	不远	不知道
33. 您在报销中是否感觉报销的时间长、进度慢、不及时	非常慢	比较慢	报销稍慢	即时报销	不知道
缴费方面					
34. 您对有关缴费额度的规定是否了解	不了解	不太了解	比较了解	了解	不知道
35. 您在缴纳保费时是否感到程序烦琐	非常烦琐	比较烦琐	有些烦琐	不烦琐	不知道
36. 您目前医保的缴费额为	_____元				
37. 您可以承受的最大缴费额度为	_____元				
38. 总体而言，您对医保缴费额度是否满意	不满意	比较不满意	比较满意	满意	不知道

续前表

医疗机构方面				
(1) 在医疗机构就诊过（a. 省　b. 市　c. 区/县　d. 街道/乡　e. 社区/村） (2) 未在医疗机构就诊过				
39. 您知道几个周围的定点医院	_____个，常去的是：a. 省　b. 市　c. 区/县 d. 街道/乡　e. 社区/村			
40. 您到定点医疗机构的距离是否遥远（调查员口述解释各级别定点医疗机构）	>30分钟	21~30分钟	11~20分钟	<10分钟	—
社区卫生服务站/村卫生室	非常远	比较远	有些远	不远	不知道
一级医院	非常远	比较远	有些远	不远	不知道
二级医院	非常远	比较远	有些远	不远	不知道
三级医院	非常远	比较远	有些远	不远	不知道
41. 您常去的定点医院的医疗水平如何	很差	比较差	比较好	很好	不知道
42. 您常去的定点医院的医护人员态度如何	很差	比较差	比较好	很好	不知道
43. 您常去的定点医院的医疗收费水平如何	很高	比较高	比较低	很低	不知道
44. 总体而言，您对定点医疗机构是否满意	不满意	比较不满意	比较满意	满意	不知道
总体评价				
45. 您对该种医疗保障制度是否满意	不满意	比较不满意	比较满意	满意	不知道
46. 您是否愿意继续参加该医疗保障	不愿意	比较不愿意	比较愿意	愿意	不知道

47. 下列医保制度您最愿意参加哪一种	年缴费额 1 000 元	年缴费额 500 元	年缴费额 50 元
	报销起付线 1 800 元	报销起付线 650 元	报销起付线 0 元
	报销封顶线 20 万元	报销封顶线 15 万元	报销封顶线 5 万元
	平均报销比例 80%~90%	平均报销比例 50%~70%	平均报销比例 50%
48. 您认为最合适自身需求的制度安排是什么	年缴费额_____元		
	报销起付线_____元		
	报销封顶线_____元		
	平均报销比例_____%		
49. 下列医保制度您最愿意参加哪一种（调查员口述政策）	本地现行 城镇职工基本医疗保险	本地现行 城镇居民基本医疗保险	本地现行 新型农村合作医疗

二、问卷的信度

采用内部一致性系数 Cronbach's α 来评价问卷的信度，运用项目课题组（13AGL010）2015 年在北京、天津、河北、山东、山西、陕西、重庆、贵州八地实证调查的数据（各地样本量为 180 份，共计 1 440 份），选择测量医疗保险满意度、知晓度、健康自评的 30 个变量①。八地实证数据在 30 个变量的 Cronbach's α 值为 0.810＞0.8，说明问卷具有较好的内在一致性。

三、问卷的结构效度

运用因子分析法来考察问卷的结构效度，重点从以下方面考核：（1）公共因子的累计方差贡献率至少达到 40%；（2）每个问卷条目都应在其中一个公共因子上有较高的负荷值（大于 0.4），而对其他公共因子的负荷值较低。同时满足以上条件者，方能认为该问卷有较好的结构效度。

运用项目课题组（13AGL010）2015 年在北京、天津、河北、山东、山西、陕西、重庆、贵州八地实证调查的数据（各地样本量为 180 份，共计 1 440 份），选择测量医疗保险满意度、知晓度、健康自评的 30 个变量进行因子分析。

（一）因子分析的适用条件检验

Bartlett 球形检验 $\chi^2 = 33\,507.278$，$p<0.01$，表明相关矩阵间的共性

---

① 30 个变量为：X1 对有关报销比例的规定是否了解，X2 是否遇到医疗支出低于起付线，X3 是否遇到医疗支出高于封顶线，X4 对报销的比例是否满意，X5 是否有必要提高门诊报销比例，X6 是否有必要提高住院报销比例，X7 总体而言对报销比例是否满意，X8 对有关报销程序的规定是否了解，X9 是否感觉报销手续烦琐，X10 是否感觉报销地点远，X11 是否感觉报销的时间长，X12 对有关缴费额度的规定是否了解，X13 是否感觉缴费程序烦琐，X14 总体而言对缴费额度是否满意，X15 常去的定点医院的医疗水平如何，X16 常去的定点医院的医护人员态度如何，X17 常去的定点医院的医疗收费水平如何，X18 总体而言对定点医疗机构是否满意，X19 总体而言对医保制度是否满意，X20 是否愿意继续参加该种医保，X21 行动是否便利，X22 自我照顾，X23 日常活动，X24 疼痛/不适，X25 焦虑/抑郁，X26 自评健康，X27 社区卫生服务站/村卫生室距离，X28 一级医院距离，X29 二级医院距离，X30 三级医院距离。

因素均存在，适合进行因子分析；八地实证数据的 KMO 值为 0.818＞0.8，说明使用因子分析是合适的。

（二）因子分析的结果

采用主成分分析法提取公因子，使用方差最大旋转法对因子进行正交旋转。根据特征值是否大于 1，共抽取 9 个公共因子，累计方差贡献率为 76.048％（见表 2—15）。每个变量在公因子上有较高的负荷值，均大于 0.4（见表 2—16）。说明问卷有较好的结构效度。

表 2—15　　　　　　　　因子分析特征值和方差贡献率

因子	特征值	方差贡献率（％）	累积解释百分比（％）
因子 1	4.275	14.251	14.251
因子 2	3.648	12.161	26.413
因子 3	3.601	12.004	38.416
因子 4	3.330	11.101	49.518
因子 5	1.945	6.482	56.000
因子 6	1.741	5.804	61.804
因子 7	1.733	5.777	67.581
因子 8	1.438	4.794	72.375
因子 9	1.102	3.673	76.048

表 2—16　　　基于实证调查数据的最大方差正交旋转后因子分析负荷矩阵

变量	公因子								
	1	2	3	4	5	6	7	8	9
X21	0.890								
X23	0.888								
X26	0.842								
X22	0.835								
X24	0.817								
X25	0.732								
X6		0.901							
X4		0.897							
X7		0.892							
X5		0.863							
X9			0.918						

续前表

变量	公因子								
	1	2	3	4	5	6	7	8	9
X11			0.910						
X10			0.904						
X8			0.857						
X18				0.937					
X16				0.910					
X15				0.861					
X17				0.840					
X2					0.874				
X3					0.865				
X1					0.501				
X20						0.880			
X19						0.878			
X12							0.800		
X14							0.711		
X13							0.660		
X29								0.721	
X28								0.669	
X30								0.610	
X27									0.842

四、结论

通过对问卷的信度与效度分析，结果显示，社会医疗保险调查问卷具有较好的内在一致性和结构效度。

四两千斤：医保筹付测算模型

一、构建医保报销测算模型：以新型农村合作医疗为例 *

2003 年以来，按照《国务院办公厅转发卫生部等部门关于建立新型农村合作医疗制度意见的通知》（国办发 ［2003］3 号）和《国务院办公厅转发卫生部等部门关于进一步做好新型农村合作医疗试点工作指导意见的通知》（国办发 ［2004］3 号），全国各地新型农村合作医疗（以下简称 NC-MS）试点工作都已展开。近三年来，各地区的方案在实施中也都进行了不同程度的调整以解决受惠广度与深度之间的矛盾。然而，关于 NCMS，现在最热点的话题之一就是如何找准 NCMS 的定位，是套用受惠程度较低的城镇职工医疗保险，还是摆脱"公费医疗"的旧有模式，从而探索一套符合农民群体特质的新模式。

NCMS 的初衷是"以大病医疗统筹为主要内容的农民医疗互助共济制度"，然而，对于大病的界定，在不同部门和领域有着不同的说法。劳动和社会保障领域，如城镇职工基本医疗保险就将某些特殊的疾病定义为大病；卫生领域内部也有不同的说法，有学者认为"大病是指医疗支付超过

＊ 本部分为国家社会科学基金重大项目 05&ZD016，完稿于 2006 年，2008 年以葡萄牙文及英文在 *Electronic Journal of Communication*，*Information & Innovation in Health* 上刊发。

统筹基金支付最高限额（一般是当地社会年平均工资的四倍）以上疾病"，还有一些学者从病程长短和疾病转归的角度，将发病时间和康复时间短的疾病定义为"小病"，反之称为"大病"，有的卫生行政官员则以是否需要住院作为区分标准。而关于农民的调查数据表明，农民对于"大病"和"小病"的界定更是复杂多样，按照病程、发生费用、是否需要住院以及疾病转归等标准作为划分尺度的农民都有相当比例。总之，关于大病标准的界定众说纷纭。然而，对于管理者而言，最大的任务不是去考究应该采用哪种分类理念，而应该是站在政府经济学的视角上，将"大病"的保障力度转化为一种直观的、合理的、动态的、易于计算的经济学测算模型。本部分设计一种测算模型，主要用于分析 NCMS 的筹资标准、报销比例和计划保障的疾病种类三者之间的应变关系，以及 NCMS 报销模式的动态测算。

（一）模型的构建

构建模型应具备以下条件：

1. 能够获得本地区的农业人口总数（F）。

2. 能够从疾病监测部门，或者通过对当地的医疗服务需求的评估，得出本地区的常见疾病种类（D）以及其患病率（P）资料。

3. 能够获得各级医疗机构的就诊疾病的种类和病例数，以及所发生的医疗费用，从而计算出每种疾病的单病种花费（C）。

模型所需的数据见表 2—17，下面我们以模拟的某地区为例来说明模型的构建过程，并将该地区的模拟数据列于表 2—18。

表 2—17　　　　　　　　　　NCMS 测算模型的累积频数表

疾病种类 （1）	单病种花费 （2）	患病率 （3）	患病数 （4）=F×（3）	治疗总费用 （5）=（2）×（4）	累积治疗总费用 （6）=∑X
D1	C6	P6	N6	X6	T6
D2	C5	P5	N5	X5	T5
D3	C4	P4	N4	X4	T4
D4	C3	P3	N3	X3	T3
D5	C2	P2	N2	X2	T2
D6	C1	P1	N1	X1	T1
...	...	...	...	...	...

第一，获得本地区的疾病发生情况的资料。该地区的疾病发生情况可以通过对本地区的医疗需要的评估得出，也可以通过疾病控制部门的监测数据获得。比如，通过对本地区的医疗需求的调查，获得本地区发生的主要疾病有如下几种（仅为说明，做此假设）：感冒，阑尾炎，小儿肺炎，高血压，糖尿病，心脏病，胃癌，肝癌。

第二，每种疾病的医疗花费。可以通过对本地区不同级别医院医疗费用的调查，获得治愈某一种疾病的平均医疗花费，并将这些数据按降序列于表2—17的第二列。比如，本地区村级医疗机构一年内共治疗感冒2 000例，共发生医疗费用40 000元；乡镇级医疗机构共治疗感冒1 000例，共发生医疗费用36 000元；区县级医疗机构共治疗感冒800例，共发生医疗费用32 000元；市级医疗机构共治疗感冒500例，共发生医疗费用30 000元，那么本地区治疗一例感冒的平均花费就是C1＝（40 000＋36 000＋32 000＋30 000)÷(2 000＋1 000＋800＋500)＝32.09元。按照这种方法，得出上述几种疾病的医疗花费分别为：感冒32.09元，阑尾炎2 000元，小儿肺炎4 500元，高血压6 400元，糖尿病8 500元，心脏病10 600元，胃癌35 000元，肝癌45 000元。

第三，将本地区每种疾病的人群患病率列于表2—17的第三列。本地区的疾病发生情况可以通过对本地区的医疗需要的评估得出，也可以通过疾病控制部门的监测数据获得。假设我们获得的本地区的每种疾病的患病率数据如表2—18的第三列所示。

第四，根据本地区的农业户口总人数，计算每一种疾病的患病数，并将其结果列于表2—17的第四列。为了说明，假设本地农业户口总人数为300万，将农业户口总人数与每种疾病的患病率相乘，所得的结果就是每种疾病的患病例数，并将其结果列于表2—18的第四列。

第五，将单病种的平均花费与患病例数相乘得到每种疾病的治疗总费用，并将结果列于表2—17的第五列。

第六，计算按照每种疾病的单病种花费从高到低的累积治疗总费用，并将其结果列于表2—17的第六列。

按照上述模型构建过程，得出该模拟地区的测算模型如表2—18。

在这里，我们只是为了解释模型的应用，从而假设了一系列患病率的数据，这些患病率数据的分布规律可能与真实情况不符，但并不影响模型的适用性。

表 2—18　　　　　　　NCMS 测算模型的累积频数表应用举例*

疾病种类	单病种花费（元）	患病率（‰）	患病数（万例）	治疗总费用（万元）	累积治疗总费用（万元）
肝癌	45 000.00	0.85	0.26	8 250.00	8 250.00
胃癌	35 000.00	0.95	0.29	9 975.00	18 225.00
心脏病	10 600.00	1.20	0.36	3 816.00	22 041.00
糖尿病	8 500.00	2.00	0.60	5 100.00	27 141.00
高血压	6 400.00	3.00	0.90	5 760.00	32 901.00
小儿肺炎	4 500.00	1.50	0.45	2 025.00	34 926.00
阑尾炎	2 000.00	2.00	0.60	1 200.00	36 126.00
感冒	32.09	10.00	3.00	96.27	36 222.27

＊ 数据仅为举例，不代表真实情况。

（二）模型的应用

模型构建完成以后，报销比例的测算就与两个因素有关：（1）计划保障的疾病种类，因为经济水平决定了 NCMS 不能保障所有的疾病，因此，作为 NCMS 的管理者，其首要任务是站在政府经济学的视角，将大病转化为经济指标，在我们这个模型中，NCMS 保障的大病种类就转化为一系列从大到小排列的单病种花费，即模型中表 2—17 的第二列的数据；（2）NCMS 的筹资标准，报销比例的大小的最终决定因素是筹资标准的大小。

1. 固定筹资标准，由计划保障疾病的种类测算报销比例。

假设本地区的筹资标准是：农民每人 10 元，地方各级政府补助每人 20 元，国家补助每人 20 元，那么总筹资标准就是每人 50 元。计划保障的疾病是单病种花费在 6 000 元以上的疾病，在本例中，计划保障的疾病就是：高血压，糖尿病，心脏病，胃癌，肝癌。

那么报销比例的测算过程就是：

（1）计算总筹资金额：300×50＝15 000 万元。

（2）在表 2—17 的第六列中找出计划保障疾病的医疗总费用：在本例

中，参照表 2—18 的第六列，计划保障疾病——高血压，糖尿病，心脏病，胃癌，肝癌——的累积总费用为 32 901 万元。

（3）计算报销比例：15 000÷32 901＝45.59％

2. 固定报销比例，由计划保障疾病的种类测算筹资标准。

假设本地区农民预期的报销比例是 60％；计划保障疾病仍然是单病种花费在 6 000 元以上的疾病，在本例中，计划保障的疾病就是：高血压，糖尿病，心脏病，胃癌，肝癌。

那么筹资标准的测算过程就是：

（1）在表 2—17 的第六列中找出计划保障疾病的医疗总费用：在本例中，参照表 2—18 的第六列，计划保障疾病——高血压，糖尿病，心脏病，胃癌，肝癌——的累积总费用为 32 901 万元。

（2）根据预期的报销比例计算应筹资总数：32 901×60％＝19 740.60万元。

（3）计算筹资标准：19 740.60÷300＝65.80 元

3. 固定筹资标准，由报销比例测算计划保障疾病的种类。

假设本地区农民预期的报销比例是 60％；本地区的筹资标准是：农民每人 10 元，地方政府补助每人 20 元，国家补助每人 20 元，那么总筹资标准就是每人 50 元。

那么保障疾病的种类的测算过程就是：

（1）计算总筹资金额：300×50＝15 000 万元。

（2）计算能保障的疾病的累积医疗总费用：15 000÷60％＝25 000万元。

（3）找出能保障的疾病的累积医疗总费用在表 2—17 的第六列中的位置。在本例中，我们在表 2—18 的第六列找出能保障的疾病的累积医疗总费用——25 000 万元——的位置：22 041＜25 000＜27 141，如果保障 8 000元以上的疾病——糖尿病、心脏病、胃癌、肝癌，那么将超支（27 141－25 000）×60％＝1 284.60 万元；如果保障 10 000 元以上的疾病——心脏病、胃癌、肝癌，那么将沉淀（25 000－22 041）×60％＝1 775.40 万元。

（4）权衡超支与沉淀的程度，适度调整报销比例与计划保障的疾病种类。在本例中，我们可以选择保障较少的疾病种类——心脏病，胃癌，肝癌，因为将沉淀1 775.40万元，那么，我们可以提高报销比例：15 000÷22 041＝68.05％；我们也可以选择保障较多的疾病种类——糖尿病，心脏病，胃癌，肝癌，因为将超支1 284.60万元，那么，我们可以降低报销比例：15 000÷27 141＝55.27％。这种选择的尺度，要看当地管理者的价值取向：如果倾向于保障力度，那么就会减少保障疾病的种类；如果倾向于覆盖更多的病种，那么势必降低报销的比例。

4. 动态测算。

上述几种应用都是在固定时点的测算过程，如果我们能够获得某一地区连续几年的农业总人口数以及疾病发生情况，我们就可以建立一系列模型，并结合当地经济水平的动态发展情况，确定当地报销比例和筹资标准的动态测算模式。

当我们侧重于保障本地区的常见病时，也可以应用本模型，只需要按照每种疾病的患病率从高到低进行排序，按照同样的预测方法即可确定报销比例、筹资标准以及计划保障的疾病种类。

二、新型农村合作医疗筹资报销模式实证研究与理论探讨：北京市大兴区实例分析

（一）引言

北京市大兴区建立新型农村合作医疗制度（简称新农合）起步早，2002年率先在全国推行农民医疗保障，同年7月在旧宫、青云店、榆垡三个经济发展水平不同的镇率先推行以保大病为特征的医疗保障制度试点，并正式命名为新农合，为全国启动和建立新农合积累了一定的经验。

本部分结合大兴区的人口、经济情况，对大兴区新农合的筹资报销模式展开具体、深入的研究，希望可以一斑窥豹，通过大兴区新农合筹资报销制度的实施情况，对当前我国新农合筹资报销模式中筹资额度的设定、报销方式的选择等问题，进行研究和分析，并从理论上提出解决这些问题

的可能途径。

（二）研究背景

大兴区从 2002 年开始推行新农合至今，经历了几次调整，基本模式保持稳定。下面简要介绍其新农合的具体实施情况。

筹资方面，大兴区通过区、镇、农民三方进行筹资，农民个人的筹资金额保持在 30 元，区、镇筹资比例逐年上升：从 2004 年区、镇政府每人每年补贴 60 元一直到 2008 年补 320 元（扣除通货膨胀率的影响后大约相当于 2004 年的 300 元）。

报销方面，分为门诊和住院报销。从报销政策来看：近几年门诊报销政策进行了比较大的调整，一是门诊以家庭而不再以个人为单位进行报销，二是报销比例从 10％～15％提升到 100 元以下报销 80％，以上部分报销 50％，封顶线也由原来的每人每年 30 元提升到每人每年 50 元。住院费用的报销基本保持按照金额分段的升高，逐级提升报销比例，并且市级医院和区内医院发生的费用按照不同的比例报销（市级低于区内），同时对市级医院设立起付线，对所有住院费用的补偿设立封顶线。从报销情况来看：根据大兴区 2003—2004 年关于新农合筹资和报销的统计资料显示，报销门诊费用的人数占总体参合人数的比例为 17.8％，在报销人群中，人均门诊费用为 141 元，人均报销 13.8 元，报销比例为 9.8％；报销住院费用（包括慢性病门诊年累计 1 000 元以上部分和特殊病症门诊）的人数占总体参合人数的比例为 3.3％，在报销人群中，人均住院费用为 6 281.5 元，人均报销 2 591 元，报销比例为 48.7％。据统计，全国平均门诊就诊率和平均住院率分别为 17.2％和 3％[1]，大兴区与全国平均水平的接近程度说明对大兴区新农合的研究还是比较具有代表性的。

从大兴区新农合实施的过程可以看出，相关政府部门积极支持和引导新农合的发展，通过调整筹资金额、报销比例、起付线、封顶线来探索有效、合理、稳定的医疗保障制度。因此，寻找有效的新农合模式，合理的

———————

① 参见中华人民共和国卫生部编：《中国卫生统计年鉴 2004》，北京，中国协和医科大学出版社，2004。

筹资方式和稳定的报销政策将是新农合持续发展的核心。笔者将参照大兴区 2004 年新农合的相关统计资料，针对筹资额度、报销比例的设定等问题进行详细分析。

(三) 问题的提出

问题一：新农合模式的选择

目前我国实行的新农合中主要存在三种模式：大病统筹加门诊家庭账户、住院统筹加门诊统筹和大病统筹。

住院统筹加门诊统筹这种报销模式相对于建立家庭账户的好处是，不会出现家庭账户的结余，也就是说当年的资金可以充分地利用，可以更广泛地分散风险；而建立家庭账户只能依靠家庭内部分散风险，但建立家庭账户最直接的好处是，能够让农民更踏实，即使当年不生病或者报销费用很少，也不会担心"赔本"，这将直接促进参合率的提高，特别是由于疾病发生的概率比较小（门诊一般不超过 20%），而且农民本身防范风险的意识不强，缺乏保险意识，努力提高参合率成为新农合的一项重要工作，目前主要依靠基层干部的宣传和劝导，耗费大量的人力，因此提高参合率是非常重要的。但是家庭账户的额度如果设定不合理，无论是过多或者过少都会导致资金运转的低效率，这在很多地区已经出现，家庭账户余额总额非常大，使统筹保障失去意义。因此如果采用家庭账户的模式，设立合理的账户额度就成为问题的关键。

问题二：筹资费用的设定

主要是指农民个人缴纳的参合费用。充分、稳定的资金可以增强新农合体系的抗风险能力，进而可以承担更高的报销比例，促进新农合的可持续发展；但过多地向农民收取参合费用也会提高参合门槛，使一部分最需要医疗保障的低收入人群无能力参保，这不仅将直接导致参合率的下降，更会造成政府转移支付的逆选择，使得分配不公平。因此如何寻找合理的均衡点是问题的关键。

从大兴区的新农合政策也可以看出，政府对于农民个人缴纳的参合费用的调整是非常慎重的，一直没有改变 30 元的标准，而是依靠提高政府的补贴比例来增加筹资金额，当然从税收的角度来看，政府的补贴也是将纳税人缴纳的税款进行再分配，所谓取之于民，用之于民，而且这样不会让农民觉得自己多支付了费用。可是这种平均化的筹资方式并不是公平和有效的，合理的筹资方式需要依据缴费人群的收入水平和报销情况来分别设定。

问题三：报销比例的设定

包括门诊报销和住院报销两个部分。住院报销又需要具体到金额分段，以及分段区间的报销比例的设定。

门诊报销和住院报销的分配一直是一个很有争议的问题。一部分人认为门诊的费用较低，不会对农民的生活造成很大的负担，应该集中精力保大病，兼顾小病；另一部分人认为应该重视门诊报销，因为如果不重视小病的报销，不激励农民积极看小病，小病会积成大病，最终造成"因病致贫，因病返贫"。从大兴区门诊报销比例的变化来看，正逐渐重视门诊报销。那么究竟设定什么样的报销比例比较合适，需要利用报销情况统计资料进行仔细的计算。

住院报销的金额往往比较高，而且每个个体住院费用也会有明显差距，因此对所有报销金额统一地设定报销比例显然是不合理的，但是要对每个人进行区分几乎是不可能的，因此这也是一直以来人们意识到但仍然没有很好的解决方法的问题。目前普遍采用的对金额分段进行报销是一种可供选择的方向，但是缺少一个明确的优化标准，也就是如何分段比较合适，以及每段的报销比例如何设定，这需要经过进一步的计算来找到一个"平衡的杠杆"。同时还有一些没有具体实施的报销模式，如依据疾病种类分别报销，但是疾病种类繁多，并且还需考虑其并发症，为了制定统一的标准还需要将疾病归类，如何具体实施也是需要讨论的问题。

(四) 问题的解决：理论分析

1. 农村新农合模式。

前文已经简要阐述了设立家庭账户和采用门诊统筹两种新农合模式的优缺点：采用门诊统筹可以很好地分散风险，可以依靠全区域而不是一个家庭来分担内部风险。但是从时间的维度看，门诊统筹是一种横向的保障，即同一个时间点，不发病或者发病少的人群保障发病多的那一小部分人群；而设立家庭账户是一种纵向的保障，是每个家庭时间轴上的风险分担，可以理解为用一个家庭"健康时期"的积蓄来保障"发病时期"发生的风险，在假定小病发生概率在参合人群中是均匀分布的条件下，只要报销比例和账户金额设定合理，这两种模式应该是没有差别的。由于设立家庭账户可以将农民预期的"收益"转化为确定的"收益"，必将提高农民对新农合的信任，促使农民积极参与医疗保障，因此，能够合理地设定家庭账户的额度是最理想的模式选择。

那么什么才是"合理"的额度呢？下面以大兴区为例来详细说明。根据大兴区2003—2004年新农合报销情况的统计资料[①]，报销门诊费用的人数占总体参合人数的比例为17.8%，在报销人群中，人均门诊费用为141元，人均报销13.8元，报销比例为9.8%。而把基数范围扩大到全部参合人群，人均门诊费用为：$141 \times 17.8\% = 25$ 元，扣除保险因子（用来衡量因补偿引起医药费用增长的指标，假设门诊和住院的补偿比系数为 a_1、a_2）的作用，也就是假设没有新农合报销对医疗需求的刺激，门诊费用应为：$25/(1 + a_1 \times 补偿比15\%) \approx m$ 元（此处使用的均为2004年度的调查数据）。由于新农合是保障农民基本的医疗需求，因此制定 m 元作为家庭账户的额度上限（相当于假设100%的报销门诊）。而参考住院报销情况，经过同样的计算可以得到人均基本住院费用。参考2004年的90元的筹资金额，和2008年高达320元（扣除通货膨胀的影响相当于2004年的300元左右）的筹资额度，可以认为 m 元（不到25元）作为家庭门诊账户的额度是合理的。

2. 筹资水平。

一般情况下，新农合的个人筹资额度在人均年收入的1%～2%是可以接受的，因此依据2004年大兴区的统计年鉴进行保守的估计，总体平均的筹资额度应该为50元（约为人均年收入的1%）。另一方面，由于农村

---

① 参见大兴区卫生局：《大兴区新型农村合作医疗门诊报销情况报表》。

新农合的需求是缺乏价格弹性的，因此适当地提高筹资金额不会对参合率有较大的影响。当然，"适当"的定义是模糊的，尽管一些对新农合需求弹性的研究已经得到了弹性系数的理论数值，但是这种结果强烈依赖于弹性系数在比较大的区间段上保持恒定的假设，这种计算受到边界数值的影响较大，对于本部分研究的大兴地区所关心的实际金额区间（30～50 元）的结果不一定可靠，但可以肯定的是新农合需求的确缺乏弹性。而且 1%～2% 是实践的经验，调整到 1% 的水平是可以接受的。

需要指出的是，上面的 50 元标准是大兴区总体的平均水平，这种统一收费、统一报销的制度实际上是不公平、低效率的，而且不利于对新农合风险的控制。如何区分不同的人群，采用不同的筹资金额是问题的关键，也是难点。政策制定层、执行层、学者们已经意识到这一点改革的迫切需要，但是具体如何实施，需要理论指导实践的尝试和努力。下面将着重分析讨论这一部分。

3. 新农合筹资、报销制度。

上文反复强调了筹资模式应该根据不同需求的人群来划分。一般情况下，在保险体系中应依据参保人风险的高低和发生风险后损失的大小来收取相应的保费。前提是需要了解参合人群医疗风险的概率分布和发生疾病后的平均支出。而发病概率的大小受参合人群年龄、工作性质、收入、教育程度等多种因素的影响，因此，需要对上述因素对医疗需求的影响进行估计。

上述分析可以抽象为以下的数学模型：

通过收集到的 X 年住院病人的详细资料，包括年龄、工作性质、收入情况、教育程度等，将病人按不同的维度划分，并估计其在该组中的发病概率和平均住院金额。

比如将病人按照年龄划分为几个年龄段。计算每一分段年龄中的病人占该地区该段年龄人口的比例 $P_{i,age}$ 作为该年龄段住院概率的估计，并计算该年龄段病人的平均住院金额 AM_i。同样按照工作性质、收入等进行划分。

此时，设第 k 个参合群众属年龄 i 类、工作性质 j 类、收入情况 k 类、

教育程度 l 类，定义其参保金额为：

$$M_k = [(P_{i,age} \times C_{i,age} + P_{j,ocp} \times C_{j,ocp} + P_{k,inc} \times C_{k,inc} + P_{l,edu} \times C_{l,edu}) \times a/4 + m + q/N] \times \beta;$$

式中，a 为平均住院报销比例；m 为家庭门诊账户额度；q 是除报销支出外的其他支出，例如一些地区的体检费用以及新农合组织管理中的人力、物力支出；N 为参合总人口；β 为个人平均筹资金额占总筹资金额的比例（如假设个人、镇政府、区政府筹资比例为 1：1：1，则 β 为 1/3；若筹资比例为 1：2：2，则 β 为 1/5）。

总体筹资额度为：

$$M_{income} = (\sum M_k)/\beta = M_{pay} \times a + N \times m + q$$

式中，M_{pay} 为总的住院金额。上式中，N 可以通过估计参合率和总人口得到，q 可以从历史数据中估计（取平均值）得到。因此只要确定了平均住院报销比例就可以得到相应的筹资额度。

本部分利用大兴区的历史数据检验上述方法的合理性，由于数据的限制，只能处理依据工作性质划分人群的检验，分析的结果从统计学的角度上讲是显著的（显著性大于 98%），这在一定程度上证明了这种方案的可行性，只是该种筹资模式的实施需要较长时间数据的积累和较为完善的数据库系统。从实践的角度上看，建立政府和商业保险机构合作机制，在政策的执行和制度运作上借助保险公司的人力资源；引入商业保险来管理新农合资金，通过详细的信息统计和专业的统计分析对风险进行评估，建立一套稳定、完善的医疗保险体系，是解决这一问题的有效途径之一。

4. 随着住院金额的升高加大报销比例是否必要？

接下来的任务是确定住院报销比例，总体平均报销比例 a 的决定主要依据当地医疗价格水平和政府财政能力。本部分将着重研究如何细分报销比例，从现有的报销模式来看，大部分地区的报销模式普遍为随着住院金额的升高加大报销比例（大兴区也不例外），从而尽可能多地减少"高风险"的发生，降低"因病致贫，因病返贫"的可能。但是这种划分是否真的必要呢？表2—19列举了大兴区2003—2004年报销情况的统计数据。

表2—19　　　　　　　2003—2004年大兴区新农合报销情况统计

金额分段		比例	人数	人均费用	实际报销比例	最高报销比例
区内	1～300元	10%	115	184.69元	10.4%	10.0%
	301～500元	20%	174	363.93元	11.9%	14.0%
	501～800元	30%	248	623.39元	17.3%	20.0%
	801～5 000元	50%	6 325	2 307.68元	39.8%	45.2%
	5 001～20 000元	*60%*	*2 231*	*7 744.15元*	*50.5%*	*56.0%*
	20 000元＋	*70%*	*258*	*27 424.91元*	*59.9%*	—
	小计		8 295	4 548.20元	48.5%	—
区外	1 501～5 000元	40%	200	1 753.37元	21.6%	40.0%
	5 001～20 000元	50%	498	7 510.52元	37.9%	48.0%
	20 001～60 000元	*60%*	*186*	*26 070.87元*	*49.0%*	*56.2%*
	60 001元＋	*65%*	*31*	*66 277.01元*	*50.8%*	—
	小计		915	12 016.05元	43.8%	—
急诊区外	1 501～5 000元	40%	44	1 643.40元	21.1%	40.0%
	5 001～20 000元	50%	53	7 062.60元	37.2%	48.0%
	20 001～60 000元	*60%*	*14*	*22 565.18元*	*48.2%*	*56.2%*
	60 001元＋	*65%*	*3*	*51 189.88元*	*54.1%*	—
	小计		114	8 036.05元	41.0%	—
合计			9 324	6 281.48元	48.7%	

　　注：最高报销比例是指该金额段最高的可能报销比例，如区内801～5 000元段最高报销比例的计算方法为：[300×10%＋(500−300)×20%＋(800−500)×30%＋(5 000−800)×50%]/5 000=45.2%。
　　资料来源：大兴区卫生局：《大兴区门诊恶性肿瘤放、化疗和尿毒症肾透析及审议之后服抗排异药报销情况报表》《大兴区新型农村新农合住院保险情况报表》。

　　观察表2—19中的数据可以发现一个值得思考的现象，全区住院的平均报销比例达到48.7%，也就是说，如果不划分金额段，采用统一的报销比例48.7%，报销总额不变；而假设采用统一的报销比例45%时，只有表中斜体加阴影部分所涉及的人群的状况会"变差"，那么具体会变差到什么程度，或者反过来说，分段报销使农民受益了多少呢？具体情况见表 2—20。

表 2—20　　　　　　　　　划分报销金额段前后报销情况对照表

金额分段		人数	人均费用（扣除非报销金额）	人均报销金额（划分金额段）	人均报销金额（统一报销例 45%）	采用分段报销后人均报销金额变化	人数比例	变差情况统计
区内	1~300 元	115	184.69 元	19.23 元	84.03 元	−64.80 元	73.4%	—
	301~500 元	174	363.93 元	43.44 元	165.59 元	−122.15 元		—
	501~800 元	248	623.39 元	107.59 元	283.64 元	−176.05 元		—
	801~5 000 元	6 325	2 307.68 元	919.54 元	1 049.99 元	−130.45 元		—
	5 001~20 000 元	2 231	7 744.15 元	3 912.64 元	3 523.59 元	389.05 元	26.6%	867 977.20 元
	20 000 元+	258	27 424.91 元	16 414.36 元	12 478.33 元	3 936.03 元		1 015 496.00 元
	小计	9 351	4 548.20 元	2 205.33 元	2 069.43 元		100%	
区外	1 501~5 000 元	200	1 753.37 元	701.35 元	797.79 元	−96.44 元	76.3%	—
	5 001~20 000 元	498	7 510.52 元	3 413.97 元	3 417.29 元	−3.32 元		—
	20 001~60 000 元	186	26 070.87 元	13 507.41 元	11 862.25 元	1 645.17 元	23.7%	306 000.80 元
	60 001 元+	31	66 277.01 元	34 406.84 元	30 156.04 元	4 250.81 元		131 775.00 元
	小计	915	12 016.05 元	5 922.86 元	5 467.30 元		100%	
急诊区外	1 501~5 000 元	44	1 643.40 元	661.91 元	747.75 元	−85.84 元	85.1%	—
	5 001~20 000 元	53	7 062.60 元	3 185.71 元	3 213.48 元	−27.78 元		—
	20 001~60 000 元	14	22 565.18 元	11 601.90 元	10 267.15 元	1 334.75 元	14.9%	18 686.00 元
	60 001 元+	3	51 189.88 元	28 501.89 元	23 291.39 元	5 210.50 元		15 631.49 元
	小计	114	8 036.05 元	3 911.39 元	3 656.40 元		100%	
合计		10 380	6 281.48 元	2 591.01 元	2 422.28 元	168.73 元		2 355 567.14 元

从表 2—20 中的数据可以看出，原来实行的分段报销使得超过70%的人情况变差了（斜体），而在情况变好的人中，绝大多数人的情况并没有变得好多少（<500 元）（加下划线），只有住院金额很高（>20 000 元）的人群的情况的确变好了。因此建议重新划分金额段，如表 2—21 所示。

表 2—21 　　　　　　　　重新划分的金额段和相应的报销比例

金额分段		报销比例	人数	住院费用（不包括非报销部分）	报销金额	实际报销比例
区内	1～5 000 元	45%	6 862	14 835 215.30 元	6 675 846.89 元	45.0%
	5 001～20 000 元	55%	2 231	17 277 207.10 元	8 693 074.29 元	50.3%
	20 000 元＋	65%	258	7 075 625.64 元	4 341 156.66 元	61.4%
区外	1 500～20 000 元	45%	698	4 090 915.40 元	1 840 911.93 元	45.0%
	20 001～60 000 元	55%	186	4 849 182.55 元	2 393 358.93 元	49.4%
	60 000 元＋	65%	31	2 054 587.19 元	1 220 781.67 元	59.4%
急诊区外	1 500～20 000 元	45%	97	446 627.49 元	200 982.37 元	45.0%
	20 001～60 000 元	55%	14	315 912.50 元	150 697.48 元	47.7%
	60 000 元＋	65%	3	153 569.60 元	88 720.26 元	57.8%
总计		—	10 380	58 568 515.50 元	25 605 530.48 元	50.0%

表 2—21 所列这种划分，仅以很小的报销金额预算增加（增加 2.3%，使平均报销比例达到 50%）为代价，不仅使得所有人的情况变得更好，而且对于原来看病费用不是很高但是范围较广，以及费用非常高但是人数很少的住院情况，其报销比例有了明显的增大。反过来，如果希望更多地照顾发生高费用的农民，可以适当调低低费用人群报销比例，在报销总额不变的情况下，每调低低金额段的报销比例 1 个百分点，高费用（＞20 000 元）的住院报销比例大约可以提高 3.7 个百分点。计算过程如下：

调低低金额段的报销比例 1 个百分点将节省报销金额：

$$[14\,835\,215＋4\,090\,915＋446\,627＋5\,000×(258＋2\,231)＋18\,500×(186＋31＋14＋3)]×1\%＝361\,468 元$$

而高金额住院情况报销总额为：7 075 625＋2 054 587＋153 569＝9 283 782元；

调低低金额段报销比例后高金额住院情况报销减少：5 000×1%×258＋18 500×1%×(31＋3)＝19 190 元；

将节省的报销金额用于高金额住院报销后，使得高费用的住院报销比例平均提高：(361 468－19 190)/9 283 782＝3.7%。

通过尝试调节这个"杠杆"可以寻找一个合适的均衡。

综合上面的模型，这种模式的目的是通过考虑参保人本身的属性对医疗风险的影响来对人群进行划分，分别筹资，再通过金额分段实现逐级报销，一方面尽可能广地照顾大多数农民的利益，另一方面要为发生高额度费用的家庭尽可能多地提高报销比例，这两个方面总是需要权衡。

（五）问题的延伸

从新农合体系资金的流动来看，筹资、报销模式的选择关系到新农合的可持续发展，在过去的几年中，各试点地区都在进行着积极的探索。

为了适合不同地区的经济状况，新农合的筹资模式一般要符合以下几个基本的标准：一是符合当地农民经济生活水平；二是方法简便，易于操作；三是成本较低，筹资主体能够承受；四是机制科学，有生命力，确保年度之间经费不脱节。由此涌现出了一些非常具有地区特色的筹资模式。比如江苏省赣榆县实施的滚动式预缴费制度，即在自愿的前提下，用农户报销所得缴纳次年的医疗保障费用。这种筹资方式不仅现场预缴手续简便，可操作性强，保证了资金筹集与进入专用账户环节的资金入口安全，而且减轻了镇村干部的收费任务，降低了筹资成本。这种筹资模式比较适合经济水平落后的地区。再比如浙江衢州开化县的委托式筹资模式，即由农户与当地信用社签订新农合委托代扣缴费协议书，在农户的个人存款中扣缴参合资金的缴费制度。该模式一方面充分利用了当地现有的健全的农村信用社网络，为农民缴费提供了便利；另一方面，它使得缴费过程更加正规化，加之农民对信用社的信任，也有效地增加了农民参合的信心。这种模式适宜于农村信用社网络比较发达、健全的地区。从上面两例我们可以发现，通过结合当地的实际情况，寻找存在于新农合资金流动链中的某个主体作为资金流动的一个节点负责统一筹资，将会大大减少专门从事管理的人力支出。

而对于报销模式的选择，主要体现在门诊和住院报销比例的分配。尽管新农合的根本任务十分明确，即防止农民"因病返贫，因病致贫"，但越来越多的地区在实施新农合的过程中已经充分意识到，仅仅关心足以"返贫、致贫"的大病保障是不能够维持新农合的持续发展的。

第一，如果不能对普通的门诊治疗加以足够的重视，会直接导致大病风险发生概率的增加，所以必须通过提高门诊报销比例，鼓励农民合理地释放医疗需求。

第二，由于大病的发生概率非常小，如果仅重视这一部分的保障，对于大多数缺乏风险意识的农户来说，是很难看到参与新农合的利益的，从而导致参合率的降低，再加上逆向选择严重，大大增加了新农合的风险。

第三，过分强调大病保障，将会引导医疗需求从预防性医疗支出（preventive medicine）转向治疗性预防支出（curative medicine）以至于更高的第三级医疗支出（tertiary curative），这将导致过度的医疗需求，不能起到逐渐改善农村健康状况的作用，不利于新农合资金流动的稳定、持续发展。

第四，通过前文的计算我们可以看到，由于门诊费用一般较少，即使较大幅度地提高门诊的报销比例，也不会为筹集基金带来过多的压力。因此许多地区在报销模式的选择中都已经开始重视门诊的报销，比如本文所讨论的大兴区，在近两年大幅度地提高了门诊报销的比例；再比如苏南昆山市实施的"四合一"模式，即采用"家庭储户＋住院风险统筹＋大病救助＋预防保健基金"的模式，也就是本部分建议采用的家庭账户来提高参合率和保障基本医疗。合理地释放预防和基本医疗需求，从根本上改善农民健康状况，为更广泛的农民服务，减轻其因医疗支出带来的生活压力。

从参加医疗过程的主体来看，能否让新农合有效地服务于农民群众，除了群众的积极参与和政府的资金支持外，医院作为医疗市场的供给方起着至关重要的作用，医疗市场中存在的很多问题比如高收费、医疗水平低下等，都直接损害了农民群众的利益，归根结底是因为医疗市场的信息不对称，利用信息经济学，在理论上可以通过设立第三方监管机构来解决这种不平等的局面。因此如何建立这种监管体制，或者在现有机构中由谁来担当第三方的角色，很可能成为今后探索的方向。解决问题的根本是在医疗市场中引入监管机制，打破医疗机构在利益一致的基础上利用信息优势形成垄断市场的局面的博弈均衡。

在新农合的报销模式中，也需要考虑解决这个问题，一种值得借鉴的模式是直接依据疾病来确定报销比例。这在笔者的《大国卫生之论》中已经有详尽的分析和阐述。可以通过结合当地的医药价格水平、各类别疾病的发病概率，制定相应病种的报销上限。这样不仅可以使消费者对医疗市场产品的价格有清楚的认识，减轻医患双方的信息不对称，又严格地控制了医生可能发生的道德风险。但这种模式同样需要考虑根据住院费用和发病概率的不同制定不同的报销比例，由于疾病的种类很多，所以考虑通过对疾病的平均住院费用和发病概率进行聚类，以聚成的疾病组作为划分进行报销。本部分以大兴区为例进行了数据分析。针对聚类结果中每个疾病组发病概率的大小，住院金额的高低，可以进行类似于前面的估算，在报销金额基本不变的前提下，调拨筹资金额在各类别疾病组中的分配，从而得到各组的报销比例（见表2—22）。

表 2—22　　　　　大兴区疾病种类按住院费用和发病概率划分分组列表

类别	疾病名称
发病概率较高、住院金额较低	脑血管病、妊娠、分娩、消化道疾病、呼吸系统疾病
发病概率中高、住院金额较高	心血管病、恶性肿瘤、创伤、中毒、良性肿瘤、骨骼和结缔组织病、泌尿生殖系统病、传染和寄生虫病、脉管炎静脉血栓
发病概率中低、住院金额较低	妇科疾病、眼及附器疾病、糖尿病、痔疮肛瘘、精神病
发病概率极低、住院金额较低	儿科疾病、甲亢
发病概率极低、住院金额中高	动态未知肿瘤、皮肤病
发病概率极低、住院金额极高	血液病

（六）小结

从目前新农合政策的运行模式现状看，大病统筹的保障模式最普遍，但正在成为历史；大病小病兼统保障模式是很多地区的发展方向，是向更高级的卫生保障模式过渡的中间模式；商业保险公司参与新农合的保障模式和城乡统一的全民医疗保障模式正处于试点阶段，是新农合的发展方向。目前我国城市化速率高于工业化速率。根据开始快速城市化的现实社会结构，政府要开放竞争，形成不同层次的卫生保障制度，引入农村医疗保险制度、家庭账户和统筹基金相结合的模式，将城市居民的卫生保障框架和农村居民的卫生保障制度衔接起来。

新农合的最终目标是为农民健康服务。筹资和报销模式的选择成为发展的关键。当然，提高农村的经济水平是促进新农合发展的最强大的动力和支柱。而本部分讨论的问题是在既定的经济水平下，如何更加有效地使用现有的资源，推动新农合的稳定发展。

为了维持资金流动的稳定，需要严格控制新农合的风险，否则新农合难以维系。因此本部分引入商业保险中的模式来区分不同风险的参合人群，保证资金的安全性，同时这也使医疗保障更加公平。

在报销模式的选择中一直存在着分歧，是倾向于保护人数较多、但发生费用较低的群众，还是人数稀少、但发生费用很高的群众，笔者认为这种分歧最根本的原因不在于人们主观的因素，而在于资金的有限性。本部分所论述的方法是希望在牺牲一方很小的利益的条件下，使另一方获得很高的利益回报。这种类似的问题有很多，在经济学中的契约理论中，是通过配给产权来解决这种问题，也就是让其中一方拥有权利，而另一方可以向其购买这种权利，在理论上证明了这最终可以使均衡达到帕累托有效，也就是说双方的利益达到平衡。但由于疾病发生的不确定性，很难引入这种模式，只能通过不断调节两者之间的杠杆，探索一个双方都可以接受的较为合理的水平。

新农合中还存在其他一些需要解决的问题，针对农民普遍反映的"看病贵，看病难"问题，本部分从筹资报销模式的角度，提出了一些建议，希望能够打破医疗市场供求双方的信息不对称，有效控制医疗机构可能发生的道德风险。

总之，在发展的道路上我们还需要不断地摸索，探求更合理的方式，真正让农民受益，使新农合健康、有序、稳定地发展。

参考文献

[1]《国务院办公厅转发卫生部等部门关于建立新型农村合作医疗制度意

见的通知》，国办发［2003］3 号。

[2]《国务院办公厅转发卫生部等部门关于进一步做好新型农村合作医疗试点工作指导意见的通知》，国办发［2004］3 号。

[3] 赵林海、朱卫明等：《特病、大病的医疗保险费用支付办法探讨》，载《中国卫生资源》，2006 年第 2 期。

[4] 丛树海：《论构建以大病保障为核心的医疗保障制度》，载《上海财经大学学报》，2006 年第 1 期。

[5] 王红漫：《大国卫生之难》，北京，北京大学出版社，2004。

[6] 唐立健、沈其君、邹鸣飞等：《农村合作医疗的需求价格弹性分析》，载《中国卫生经济》，2007 年第 4 期。

[7] 董险峰、浦千里：《新型农村合作医疗制度的筹资模式选择》，载《工作研究与建议》，2007 年第 7 期。

[8] Lennart Bogg, Dong Hengjin, Wang Keli et al. , *"The Cost of Coverage: Rural Health Insurance in China"*, Health Policy and Planning, 1996, 11: 238-252.

[9] 马本江：《基于委托代理理论的医患交易契约设计》，载《经济研究》，2007 年第 12 期。

[10] Wang Hongman, A Reimbursement Calculation Model for the New Co-operative Medical Schemes, *Electronic Journal of Communication, Information & Innovation in Health*, 2008, January-June v. 2, n. 1: 62-66.

[11] 王红漫：《大国卫生之论》，北京，北京大学出版社，2004。

[12] 张磊、贺雪娇：《剖析新型农村合作医疗制度的筹资意愿与能力》，载《农村经济》，2007 年第 5 期。

大道为公：中国社会基本 医疗保险公平性考量*

——基于 2013 年经济水平好、中、差六地的实证数据

中国政府于 1998 年、2003 年、2007 年分别建立了城镇职工基本医疗保险制度、新型农村合作医疗保险制度和城镇居民基本医疗保险制度（以下简称三大医疗保险），实现了基本医疗保险政策的全覆盖和人口的广覆盖，在一定程度上减轻了人民群众的医疗费用负担。中国共产党的十八大报告中重点强调了关于社会公平的表述，明确要求逐步建立以权利公平、机会公平、规则公平为主要内容的社会公平保障体系，努力营造公平的社会环境，保证人民的平等参与、平等发展权利。其中，权利公平是指基本权利不能因为出身、职业、财富等不同而区别对待；机会公平是指公民有自由选择享受任何一种权利的机会；规则公平是指要消除特权，打破"潜规则"。而公平价值理念在社会医疗保障制度安排中的具体体现，一方面要求通过法律制度来确保公民的社会医疗保障权利平等，另一方面则要求逐步减少收入再分配结果的不公平。本文旨在通过对中国经济发展水平不同的六个省/直辖市（鲁、辽、京、陕、晋、渝）社会医疗保险调查问卷和深入访谈数据进行整理和分析，从机会公平、权利公平、规则公平三个方面对目前中国基本医疗保险制度的公平性进行探讨。

* 本文为国家哲学社会科学基金重点项目"城乡医疗统筹背景下我国医疗保障体系问题研究"（项目编号：13AGL010）的成果之一，完稿于 2014 年 10 月。于舒洋、李扶摇、王晓蕊、张敏怡、陈燕婧、林楠、李聿森参加了现场调查、数据录入，为本文做出了贡献。

一、资料与方法

(一) 数据来源

数据来源于国家哲学社会科学基金重点项目"城乡医疗统筹背景下我国医疗保障体系问题研究"课题组于 2014 年 3—7 月，按照《中国统计年鉴 2013》的 GDP 排序，选取中国经济发展好、中、差和东、中、西部的不同省/直辖市——山东省、辽宁省、北京市、陕西省、山西省、重庆市六地（GDP 排序依次为：3、7、13、16、21、23），对各地 2013 年基本社会医疗保险情况进行的一项实证调查。本研究使用的抽样方法为多阶段分层随机抽样法：分别按照 2013 年各省/直辖市统计年鉴，将各省/直辖市的所有区/县按照人均 GDP 从高到低分成三层，分别从每层中随机抽取一个区/县，代表高、中、低三个档次的人均 GDP 水平；在每一个选中的区/县中按照城乡划分代码将区/县内所有的社区和行政村分为城镇、乡村两层。分别从城、乡两层中随机抽取一个社区、一个行政村作为调查地点，在抽中的社区、乡村对居民进行随机调查。根据实际调查需要及时间、经费的条件，选择的样本量为每个调研现场 600 份，六地分别收回有效问卷 600 份，共 3 600 份。

(二) 调查方法

调查分为深入访谈和问卷调查。对样本地区内居民进行面对面问卷调查；对省和区/县医保中心、市级卫生行政部门的管理人员、政府办进行深入访谈。调查员由经过培训的北京大学医学部研究生和本科生组成，采用北京大学健康与社会发展研究中心设计并使用成熟的"社会医疗保险调查问卷"。

(三) 统计方法

调查数据使用 Epidata3.1 进行平行双录入，利用 SPSS19.0 软件，综合运用交叉列联表、多值 logistic 回归分析、集中指数、基尼系数、卡瓦尼指数、公平基准等分析方法。

二、结果

(一) 样本与总体匹配情况

对鲁、辽、京、陕、晋、渝六地样本数据与实际三大医保人数进行卡方检验，p 均大于 0.05，调查样本中三大医保参保者分布均与当地实际三大医疗参保者百分比无显著性差异（见表 2—23）。

表 2—23　　　　　　　　　　样本与实际参保人数匹配程度[*]

地点			城镇职工	城镇居民	新农合	x^2	p
山东	样本	频数	106.00	80.00	414.00	0.044	0.987>0.05
		百分数（%）	17.67	13.33	69.00		
	总体	频数	1 734.12	1 367.11	6 465.80		
		百分数（%）	18.13	14.29	67.58		
辽宁	样本	频数	227.00	96.00	277.00	0.006	0.997>0.05
		百分数（%）	37.83	16.00	46.17		
	总体	频数	1 587.00	664.90	1 958.60		
		百分数（%）	37.69	15.79	46.52		
北京	样本	频数	448.00	55.00	97.00	0.000	1.000>0.05
		百分数（%）	74.67	9.17	16.17		
	总体	频数	1 279.74	151.86	267.40		
		百分数（%）	75.32	8.94	15.74		
陕西	样本	频数	87.00	90.00	423.00	0.002	0.999>0.05
		百分数（%）	14.50	15.00	70.50		
	总体	频数	547.50	571.32	2 649.70		
		百分数（%）	14.53	15.16	70.31		
山西	样本	频数	115.00	81.00	404.00	0.044	0.978>0.05
		百分数（%）	19.17	13.50	67.33		
	总体	频数	621.07	434.88	2 194.00		
		百分数（%）	19.11	13.38	67.51		
重庆	样本	频数	92.00	104.00	404.00	0.000	1.000>0.05
		百分数（%）	15.33	17.33	67.33		
	总体	频数	496.48	559.68	2 162.90		
		百分数（%）	15.42	17.39	67.19		

　* 总体单位：万人；样本单位：人。
　资料来源：《中国统计年鉴 2013》。

（二）社会基本医疗保险选择意愿及其影响因素分析

以"您目前享受的社会医疗保险制度"和"最适合您的社会医疗保险制度"两个变量进行交叉列联表分析，结果见表2—24至表2—29。

1. 现行的医疗保险能够满足5～6成居民的需求。

将"您目前享受的社会医疗保险制度"和"最适合您的社会医疗保险制度"二者选择相同的百分比进行累加，则按照当前户籍和职业划分的医保制度在辽宁省、山东省、山西省、北京市、重庆市、陕西省分别能够满足 67.66％、66.50％、65.67％、61.17％、60.67％、58.83％的居民。

2. 现行的医疗保险不能满足所有居民的需求。

本研究数据显示，在辽、鲁、晋、京、渝、陕六地分别有 32.34％、33.50％、34.33％、38.83％、39.33％、41.17％的居民希望参加目前已经参加的医保之外的其他医保类型，且均超过三成，六地交叉列联表的 p 均小于 0.05，说明自由选择与实际参加的医保种类之间存在显著性差异。

总体来看，希望参加城镇职工水平类医保的参保者中北京市居民相对较多，达到51.33％；而山西省居民相对较少，仅有14.17％。希望参加城镇居民水平类医保的参保者中山西省居民相对较多，达到23.00％；而辽宁省居民相对较少，仅有16.17％。希望参加新农合类水平类医保的参保者中山西省居民相对较多，达到61.50％；而北京市居民相对较少，仅有15.33％。

城镇职工医保参保者中，除山西省参保者更愿意选择城镇居民水平类医保外，其余五地均更愿意参加城镇职工水平类医保；城镇居民参保者中，除重庆市参保者更愿意选择新农合水平类医保外，其余五地参保者更愿意参加城镇居民水平类医保；新农合参保者中，六地参保者均更倾向于选择新农合水平类医保。

表 2—24   山东省居民希望选择的医保与实际参加的医保交叉列联表

实际参加的 医保种类	期望参加的 医保水平	城镇职工 水平	城镇居民 水平	新农合 水平	其他水平	合计
城镇职工	频数	80	13	12	1	106
	百分数（%）	13.33	2.17	2.00	0.17	17.67
城镇居民	频数	23	33	20	4	80
	百分数（%）	3.83	5.50	3.33	0.67	13.33
新农合	频数	48	62	286	18	414
	百分数（%）	8.00	10.33	47.67	3.00	69.00
合计	频数	151	108	318	23	600
	百分数（%）	25.17	18.00	53.00	3.83	100.00

注：$x^2 = 235.024$，$p = 0.000 < 0.05$。

表 2—25   辽宁省居民希望选择的医保与实际参加的医保交叉列联表

实际参加的 医保种类	期望参加的 医保水平	城镇职工 水平	城镇居民 水平	新农合 水平	其他水平	合计
城镇职工	频数	147	38	23	19	227
	百分数（%）	24.50	6.33	3.83	3.17	37.83
城镇居民	频数	22	38	26	10	96
	百分数（%）	3.67	6.33	4.33	1.67	16.00
新农合	频数	30	21	221	5	277
	百分数（%）	5.00	3.50	36.83	0.83	46.17
合计	频数	199	97	270	34	600
	百分数（%）	33.17	16.17	45.00	5.67	100.00

注：$x^2 = 314.942$，$p = 0.000 < 0.05$。

表 2—26   北京市居民希望选择的医保与实际参加的医保交叉列联表

实际参加的 医保种类	期望参加的 医保水平	城镇职工 水平	城镇居民 水平	新农合 水平	其他水平	合计
城镇职工	频数	279	64	25	80	448
	百分数（%）	46.50	10.67	4.17	13.33	74.67
城镇居民	频数	12	31	10	2	55
	百分数（%）	2.00	5.17	1.67	0.33	9.17

续前表

实际参加的 医保种类	期望参加的 医保水平	城镇职工 水平	城镇居民 水平	新农合 水平	其他水平	合计
新农合	频数	17	16	57	7	97
	百分数（%）	2.83	2.67	9.50	1.17	16.17
合计	频数	308	111	92	89	600
	百分数（%）	51.33	18.50	15.33	14.83	100.00

注：$x^2 = 247.121$，$p = 0.000 < 0.05$。

表 2—27　　陕西省居民希望选择的医保与实际参加的医保交叉列联表

实际参加的 医保种类	期望参加的 医保水平	城镇职工 水平	城镇居民 水平	新农合 水平	其他水平	合计
城镇职工	频数	55	20	9	3	87
	百分数（%）	9.17	3.33	1.50	0.50	14.50
城镇居民	频数	24	29	29	8	90
	百分数（%）	4.00	4.83	4.83	1.33	15.00
新农合	频数	68	68	269	18	423
	百分数（%）	11.33	11.33	44.83	3.00	70.50
合计	频数	147	117	307	29	600
	百分数（%）	24.50	19.50	51.17	4.83	100.00

注：$x^2 = 127.330$，$p = 0.000 < 0.05$。

表 2—28　　山西省居民希望选择的医保与实际参加的医保交叉列联表

实际参加的 医保种类	期望参加的 医保水平	城镇职工 水平	城镇居民 水平	新农合 水平	其他水平	合计
城镇职工	频数	44	45	26	0	115
	百分数（%）	7.33	7.50	4.33	0.00	19.17
城镇居民	频数	13	37	30	1	81
	百分数（%）	2.17	6.17	5.00	0.17	13.50
新农合	频数	28	56	313	7	404
	百分数（%）	4.67	9.33	52.17	1.17	67.33
合计	频数	85	138	369	8	600
	百分数（%）	14.17	23.00	61.50	1.33	100.00

注：$x^2 = 163.005$，$p = 0.000 < 0.05$。

表 2—29　　　　　重庆市居民希望选择的医保与实际参加的医保交叉列联表

实际参加的医保种类	期望参加的医保水平	城镇职工水平	城镇居民水平	新农合水平	其他水平	合计
城镇职工	频数	60	14	17	1	92
	百分数（%）	10.00	2.33	2.83	0.17	15.33
城镇居民	频数	28	22	50	4	104
	百分数（%）	4.67	3.67	8.33	0.67	17.33
新农合	频数	43	66	282	13	404
	百分数（%）	7.17	11.00	47.00	2.17	67.33
合计	频数	131	102	349	18	600
	百分数（%）	21.83	17.00	58.17	3.00	100.00

注：$x^2 = 142.616$，$p = 0.000 < 0.05$。

3. 户籍、职业、家庭年收入是共同影响六地医疗保险自由选择的因素。

运用多值 logsitic 回归模型，筛选和分析影响六地居民自由选择医保种类的变量。因变量为可供选择的医保水平（1＝城镇职工，2＝城镇居民，3＝新农合，4＝其他水平），自变量为性别、年龄、职业、户籍、受教育程度、家庭人数、是否参加商业保险、个人年收入、家庭年收入、家庭年支出、支出最大项、去年家庭医疗费用支出等 12 项。利用向后去除筛选变量，通过回归分析，影响六地居民选择的共性变量为户籍、职业、家庭年收入，说明现行的仅以户籍和职业划分的医疗保险制度已经不能满足所有居民的需求，在医疗保险的参保人员划分过程中需要考虑家庭经济情况等因素。

此外，去年医疗支出是影响北京、陕西、山西、重庆四地医保自由选择的因素，年龄是影响山东、辽宁、北京、山西四地医保自由选择的人口学因素，家庭人口是影响山东、辽宁、山西、重庆四地医保自由选择的人口学因素，家庭年支出是影响山东、北京、重庆三地医保自由选择的因素，教育和最大支出项是影响山东和辽宁两地医保自由选择的因素，个人年收入是影响北京和重庆两地医保自由选择的因素，性别是单独影响山东医保自由选择的人口学因素。共性变量应该作为全局规划时重点考虑的变量，各地独有的变量应该作为地方政府因地制宜制定政策时所需要衡量的变量。

(三) 社会基本医疗保险卡瓦尼指数

卡瓦尼指数是评价卫生筹资公平性的指标，被广泛应用。它被定义为卫生支出集中指数与基尼系数的差，基尼系数（GI）代表人均收入分配不均的程度，集中系数（CI）表示医疗费用负担的不均程度，将集中系数减去基尼系数则表示"医疗费用负担的实际不公平程度"。如果卡瓦尼指数为正值，代表医疗费用负担对高收入者不利，也就是说高收入者比低收入者要负担更多的医疗费用，说明筹资机制是累进的；若卡瓦尼指数为负值，则表示低收入者的医疗费用负担相对高于高收入者，说明筹资机制是累退的；卡瓦尼指数越接近零，则越公平。

$$卡瓦尼指数 = CI - GI$$

其中，集中曲线和集中指数（CI）是借鉴洛伦兹曲线和基尼系数（GI）的思想用以评价健康公平性的统计指标。与洛伦兹曲线同理，以按社会经济由低到高排列后的人口累计百分比为横轴，以各社会经济阶层人群健康、疾病或卫生费用等指标累计百分比为纵轴，连接各点即得到集中曲线。如果健康水平在不同社会经济阶层人群中的分布是不均匀的，则曲线就会偏离直角平分线（也称公平线），曲线偏离平分线越远，则健康不公平程度越大。集中指数的取值范围是 −1 到 1，若健康或疾病集中指数为正值，说明健康或疾病倾向于经济收入较高人群；反之，说明健康或疾病倾向于经济收入较低人群。集中指数等于集中曲线和直角平分线间面积的两倍。在实证分析中，对集中指数的研究比较多，计算公式根据调查数据不同也各有差异，较为权威的是卡瓦尼提出的算法，对于分组数据，集中指数计算公式为：

$$CI = (P_1 L_2 - P_2 L_1) + (P_2 L_3 - P_3 L_2) + \cdots + (P_{t-1} L_t - P_t L_{t-1})$$

式中，P_t 为第 t 组按照收入由低到高排列的人口累计率，L_t 为第 t 组健康相关指标的累计率。集中指数计算简单，结果直观，能够说明不公平的方向，并反映出社会经济地位对健康水平或卫生服务的影响。

集中指数比较适用于不同区域间的比较研究，本文用集中指数来比较六地的医疗费用支出情况。以问卷数据中"个人年收入"从低到高人口百分比为横轴，以"个人年医疗费用支出①"累计百分比为纵轴，绘制医疗费用支出集中曲线（见图2—12）。经计算，六地集中指数见表2—30。

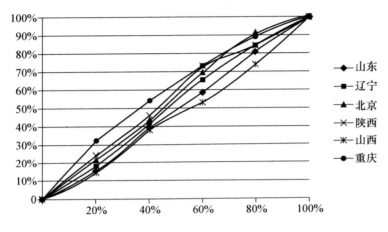

图2—12　六地集中曲线图

表2—30　　　　　　　　　　　　　六地集中指数

集中指数 \ 地区	山西	山东	辽宁	北京	陕西	重庆
CI	0.083	0.029	−0.035	−0.100	−0.105	−0.195

而基尼系数是在洛伦茨曲线基础上计算得来的反映社会财富分配公平性的指标，即洛伦茨曲线和 y＝x 围成的面积与 y＝x、X 轴和 x＝1 所围成三角形的面积之比。洛伦茨曲线是经济学中反映收入分配不平等程度的常用工具。其曲线绘制的基本思路是将资源按照不同的人群或地区划分为若干不同的等级，X 轴表示每一等级的人口数或地区面积占总人口或总面积的百分比累计值，Y 轴表示每一等级所拥有的卫生资源占总资源的百分比累计值，依次连接各点，即得到洛伦茨曲线。曲线弯曲度越大，收入分配越不平等。国内不少学者对基尼系数的具体计算方法做了探索，提出了十

_____

①　个人年医疗费用支出＝去年家庭医疗支出÷家庭人口。

多个不同的计算公式。山西农业大学经贸学院张建华先生提出了一个简便易用的公式：假定一定数量的人口按收入由低到高顺序排队，分为人数相等的 n 组，从第 1 组到第 i 组人口累计收入占全部人口总收入的比重为 W_i，则说明：该公式是利用定积分的定义将洛伦茨曲线的积分（面积 B）分成 n 个等高梯形的面积之和得到的。六地基尼系数及卡瓦尼指数见表 2—31。

$$G = 1 - \frac{1}{n}\left(2\sum_{i=1}^{n-1}W_i + 1\right)$$

表 2—31   六地基尼系数及卡瓦尼指数

指数　　地区	基尼系数	卡瓦尼指数
北京	0.390	−0.490
山西	0.578	−0.495
辽宁	0.482	−0.517
山东	0.554	−0.526
陕西	0.579	−0.684
重庆	0.513	−0.708

如表 2—31 所示，六地卡瓦尼指数均为负值，表明六地低收入者的医疗费用负担相对高于高收入者，说明筹资机制是累退的。对比六地医疗卡瓦尼指数大小，重庆的卡瓦尼指数绝对值（−0.708）最大，说明在六个被调查的样本中重庆的实际个人医疗费用负担公平性最差；而北京的卡瓦尼指数绝对值最小（−0.490），说明北京市的实际个人医疗费用负担公平性相对最好。样本地个人医疗费用负担公平性由好到差排列依次为：北京市、山西省、辽宁省、山东省、陕西省、重庆市。

（四）卫生资源配置资源分布指数

20 世纪 90 年代，哈佛大学教授丹尼尔斯（N. Daniels）等依据公平性的理念，于 1996 年提出评估美国医疗改革方案的 10 个公平基准（benchmarks of fairness），这些公平基准包括医疗保健的普遍覆盖、通过减少非财务性障碍实现普遍覆盖、综合效益、社会评价的公平筹资、公众问责性等。21 世纪初，公平基准评价作为政策工具在发展中国家推广。本文使用其中的"资源分布指数"（index of resources distribution，IRD）来测算基本卫生服务优先需求度和资源充沛度。资源分布指数（IRD）是一个加权指数，衡量不同地域的基本卫生资源分布，数值越高说明该地区较其他区域而言资源越充沛，具体算式为：

$$IRD = \left(\frac{GPD_x}{GPD_a} \times 0.4\right) + \left(\frac{MD_x}{MD_a} \times 0.3\right) + \left(\frac{FD_x}{FD_a} \times 0.3\right)$$

式中，GPD_x 为某区人均卫生总费用，DPD_a 为人均最高的支出（纳入同类观测数据中的最大值），MD_x 为某区每千人口的卫生技术人员数，MD_a 为每千人口的卫生技术人员数最大值（纳入同类观测数据中的最大值），FD_x 为某区每千人口的卫生设施（以医疗卫生机构和卫生院床位计算），FD_a 为每千人口的卫生设施数最大值（纳入同类观测数据中的最大值）。

由表 2—32 可知，总体而言，北京市 IRD 最高（0.976），说明北京较其他区域而言卫生资源更充沛；辽宁省第二（0.645），陕西省第三（0.601），山东省第四（0.593），山西省第五（0.565）；重庆市 IRD 最低（0.540），说明重庆市较其他地区而言卫生资源最缺乏。另一方面，从城市和农村的角度来看，城市卫生资源明显好于农村，各地每千人口的卫生技术人员数城市均高于农村，各地每千人口的医疗卫生机构和床位数城市也明显高于农村。

表 2—32　　　　　　　　　　　　六地资源分布指数

地区 ＼ 资源分布指数		GPD_x[①]	GPD_a	MD_x	MD_a	FD_x[②]	FD_a	IRD	排序
总体	山东	1 710.70	4 841.29	5.47	9.48	4.89	5.26	0.593	4
	辽宁	2 020.59	4 841.29	5.62	9.48	5.26	5.26	0.645	2
	北京	4 841.29	4 841.29	9.48	9.48	4.84	5.26	0.976	1
	陕西	1 952.93	4 841.29	5.76	9.48	4.51	5.26	0.601	3
	山西	1 555.72	4 841.29	5.53	9.48	4.58	5.26	0.565	5
	重庆	1 754.14	4 841.29	4.47	9.48	4.44	5.26	0.540	6

续前表

地区	资源分布指数	GPD_x①	GPD_a	MD_x	MD_a	FD_x②	FD_a	IRD	排序
城市	山东	1 710.70	4 841.29	7.59	15.51	6.47	8.13	0.527	5
	辽宁	2 020.59	4 841.29	8.73	15.51	7.97	8.13	0.630	3
	北京	4 841.29	4 841.29	15.51	15.51	7.94	8.13	0.993	1
	陕西	1 952.93	4 841.29	8.39	15.51	6.37	8.13	0.559	4
	山西	1 555.72	4 841.29	10.60	15.51	8.13	8.13	0.634	2
	重庆	1 754.14	4 841.29	4.42	15.51	4.09	8.13	0.381	6
农村	山东	1 710.70	4 841.29	4.68	7.81	4.31	4.31	0.621	2
	辽宁	2 020.59	4 841.29	3.43	7.81	3.38	4.31	0.534	4
	北京	4 841.29	4 841.29	7.81	7.81	3.61	4.31	0.951	1
	陕西	1 952.93	4 841.29	4.06	7.81	3.27	4.31	0.545	3
	山西	1 555.72	4 841.29	3.80	7.81	3.40	4.31	0.511	6
	重庆	1 754.14	4 841.29	3.39	7.81	3.71	4.31	0.533	5

注：①按照 2011 年各地卫生总费用计算。
②按照每千人口的医疗卫生床位数计算。
资料来源：《中国卫生统计年鉴 2013》。

三、分析与讨论

截止到 2012 年末，中国城镇职工医疗保险的参保人数为 26 485.6 万，城镇居民医疗保险的参保人数为 27 155.7 万；全国 2 852 个县（市、区），有 2 566 个县（市、区）开展了新农合工作，全国共有 80 530.9 万人参加新型农村合作医疗保险，参合率达到 98.3％。按照 GDP 从高到低顺序的随机科学抽样，山东省、辽宁省代表经济水平较高地区，北京市、陕西省代表经济水平中等地区，山西省、重庆市代表经济水平较差地区，且本文调查样本中三大医保参保者分布均与当地实际三大医疗参保者百分比无显著性差异。截止到 2013 年末，六个地区都建立了较为完备的基本医疗保险体系，其中，山东省、辽宁省、北京市、山西省以城镇职工医疗保险、城镇居民医疗保险、新型农村合作医疗保险为主体，三种医保基本形成了政策的全覆盖和人口的广覆盖。重庆市和陕西省开始探索"医疗保险城乡一体化"，陕西省杨凌示范区和重庆市均通过推进城乡一体化建设建立了以城镇职工基本医疗保险和城乡居民基本医疗保险为主体的医疗保险体系。

党的十八大报告中20多次提到公平，明确要求建立以权力公平、机会公平、规则公平为主要内容的社会公平保障体系。三个公平有机组合，各司其职，相互促进，互相影响，构成完整的公平体系。

机会公平是实现公平的方式，它要求国民拥有通过权利获得利益的机会。表明社会医疗保险应该在起点上实现公平，即参保者有权利参加适合自己的医疗保险类型。本研究通过对经济发展分别处于高、中、低水平的六个省/直辖市的调查发现，鲁、辽、京、陕、晋、渝六地分别有33.50％、32.34％、38.83％、41.17％、34.33％、39.33％的居民希望参加目前已经参加的医保之外的其他医保类型。经过 logistic 回归分析，家庭年收入成为除了户籍和职业外，影响医保自由选择的关键因素，即经济因素对医保的选择有影响，这与2011年在北京市、辽宁省和山西省的研究结果一致。同时也进一步证明目前固化的、分割的以户籍和职业来划分的医保制度已经不能满足所有居民的医保需求：有一部分经济富裕的农民有能力支付，也更加愿意选择缴费额度高、待遇高的城镇职工水平医保；而有些经济条件较差的下岗职工没有能力支付高额的医保费用，为减轻其医保费用负担，更愿意选择缴费额度较低的城镇居民或新农合水平医保。

权利公平是实现公平的基础和依据，它要求宪法和法律赋予国民相同的权利。表明社会医疗保险应该在过程上公平，即居民应该有公平享受到医疗卫生服务的权利。从本研究的资源分布指数结果来看，经济发展分别处于高、中、低水平的六地资源分布均呈现出不公平态势；同时，城市卫生资源也明显优于农村，这与对第三军医大所发表的《我国卫生服务公平性研究》的结果相一致。13AGL010课题组访谈结果显示，由于国家对乡村医疗机构的补助力度小，造成农村医疗机构的待遇不佳，导致其在招聘人才中难以与大医院抗衡，是导致乡村医护人员老龄化严重，乡村医疗机构人才缺乏的主要原因之一。

规则公平是实现公平的有力保障，它要求国民不被制度排斥或没有被分为不同等级进入不同的制度安排，而是在统一的制度下，受到同样的规则约束。表明社会医疗保险应该在结果上公平，即社会医疗保险能够在一定程度上促进二次分配的公平性。从实际个人医疗费用支出来看，六地卡瓦尼指数均为负值，显示六地低收入者的实际医疗费用负担相对高于高收入者，这与对江苏城镇居民、广东新农合以及对中国整体城乡居民的分析结果一致，说明中国筹资机制是累退的。北京个人实际医疗支出公平性较好的原因主要是北京市基尼系数较小，贫富差距相对较小。而重庆个人实际医疗支出公平性较差的原因主要为：一方面，其医保使用率低，有50.7％的参保者表示没有使用过医保，而在北京仅有30.3％的参保者没有使用过医保；另一方面，有43.7％的参保者认为定点医疗机构收费较高。经济条件较差的居民和农村居民"因病致贫、因病返贫"的发生概率较大，常常因为看不起病而导致"小病拖，大病扛"的情况，造成恶劣后果。同时，由于制度间的三大目录不同，报销比例存在差距，从而带来了待遇上的较大差异。

四、结论

本文旨在通过对中国经济发展水平不同的六个省/直辖市（鲁、辽、京、陕、晋、渝）社会医疗保险调查问卷和深入访谈数据进行整理和分析，从权利公平、机会公平、规则公平三个方面对目前中国基本医疗保险制度的公平性进行初步探讨。由分析可知，调查的六个省/直辖市在三大医疗保险参保选择、人均医疗费用支出、城乡和地区间医疗资源分布上均存在不公平现象。本研究还进一步验证了在医疗保险城乡统筹的背景下，将三种医疗保险制度统筹为一个制度下的三种水平，并允许全体居民进行自由选择的理论框架，在大部分地区既可满足居民的医保需求，又能为政府节约医疗支出，一举两得。

本研究存在一定的局限性：由于现有数据和资料占有率有限，对于公平的评价标准不够全面；同时，由于时间和经费的限制，样本量有待进一步扩展，以便样本更具有代表性。

总之，中国基本社会医疗保险已经初具规模，在发展和优化医疗保险的道路上，更要处理好政府卫生支出与个人医疗费用支出的问题，解决好高收入群体和低收入群体的医疗保险选择和筹资问题，调配好经济发展不同地区及城乡之间医疗卫生资源分配问题，探求更合理的方式，让百姓真正受益，从权利公平、机会公平、规则公平三个角度，使中国的医疗保险制度能够更加健康、稳定、可持续发展。

附件：六地选择各类医保居民实际享受的和期望的医保水平均值（见表2—33至表2—38）

表2—33　　山东省选择各类医保居民实际享受的和期望的医保水平均值

期望参加的医保水平　　　　项目	城镇职工水平	城镇居民水平	新农合水平	其他水平	加权平均
实际发生的报销比例①（%）	18.45	22.72	20.12	39.28	20.90
自认为享受的报销比例（%）	68.58	59.49	52.15	64.32	58.07
自认为满意的报销比例（%）	80.63	71.62	67.79	78.70	72.13
自认为的年缴费额度（元）	408.55	104.57	82.49	49.78	167.28
能承受的最大年缴费额（元）	1 198.48	509.35	128.71	120.87	466.19
期望年缴费额（元）	954.83	471.30	50.63	108.50	356.15
期望起付线（元）	1 741.72	613.43	5.03	97.50	555.21
期望封顶线（元）	199 337.75	151 851.85	52 688.68	110 000.00	109 644.64
期望报销比例（%）	85.13	62.45	51.38	79.00	62.93
可供选择的缴费额度（元）	1 000.00	500.00	50.00	—	382.86
可供选择的起付线（元）	1 800.00	650.00	0.00	—	592.74
可供选择的封顶线（元）	200 000.00	150 000.00	50 000.00	—	107 975.00
可供选择的报销比例（%）	85.00	60.00	50.00	—	61.03
四种水平百分比（%）	25.17	18.00	53.00	3.83	
三种水平百分比（%）	26.17	18.72	55.11		

注：①实际发生的报销比例是全年实际报销额占实际医疗支出的比例，它包含了自费医药、不能跨区报销、政策执行不力以及居民自身原因可报销而未报销等因素。下同。

表 2—34   辽宁省选择各类医保居民实际享受的和期望的医保水平均值

项目 ＼ 期望参加的医保水平	城镇职工水平	城镇居民水平	新农合水平	其他水平	加权平均
实际发生的报销比例（%）	22.57	17.31	13.44	17.13	17.32
自认为享受的报销比例（%）	74.79	62.44	56.77	71.33	64.56
自认为满意的报销比例（%）	84.58	78.09	74.30	84.26	78.97
自认为的年缴费额度（元）	322.03	217.60	80.13	48.64	181.00
能承受的最大年缴费额（元）	1 111.76	580.10	119.05	170.88	526.39
期望年缴费额（元）	968.84	497.94	56.85	166.36	437.39
期望起付线（元）	1 747.24	629.90	1.85	115.15	689.52
期望封顶线（元）	195 577.89	149 484.54	55 370.37	145 454.55	122 355.93
期望报销比例（%）	85.10	60.57	52.09	84.09	66.30
可供选择的缴费额度（元）	1 000.00	500.00	50.00	—	461.35
可供选择的起付线（元）	1 800.00	650.00	0.00	—	744.75
可供选择的封顶线（元）	200 000.00	150 000.00	50 000.00	—	119 900.00
可供选择的报销比例（%）	85.00	60.00	50.00		64.03
四种水平百分比（%）	33.20	16.20	45.00	5.70	
三种水平百分比（%）	35.20	17.10	47.70		

表 2—35   北京市选择各类医保居民实际享受的和期望的医保水平均值

项目 ＼ 期望参加的医保水平	城镇职工水平	城镇居民水平	新农合水平	其他水平	加权平均
实际发生的报销比例（%）	38.38	26.27	24.21	48.50	35.46
自认为享受的报销比例（%）	81.64	71.91	64.49	87.66	78.10
自认为满意的报销比例（%）	88.40	83.72	78.64	90.43	86.33

续前表

期望参加的 医保水平 / 项目	城镇职工水平	城镇居民水平	新农合水平	其他水平	加权平均
自认为的年缴费额度（元）	638.62	443.42	192.95	80.69	451.38
能承受的最大年缴费额（元）	1 147.18	809.28	266.21	187.87	807.23
期望年缴费额（元）	955.52	486.58	63.04	62.07	599.35
期望起付线（元）	1 481.98	600.45	15.87	912.64	1 009.56
期望封顶线（元）	199 016.39	148 648.65	60 326.09	211 395.35	170 253.03
期望报销比例（%）	86.16	66.13	57.77	90.25	78.70
可供选择的缴费额度（元）	1 000.00	500.00	50.00	—	720.30
可供选择的起付线（元）	1 800.00	650.00	0.00	—	1 226.04
可供选择的封顶线（元）	200 000.00	150 000.00	50 000.00	—	162 120.00
可供选择的报销比例（%）	85.00	60.00	50.00	—	73.26
四种水平百分比（%）	51.33	18.50	15.33	14.83	
三种水平百分比（%）	60.27	21.72	18.00		

表2—36　陕西省选择各类医保居民实际享受的和期望的医保水平均值

期望参加的 医保水平 / 项目	城镇职工水平	城镇居民水平	新农合水平	其他水平	加权平均
实际发生的报销比例（%）	25.85	23.76	21.08	32.21	23.31
自认为享受的报销比例（%）	67.91	62.68	62.90	64.26	64.15
自认为满意的报销比例（%）	81.45	77.63	77.62	83.10	78.82
自认为的年缴费额度（元）	289.71	221.98	97.16	102.50	168.93
能承受的最大年缴费额（元）	1 063.44	530.78	132.32	163.10	439.63
期望年缴费额（元）	987.07	493.85	51.48	126.07	370.57
期望起付线（元）	1 734.69	644.44	4.89	271.43	566.28
期望封顶线（元）	199 659.86	150 000.00	52 117.26	100 000.00	109 665.07

续前表

期望参加的医保水平 / 项目	城镇职工水平	城镇居民水平	新农合水平	其他水平	加权平均
期望报销比例（%）	85.10	60.64	51.50	82.68	63.02
可供选择的缴费额度（元）	1 000.00	500.00	50.00	—	386.74
可供选择的起付线（元）	1 800.00	650.00	0.00	—	596.51
可供选择的封顶线（元）	200 000.00	150 000.00	50 000.00	—	109 100.00
可供选择的报销比例（%）	85.00	60.00	50.00	—	61.06
四种水平百分比（%）	24.50	19.50	51.17	4.83	
三种水平百分比（%）	25.74	20.49	53.77		

表 2—37　　　山西省选择各类医保居民实际享受的和期望的医保水平均值

期望参加的医保水平 / 项目	城镇职工水平	城镇居民水平	新农合水平	其他水平	加权平均
实际发生的报销比例（%）	26.69	18.88	16.05	25.10	18.33
自认为享受的报销比例（%）	69.39	66.95	64.15	61.25	65.50
自认为满意的报销比例（%）	82.47	81.30	79.31	81.25	80.24
自认为的年缴费额度（元）	285.88	169.82	87.96	77.50	134.70
能承受的最大年缴费额（元）	975.18	438.84	137.80	147.50	325.83
期望年缴费额（元）	958.24	492.03	61.19	140.00	288.44
期望起付线（元）	1 675.29	629.71	7.59	300.00	390.88
期望封顶线（元）	197 647.06	149 275.36	53 523.04	106 250.00	96 669.71
期望报销比例（%）	84.94	62.07	53.93	75.00	60.48
可供选择的缴费额度（元）	1 000.00	500.00	50.00	—	291.32
可供选择的起付线（元）	1 800.00	650.00	0.00	—	410.00
可供选择的封顶线（元）	200 000.00	150 000.00	50 000.00	—	94 850.00
可供选择的报销比例（%）	85.00	60.00	50.00	—	57.36
四种水平百分比（%）	14.17	23.00	61.50	1.33	
三种水平百分比（%）	14.36	23.31	62.33		

表 2—38　　　重庆市选择各类医保居民实际享受的和期望的医保水平均值

项目 ＼ 期望参加的医保水平	城镇职工水平	城镇居民水平	新农合水平	其他水平	加权平均
实际发生的报销比例（%）	30.68	20.63	19.24	25.98	22.18
自认为享受的报销比例（%）	69.24	57.67	59.39	64.67	61.41
自认为满意的报销比例（%）	84.75	77.06	76.27	79.94	78.37
自认为的年缴费额度（元）	362.61	98.85	63.22	57.65	134.46
能承受的最大年缴费额（元）	983.31	364.75	170.56	97.78	378.81
期望年缴费额（元）	832.82	374.22	56.73	80.00	280.82
期望起付线（元）	1 428.63	424.02	8.24	75.56	391.01
期望封顶线（元）	190 458.02	147 058.82	53 782.23	102 777.78	100 945.44
期望报销比例（%）	84.73	66.91	57.06	80.00	65.46
可供选择的缴费额度（元）	1 000.00	500.00	50.00	—	342.74
可供选择的起付线（元）	1 800.00	650.00	0.00	—	519.13
可供选择的封顶线（元）	200 000.00	150 000.00	50 000.00	—	101 300.00
可供选择的报销比例（%）	85.00	60.00	50.00	—	59.64
四种水平百分比（%）	21.83	17.00	58.17	3.00	
三种水平百分比（%）	22.51	17.53	59.97		

参考文献

[1] 王红漫：《山西省居民自由选择三大基本医保制度可行性分析》，载《国外医学·卫生经济分册》，2013 年第 2 期。

[2]《胡锦涛在中国共产党第十八次全国代表大会上的报告》，见人民网网站，http://cpc. people. com. cn/n/2012/1118/c64094 - 19612151 - 2. html，2012 年 11 月 18 日。

[3]《权利公平，机会公平，规则公平》，见中青在线网站，http://zqb.

cyol. com/html/2012－11/12/nw. D110000zgqnb_20121112_8－05. htm，2012年 11 月 12 日。

[4] 朱文斌：《中国社会医疗保险公平性研究》，杭州，浙江大学，2012。

[5] 王红漫：《中国城乡统筹医疗保险保障制度理论与实证研究》，载《北京大学学报》（哲学社会科学版），2013 年第 5 期。

[6] 王红漫：《建立开放型社会医疗保障制度实证研究与理论探讨——京晋两地实例分析》，载《成都理工大学学报》（社会科学版），2014 年第 3 期。

[7] 申曙光、孙健、刘巧：《新型农村合作医疗制度公平性研究——以广东省为例》，载《人口与经济》，2009 年第 5 期。

[8] 顾海、李佳佳：《江苏省城镇居民医疗保险受益公平性研究——基于收入差异视角》，载《学海》，2009 年第 6 期。

[9] 张建华：《一种简便易用的基尼系数计算方法》，载《山西农业大学学报》（社会科学版），2007 年第 3 期。

[10] 峗怡：《我国公共卫生资源配置的公平性评价研究：基于公平基准方法的实证分析》，载《中国卫生经济》，2014 年第 1 期。

[11] 国家统计局：《中国统计年鉴 2013》，见 http://www. stats. gov. cn/tjsj/ndsj/2013/indexch. htm，2014 年 5 月 1 日。

[12] 仇雨临、黄国武：《从三个公平的视角认识医疗保险城乡统筹》，载《中国卫生政策研究》，2013 年第 2 期。

[13] 贺买宏：《我国卫生服务公平性研究》，重庆，第三军医大学，2013。

[14] 顾海、王维：《江苏省城镇居民医疗保险的筹资公平性研究——基于 1 500 份调查问卷的实证分析》，载《江苏行政学院学报》，2009 年第 6 期。

一卡贯通：我国人口信息化
管理政策研究[*]

　　人口管理涉及国家和地区的人口生产、经济发展和社会进步，关系到社会的安定、人力的开发，以及社会人口的生活质量，乃至国家的形象。人口管理以人口信息为基础，人口管理的效率和质量取决于人口信息的准确和完善程度。我国政府一贯高度重视人口管理工作，建立了从中央到地方，有多个部门协同配合的人口管理机构，制定了与计划经济体制相配套的人口管理制度，对人口实行了全面有效、安全有序的管理。

　　随着社会主义市场经济的迅速发展，改革开放以来，国内人口流动形成规模，原有静态管理体制中的不足和弊端，在实践过程中日益暴露出来。面对信息化、全球化的发展趋势，为了适应建设社会主义市场经济新体制的客观需求，进行人口信息化管理已经成为社会发展的迫切要求。

一、我国人口管理现状

（一）人口管理概述

　　1. 人口的基本情况。

　　我国的人口生产，从 20 世纪 70 年代积极推行计划生育政策以来，取

---

　　* 2001 年 3 月 25 日《经济工作者学习资料》全文刊载，并被收录在中文科技期刊数据库（维普）。文章提出通过 IC 智能卡信息化第二代电子身份证将劳动人事、社会保障、医疗卫生、民政救助、国民教育、工商行政、税收、房管等信息实现一卡贯通的设计，保障人口信息管理与服务的质量、解决异地报销的问题和卫生信息畅通的有效获取。

得了举世瞩目的成就，有效地控制了人口的过快增长。虽然总人口规模继续扩大，但人口自然增长率平稳下降。1999 年底，我国总人口 125 909 万人，0～14 岁、15～64 岁及 65 岁及以上人口占总人口的比重分别是 25.4％、67.7％和 6.9％。其中，男性 64 189 万，女性 61 720 万，分别占总人口的 50.98％和 49.02％，男女性别比为 104∶100；城镇人口 38 892 万人，乡村人口 87 017 万人，各占总人口的 30.89％和 69.11％；农业人口 94 347 万人，非农业人口 31 562 万人，各占总人口的 74.93％和 25.07％。人口出生率为 15.23‰，死亡率为 6.46‰，自然增长率为 8.77‰。预计 2010 年全国人口总量将达 14 亿，在 2040 年前后实现零增长，峰值人口为 16 亿。

2. 劳动就业状况。

1999 年底，全国从业人员 70 586 万人，比上年末增加了 629 万人，增长率为 0.09％。其中，第一产业的从业人员 35 364 万人，增长 0.03％；第二产业从业人员 16 235 万人，下降 0.05％；第三产业从业人员 18 987 万人，增长 0.02％。年末分产业从业人员比重分别为 50.1％、23.0％和 26.9％；年末城镇登记失业人数 575 万，增加了 4.0 万人，失业率为 3.1％，与上一年持平。

（二）户籍管理现状

我国是世界上少数几个实行户籍管理制度的国家之一。中华人民共和国成立初期就建立起了严格的户籍管理制度，并在我国人口管理实践中一直发挥着重要的作用。我国现行的户籍管理亦称户政管理，是公安机关依据国家相关法律、法规的规定，对中华人民共和国公民的身份、居住地和有关事项进行登记、调查、统计、变动，以及确认相应权利、义务。目前的户籍管理由常住人口、暂住人口和"三无"人口管理等三部分组成。

1. 常住、暂住、"三无"人口的界定。

公民在经常居住的地方由户口登记机关依法注册登记确认为正式户口常住人口。暂住人口是指离开常住户口所在地到其他城市、乡镇暂住三日以上，并依法进行登记管理的流动人口。"三无"人口则是我国户政对非正常流动人口的简化代称，具体是指或者无合法证件，或者无固定住所，或者无固定职业，或者以上情况均不明确的流动人口。常住人口管理是公安机关人口管理的基础工作，是对暂住人口管理和重点人口管理的前提条件。

除了上述常住、暂住、"三无"人口以外，在我国整个人口群体中，还有为数不少的"无户口"或"户口待定"人员。其形成原因为：一是出生小孩、超生小孩和流动人口新生儿瞒报、漏报；二是"口袋户口"，即婚嫁、投靠人员持证未落户口，"劳教"和刑满释放人员未落户口，部队复退人员和大中专院校毕业生未落户口；三是上述第二类人员的户口已被原户口所在地合法或非法注销，而现居住地又因各种原因不予落户；还有其他如户口遗失、弃婴收养等各种情况。据 1999 年人口变动抽样调查数据推算，全国户口待定人员约 604.82 万人。

2. 户籍管理状况。

我国目前常住人口的管理因城乡差别而具有不同的特点，但随着县辖镇的扩建和人口流动的加剧，流入城市的农业人口不断增加，一些新兴的中小城镇流动农业人口的比例甚至超出了常住人口。

现行暂住人口户籍管理已经形成较完整全面的管理制度，暂住人口的管理目的在于：一方面，了解流动人员的生活、就业以及日常生活规律的相关信息，是流动人口管理的最基本业务，也是提供优质服务的前提。另一方面，及时、准确地采集流动人口的信息，掌握流动人员的生活状况，追踪流动人员的动态，有效地开展社会治安工作。据国家统计局 1999 年人口变动抽样调查数据（抽样比为 0.976‰）推算，全国有离开户口登记地半年以上的流动人口 6 375.82 万。

由于户籍管理制度的限制，我国目前的人口流动主要有两种情形：一是改变常住地、以户口迁入为特点的人口流动；二是不改变户籍登记地、不迁移户口的人口流动，即所谓的"人户分离"现象。又由于户口迁移性的人口流动，其迁移与就业被纳入正常的计划之内，所以，目前所谓暂住人口主要是指"人户分离"的人口流动（人户分离人口，除外地进入人员属于人户分离人口外，还包括大量跨本市区、街道的人户分离人员，如北京人住在宣武区，户口在朝阳区某街道派出所）。

（三）计划生育管理现状

近年来，我国的计划生育管理工作主要建立在"以宣传教育为主、避孕为主、经常工作为主"的原则基础上，大力建立健全计划生育技术服务网络，积极推广"把计划生育工作与发展经济、帮助农民勤劳致富奔'小康'，建设精神文明幸福家庭结合起来"的工作机制。国家计划生育委员会负责根据全国人口发展战略和国务院确定的人口控制目标，编制全国计划生育中长期规划和年度人口计划。将生育指标具体分配给需要生育并符合条件的已婚育龄妇女，由县（区）以上计划生育行政主管部门批准后落实。各基层单位还大力开展计划生育的宣传活动，发动群众努力提高自身实行计划生育的自觉性。

各地方主管部门在抓好本地人口计生工作的同时，突出重点，严格执行现行的《流动人口婚育证明管理规定》，加强对流动人口的计划生育管理：流动人口的计划生育工作由其户口所在地和现居住地的地方人民政府共同管理，以现居住地管理为主；在现居住地办理《暂住证》、营业执照、务工许可证均需核查经政府查验过的婚育证明；对已婚育龄流动人口进行宣传，并提供生殖健康服务，积极与原籍所在地建立联系、通报信息等。

（四）人事和劳动力管理现状

我国目前的劳动力管理，主要存在着政府职能部门和劳动力市场两种管理机构。政府职能部门管理包括两个部分：一是人事部门对国家干部的人事管理；二是劳动部门对国有企业职工的劳动管理。劳动力市场也包括两个部分：一是"人才交流服务中心"负责对具有"国家干部"身份的人员的流动；二是职业介绍中心负责工人身份或农民工的劳动力流动。

1. 人事部门的人事管理和劳动部门的劳动管理。

人事部作为主管人事工作和推行人事制度改革的国务院组成部门，1998年完成机构改革并按新的职能运行。在人口管理方面，人事部的职能调整为：综合管理专业技术人员和国家公务员，促进专业技术人员、公务员和企业经营管理人员队伍建设。而随着国有经济布局和结构调整向纵深发展，企业破产、倒闭、兼并、重组力度加大，国有企业吸纳就业的能力减弱，下岗职工增多。对国有企业工人的劳动管理，国家在 1998 年相应成立了劳动和社会保障部。省、自治区、直辖市亦相应成立了劳动和社会保障厅（局），统揽国企职工的劳动管理工作。

2. 劳动力和人才市场管理。

劳动力市场建设在职业介绍和职业培训方面有所进展的同时，人事部门也逐步建立起人才市场中介许可制度，加强对人才市场的管理和监督，保证人才市场的健康发展。1999 年劳动力市场科学化、规范化、现代化建设试点工作在全国 100 个大中城市全面铺开，全国共建成 11 个省级劳动力市场信息网络监测中心，45 个试点城市已初步建成城区广域网。清理非法设立的职业中介机构 4 000 个，取缔严重违规的中介机构 500 多个。1999 年底，全国共有各类职业介绍机构 30 685 家，全年为 1 500 万人提供了职业介绍服务。目前已初步完成人才市场初步发展规划，基本形成了覆盖全国的人才市场服务网络。

（五）统计监督管理现状

1. 人口数据资料来源管理。

目前的人口数据来源管理为分级、分部门的统计管理体制，管理上出现多头而分散的局面。从人口管理性质的分属部门来看，户籍人口统计由公安部门负责，人口和计划生育统计又由计生部门负责，而其他诸如人事、劳动和社会保障、民政、卫生、教育等部门，又分别按照各不相同的信息需求负责各自的人口统计。另一方面，从各职能管理部门的分层情况看，各级政府又按照各自管理和考核的需求，再各取所需地进行逐级统计。

2. 人口统计数据发布和监督管理。

1996 年 5 月，八届全国人大常委会第十九次会议通过的《关于修改〈中华人民共和国统计法〉的决定》和修改后的《中华人民共和国统计法》，对于国家各部门和各级政府统计数据的发布和监督管理做出具体规定。人口统计办公室负责组织实施人口统计调查，收集、整理、组织、指导有关专业统计工作；对所获得的有关统计数据进行检查、评估、分析，并向上级主管部门及时提供有关调查统计的结果和数据；贯彻执行国家有关统计的法律、法规和统计制度、标准，完成国家统计任务。

在管理中，依据《中华人民共和国统计法》及其细则，严格规定了统计、管理的执法职责、服务标准以及工作流程和执法人员的权限。严格审查制度，确保人口统计数据的报送和发布不发生重大差错，消除数出多门的混乱现象，务求做到统一管理、统一发布、统一信息。

（六）人口其他方面的管理现状

除了上述几个方面外，社会保障、医疗卫生、民政救助、国民教育、工商行政、税收、房管等部门也同样担负着人口管理的重要职责。

1. 社会保障管理和民政救助管理。

1998年劳动和社会保障部成立以来，实现了社会保障工作的统一归口管理，在养老保险、医疗保险、失业保险、工伤和生育保险各方面取得明显进展。各级民政部门的民政救助主要为针对老年人、孤儿、五保户、残疾人等特殊困难群体权益保护的行政管理工作，即社会救济工作。城乡社会救济当前主要是城市居民最低生活保障制度的建立和实施，包括对老年人、孤儿、残疾人、五保户和失业、下岗人员等特殊困难群体的救助。

1999年底，全国离退休、退职人员共有3 730万人，比1998年增长3.8％。有9 502万职工和2 984万离休人员参加了基本养老保险社会统筹；城镇养老保险省级统筹进一步完善，全国29个省、自治区、直辖市实现了省级统筹或省级调剂金制度；1 403万退休人员实行了养老金社会化发放，社会化发放率为47％。农村社会养老保险改革规范工作正在开展，全国31个省、自治区、直辖市76％的乡镇开展了农村社会养老保险工作，参保的农村人口达8 000万人。

全国参加医疗保险职工达469.8万，参保退休人员124.1万。失业保险覆盖面扩大，1999年底参保人员9 852万，比1998年增长24.3％。同期全国有1 713个县（市）实现了工伤保险费用社会统筹，参保职工

3 960.3 万，比 1998 年增长了 4.7%。

2. 医疗卫生管理。

1999 年，全国卫生机构有所减少，医院床位略有增加，卫生人员增速继续减缓。全国各类卫生机构（含诊所、卫生保健所、医务室）31.10 万个，比 1998 年减少 3 101 个。全国床位总数达 315.91 万，比 1998 年增加 1.60 万，增长率为 0.5%。平均每千人口医院、卫生院病床 2.39 张。全国卫生人员总数 557.63 万，平均每千人医生数 1.67 人、护师（士）数 1.02 人。

农村三级医疗卫生网得到进一步发展，1999 年全国县医院 2 040 家，妇幼保健所（站）1 438 所，县卫生防疫站 1 688 所，乡（镇）卫生院 4.97 万个。全国设立医疗点的村数 65.48 万个，占行政村数的 89.9%，与 1998 年比较增加了 0.4 个百分点。

二、当前人口管理的主要问题

（一）户籍管理弱化中的问题

传统的户籍管理方式在社会转型过程中，如果不进行适当的调整，必然会阻碍社会发展所需不同层次劳动力跨地域间的流动。同时，劳动力跨区域的流动也导致了传统户籍管理方式作用的弱化，这给社会治安管理带来困难，犯罪率升高，破案率下降。户籍管理弱化中的问题主要表现在：

1. 人户分离普遍。在户籍人口和暂住人口中普遍存在着"有人无户，有户无人"的人户分离现象。此外，大量的"口袋户"和游离于管理之外的"三无"人口又给地区的人口管理增加了难度。这种管理上的麻烦无论是在出租屋、劳动用工的管理中，还是在计划生育的管理中都普遍存在。"人户分离"现象的存在给人口管理工作带来了诸多不便。

2. 暂住人口骤增，农村人口大量涌入城市。暂住人口户籍管理存在的主要问题是暂住证申领率、使用率、注销率较低，据 1997 年的数据，暂住人口办证率一般不到 50%，最低的仅为 10%；骗取、冒领、转借、买卖、伪造暂住证现象屡禁不止；暂住人口的用工单位、雇主或出租屋房主不按规定申报，使许多暂住人口成为管理的盲区。

(二) 流动人口计划生育难点问题

对流动人口的计划生育管理是人口管理中的又一个难点，流动人口中早婚早育、未婚先育、非法同居和偷生超生现象仍然相当严重。流动人口的计生工作难做的原因主要有两个：首先是流入地不愿管，流出地管不住。流入地本身计划生育工作任务重，管理人员少，经费严重不足，因而流入地多数不愿管。另一方面，流出地对流动人口的计划生育管理有积极性，很想管，但流动人口分散全国各地，鞭长莫及，想管也管不住。其次，对流动人口计划生育管理缺乏有效的评估督导机制。流动人口超生现象有目共睹，但超生多少、占多大比例，具体数据统计谁也说不清；加之缺乏有效的评估督导机制，责任不明也影响了管理积极性。

(三) 劳动力管理存在的问题

在计划经济体制下，农村劳动力被牢牢地束缚在土地上，城市人口就业实行国家统一分配制度，很少流动。市场经济打破了原有格局，统一分配的管理体制的种种矛盾和问题日益显露出来，其主要表现在：（1）管理体制不顺，大量劳动纠纷得不到及时的合法的仲裁，有些酿成严重事端。（2）劳动力市场不规范，人才市场和劳动力市场发育不全，信息不灵，供求沟通不畅。（3）劳动力动态管理情况掌握不准。

(四) 人口统计和信息监督管理存在的问题

目前人口统计中存在的问题是：统计口径不一致，统计数字不准确。人口动态千差万别，各地往往根据各自的理解来进行统计，从而给人口统计带来了很大的困难。信息监督管理中存在的问题则是：调查、搜集资料困难所导致的成本增加。由于人口信息获得途径过于复杂、效率低，以及信息资源的不共享，造成了人口管理成本的高居不下；而多头绪的重复调查行为本身也使各调查部门及调查对象疲于应付，更是增加了成本。目前，各类人口信息作为社会公共信息资源，仍旧为部门所有。这种格局的形成既与传统的户籍、居民身份证的人口管理功能相联系，也同非信息技术时代的限制密切相关。

当然，人口管理中的问题还远不止这些。人口管理中的问题普遍表现为：一是强调管理多，强调服务少。二是事后管理多，事前管理少。三是人口管理法规不健全。产生这类现象的原因不仅是缺乏检查监督机制，也是由于人口管理法规不健全，对违法、违章行为的处罚不力。

三、实施人口 IC 智能卡信息化管理建议

我国是世界上人口最多的国家，即将加入 WTO，改革落后的传统静态人口管理，从人口管理和服务两个不同视角来看，尽快实施人口管理的信息化是当务之急，也是我国与世界先进水平的人口管理模式接轨的重要战略选择。2000 年 12 月，国务院新闻办公室发布了《中国 21 世纪人口与发展》白皮书，提出建立科技创新体系，实现人口与发展的信息化管理。香港已确定将采用 IC 卡作为第二代身份证来实施信息化的人口管理。

（一）实施人口 IC 智能卡信息化管理突出的优点

采用 IC 智能卡作为个人电子身份证，可以极大地提高我国人口公共信息资源的使用效能，有效地提高政府职能部门对流动人口的动态监控能力。实施人口 IC 智能卡信息化管理，将是新世纪人口管理上的一次革命。

1. 大信息量和有效的防伪功能。

"IC 智能卡"具有信息量大和有效防伪的功能。它可以最大容量地将持卡人的个人信息——包括个人指纹、血型，甚至瞳孔和基因等存储在"IC 智能卡"的表层，可从根本上杜绝伪造个人历史证明、证书、证件行为的存在。

2. 简化管理过程、提高管理效率。

正因为"IC 智能卡"具有这样的功能，所以可以大大简化管理程序、便于信息化管理。通过网络化管理，不同的职能部门或机构、服务行业可以在有效行使权的范围内了解到所需要的有关持卡人的必要信息，满足诸

多部门和持卡人多方面的需要，从而做到准确、及时，大大简化公安、劳动、计生、工商税务等管理部门和企业的办理手续和减少管理上的工作量，使各职能部门从繁杂、无序的应急管理中解脱出来，使管理变得更加便捷、高效，进而真正履行其宏观管理的政府职能。

（二）实施人口 IC 智能卡信息化管理的可行性

1. 有信息、网络技术的发展作为支持。

IC 智能卡也叫 CPU 卡。它相当于一台没有显示器和键盘的微型计算机，具有大容量的内部存储和解读功能。在 IT 产业快速发达的今天，普通的使用者可以在不了解任何内部结构的情况下，自如地运用。

智能卡拥有自己的 COS（chip operating system）操作系统及其安全体系，并借此保护 IC 卡的安全。IC 卡中数据可分为外部读取和内部处理（不许外部读取）两个部分，并借此确保卡中数据的安全可靠。用户可以通过 COS 任意调度卡内各硬件，并由此成为实现各相关国际标准的基础。COS 的基本功能包括：传输管理、文件管理、安全体系、命令解释。其工艺流程并不复杂，主要包括：流片（芯片制造）、掩膜、模块封装、制卡、卡片初始化、安装发行密钥、卡片个人化、卡片应用几个步骤。

2. 建设融资效应和社会、经济效益支持的可行性。

信息资讯业的进一步发展，使 IT 产业成为社会发展中新的经济增长点。除了使用 IC 智能卡进行人口管理所带来的综合社会效益以外，若从纯粹的商业投资而言，全国十几亿张 IC 卡的需求，其本身就具有极其诱人的商机。从远期的应用效益来看，政府实施人口信息化管理工程可以达到一次投资多次受益的目的，其具体表现在三个方面：

（1）精简政府机构，简化劳动力管理工作程序。

（2）降低社会人口的信息统计和管理成本。

（3）提高国家人口公共信息网的利用率，带动相关的技术、设备和服务的发展，为我国信息产业的快速发展提供了新的发展空间。

3. 国内外相关产业的发展状况。

IC 卡应用有着巨大的潜在市场。自 20 世纪 90 年代以来，世界各国都在建设实施本国的信息高速公路（NII）计划，其中包括电子政府、电子办公、电子商务、电子收费、电子清算等等。进入 90 年代以后，全球 IC 卡市场以平均每年 45％的幅度增长，市场销售额倍增。预计在 21 世纪，全球 IC 卡的市场规模将进一步得到大幅度扩充。

我国 IC 卡应用起步于 1994 年，现已在商贸、通信、交通、医疗卫生、社会保险、人口管理、安全控制、税收征管等领域得到了广泛应用。目前在我国市场上最为常见的为用于通信业务的 IC 电话卡。至 1997 年底，全国 IC 卡发卡总量为 6 000 多万张，1998 年末达 8 000 多万张。上海以"上海信息港/上海科技网"工程为依托率先推出社会保障卡，北京在建设"数字北京"工程的过程中推出了市民卡，广东省的东莞、佛山、深圳三市则以流动人口管理为突破口，正在建立相应的 IC 智能卡管理系统，香港在今年将把这一设想化为现实。

鉴于世界网络技术发展的可靠保障，以及策划严密的资金解决方案，政府利用 IC 智能卡实施人口管理信息化工程的时机已经成熟。

（三）实施人口 IC 智能卡信息化管理的具体建议

人口管理是一个庞杂的社会运作系统，它不仅牵涉到政府的多个部门、多个层次，还与特定区域的区、县，以及最基层的屋主利益有着极大的关联。全面掌握与人口有关的整个系统运作情况，理清各利益主体及利益格局，充分研究人口信息化管理的联动效应，是实施人口 IC 智能卡信息化管理可行性、适用性研究工作的基础，也是整个信息化管理工程的基础。

深入细致地探讨我国人口信息资源共享的前景，以及我国人口管理制度及方法的创新，并建立健全相应的法律、法规，是具体实施人口信息化管理步骤、方法的基础。

首先，应提高对人口管理现代化的认识，加强舆论宣传。各级政府应当从战略高度对其给予高度重视。其次，要建立强有力的统一机构，合理确定 IC 智能卡信息量，实施安全保障。以政府行为统筹规划、协调，高标准、低成本地建成完善、统一的全国人口信息现代化管理系统，高效、全面地采集、管理、使用和发布人口管理信息，为国家和社会服务，并以法律的形式加以规范。

其次，在人口 IC 智能卡的应用和推广过程中，可以按照市场经济原则，采用竞争和多元化投资手段，对从事系统工程设计、开发、实施、服务的单位在确认资质认证基础上依法实行招标、投标。通过调整立法和税收政策鼓励和引导社会投资，多渠道筹集资金，节约成本，鼓励竞争，提高工作透明度。协调好地区和部门间的利益，强化中央政府的意志。积极寻找人口管理的突破口，从局部入手（如流动人口、社会保障、居民税收管理等方面），并在试行过程中总结经验，有计划地分期分批向全社会全部人口推进。

总之，IC 智能卡在我国的应用目前虽然仍处在起步阶段，但技术已经成熟，发展势头良好，应用面越来越广。天津环球磁卡股份有限公司、中国联想集团等国内知名厂商与一些地方政府和部门携手，正在逐步将其引入人口管理领域。鉴于已经有可靠的技术作保障，资金上也有可行的解决方案，由政府实施人口管理信息化工程的时机已经成熟，而这项工程的实施也将使 IC 智能卡在我国的应用得到一个飞速的发展。

一账贯通：构建全国统一
合作医疗报销体系*
——对医疗卫生账户设计方案的调查与研究

2001—2004 年，北京大学"我国农民卫生保障制度政策研究"课题组对十余省、自治区、直辖市进行了实地调研，调研以县为单位多阶段分层随机抽样，涉及多个区（县）的职能部门，抽取了 3 000 户农民家庭作为调查对象。通过分析，课题组对全国统一医疗卫生账户方案提出如下思考与建议：

一、适当扩大定点医院的范围

就课题组了解到的情况，一些试点县对外出务工人员也给予了参加新农合的资格，但有如下限制：第一，就医场所必须是公立医院；第二，必须出示就医的各种单据，以及村委会、乡政府对其外出务工和患病就诊事实的认定。理由如下：限制在公立医院就医是为了避免在个体诊所或私人医院更容易发生的虚开处方、多开药的情况，而对于外地医院的此类行为，地方政府更难控制。在目前的情况下，村诊所未被纳入合作医疗的报销体系，试点县并没有对乡镇卫生院进行特别扶持的政策，现在的定点医

* 构建全国统一医疗账户，既可节约行政成本，更能惠民利民，方便百姓就医报销。本文为笔者 2005 年 10 月 26 日在领衔负责的北京大学"我国农民卫生保障制度政策研究"课题组主持召开"市场经济条件下我国农村卫生保障制度战略研究阶段性成果（草案）研讨会"上的发言，今天对新农合、城镇职工医保、城镇居民医保仍有现实意义。

院便于审查账目，确定报销范围，但由于财力所限，网络无法普及到村诊所一级，因此纳入后会面临管理困难。

必须认识到，在医疗系统管制尚不完善的情况下，扩大定点医院的数量和延伸到外地医院都是有困难的。只有整个医疗市场的准入和监督制度都达到一定水平之后，开放合作医疗的报销范围才有可行性。但这并不意味着现在的定点医院就没办法改。定点医院的"病灶"在于完全局限于政府辖属的卫生院等机构，这在一定程度上救活了卫生院，而不方便百姓。因此，比较有针对性的改革方案是适当扩大定点医院的范围，把可及性、医疗水平、服务质量较好和服务态度确实不错的医院吸纳进报销体系；目前，在大多数地区把村诊所吸纳进来仍有困难。

二、构建全国统一合作医疗报销体系的可行性

就笔者所掌握的资料而言，除了英国是典型的由政府包揽全民医疗卫生的国家外，德国、加拿大等国家都存在各地区和各行业的多种社会保障基金的竞争，只是依靠国家的统一标准兜底和弥补明显的差距。

但由于中国的医疗保障处于初创阶段，各地经济条件差距较大，大规模地统一要求尚不具备条件。因此，针对关键问题，在局部采用技术性改革更具可行性。

外出务工人员的报销问题。这有两种选择：一是允许外出务工人员根据在辖区外定点医院就医的凭证经过同等程序回本地报销，这在交通和通信较为发达的地区可以做到。二是允许常驻某地的人员取得参加当地新农合的资格，也就是说新农合可以采取长期住所标准而不是户籍标准。

中央政府拨付基金的统一标准问题。就现在的情况看，中央政府对东部发达地区的新农合没有财政支持，这与新农合试图缩小区域差异的宗旨相吻合，只要避免同等经济水平的地区因为政策导向的差别而接受不同的标准即可。

居住地迁移带来的账户转移问题。比较难以处理的是两个方面的问题：第一，个人是否可以带走地方对合作医疗账户的注资？第二，个人是

否有选择参加哪个地区的新农合或其他医疗保障的自由？后者的答案应该是肯定的。因此，关注的焦点就集中于前者。地区投资不能外移的观念是与新农合在维系地方医疗机构方面的职能相关联的。笔者认为在制定全国统一标准之前，可以定一比例，当事人提取国家注入资金和部分个人资金（因为要考虑货币因素和确保基金不至于透支）转入当事人将去的新农合账户，再由个人缴纳一定费用补齐，但不允许转入非国家福利性的医疗账户。

三、建立个人医疗卫生账户应该关注的几个问题

(一) 封闭性问题

个人账户的核心是在大的公共基金里区分个人的不同投入额，根据个人的不同投入额区分个人不同的收益权利。这里要考虑个人投入在公共基金里的封闭性，既不能使个人基金的所有权利全部给个人（否则就丧失了公共基金互助拆借的本质），又不能仅在名义上给投入基金多的个人以更多的优惠（否则就丧失了对个人的激励作用）。这一方案的首要问题是界定个人的收益权与基金投入的关系。各地实施前，需要对可行性进行分析：

1. 个人缴费机制和垂直继承机制：个人缴费有没有封顶？年缴费额最多是多少？在什么样的关系中可以存在继承？能够全额继承吗？

2. 收益权与基金投入的关系：是不是个人账户资金越多，资金投入人的收益权越大？是体现在门诊上还是住院报销上？如体现在住院报销上，是体现在病种上还是报销比例上？

3. 农民的激励机制。个人账户已有类似"储蓄"的某些特征。要调研和探讨的核心问题是，到底有多少农民愿意办这种个人账户，是否存在逆向选择的可能？对农民的激励，一是来源于自己疾病风险的确实被分担，二是来源于自己的金融收益（与其他各种面向农民的商业保险相比较）。所以，作为方案的设计者必须先替农民算这两笔账。

（二）法律的可行性

法律上的可行性在于方案与《合同法》等相关法律是否抵触。必须考虑以下问题：

1. 如何让基金良性增值，是否需要在国际金融市场上投资？作为一个力争不断做大的基金（因为鼓励了个人账户的发展，投入的总基金不再是一个定额），必须考虑保值增值和连带的风险问题。

2. 给农民留出充足的选择空间。一是在账户建立之前，就给农民足够的选择权；二是在账户建立之后，给农民一定的退出权。这关系到基金的良性发展和政府的形象问题。

（三）政府的财政预算

必须考虑逆向选择的问题和农民利益最大化的情况，定量分析政府的投入产出比较，准确估计政府的长期投入和预算约束。

附件：笔者 2001—2007 年为全国县级卫生局局长、医院院长班授课案例二则

案例1："鲇鱼效应"：国务院的大手笔

挪威人喜欢吃沙丁鱼，尤其是活鱼。市场上活沙丁鱼的价格要比死鱼高许多，所以渔民总是千方百计地让沙丁鱼活着回到渔港。可是虽然经过种种努力，绝大部分沙丁鱼还是在中途因窒息而死亡，但有一条渔船却总能让大部分沙丁鱼活着回到渔港。船长严格保守着秘密，直到船长去世，谜底才揭开。原来是船长在装满沙丁鱼的鱼槽里放进了一条以沙丁鱼为主要食物的鲇鱼。鲇鱼进入鱼槽后，由于环境陌生，便四处游动。沙丁鱼见了鲇鱼十分紧张，左冲右突，四处躲避，加速游动。这样一来，沙丁鱼便活着到了港口。这就是著名的"鲇鱼效应"。

这一概念提升到领导管理层面，即采取一种手段或措施，刺激一些组织活跃起来投入到工作中积极参与竞争。其实质是制造和利用差异从而盘活人力资源、激活同行业组织。

2002 年《中共中央、国务院关于进一步加强农村卫生工作的决定》明确指出："农村预防保健等公共卫生服务可由政府举办的卫生机构提供，也可由政府向符合条件的其他医疗机构购买……要注重发挥社会、个人举办的医疗机构的作用。"

2005 年 2 月，《国务院关于鼓励支持和引导个体私营等非公有制经济发展的若干意见》再次强调："允许非公有资本进入社会事业领域。支持、引导和规范非公有资本投资教育、科研、卫生、文化、体育等社会事业的非营利性和营利性领域。在放开市场准入的同时，加强政府和社会监督，维护公众利益，支持非公有制经济参与公有制社会事业单位的改组改制。"

政府为了让社会获得最大的效益，运用"鲇鱼效应"，在一群安于现状的"沙丁鱼"——国家卫生机构中，放入了几条"鲇鱼"——非公有资本，让"沙丁鱼"感受到无形的压力，让它们的行动变得有效率，这就是为了改革当前医疗体系低效率的问题，通过非公有资本的负效应刺激，加快卫生医疗体系的改革和建设。让民营医院这条"鲇鱼"进入国家卫生体系的好处有：（1）政府不需要先期大量投入；（2）与服务供给方所有制多元化接轨；（3）政府可以选择质优价廉的服务；（4）政府可以确保公共卫生服务质量。从而实现"活鱼——政府所需——有效益的医疗卫生服务机构""活命——医疗机构所求——生存"，进而使百姓获得有效益的医疗卫生服务，各得其所。

扩大定点医院的范围，把可及性、医疗水平、服务质量较好和服务态度确实不错的医院吸纳进报销体系是发挥"鲇鱼效应"的策略。

案例 2：走出霍布森选择：北京市优胜劣汰的"妙笔"

1631 年，英国剑桥商人霍布森从事马匹生意，他说，你们买我的马、租我的马，随你的便，价格都便宜。霍布森的马圈大大的、马匹多多的，然而马圈只有一个小门，高头大马出不去，能出来的都是瘦马、赖马、小马，来买马的左挑右选，不是瘦的，就是赖的。因为只能在门口选，这个空间就小——既没有到马厩里去，也没有到马市上，更没有到大草原上去选，怎么可能得到千里马？

后来，管理学家西蒙把这种没有选择余地的所谓"选择"讥讽为"霍布森选择"。

霍布森选择效应的启示在于：对于个人来说，如果陷入"霍布森选择效应"的困境，就不可能发挥自己的创造性。道理很简单，任何好与坏、优与劣，都是在对比选择中产生的，只有拟定出一定数量和质量的方案对比选择，判断才有可能合理。只有在许多可供对比选择的方案中进行研究，并能够在对其了解的基础上进行判断，才不会陷入霍布森选择的"小选择"、"假选择"（大同小异的选择就是假选择）、"死选择"、"我选择"（霸王选择）。

在医疗卫生领域，定点医院终身制本身就是典型的"霍布森选择效应"，其后果只能是没有选择的余地，也就等于扼杀前途，人为制造困境。要避免霍布森选择，首先就是要打开空间，不要局限思维。

北京市 2007 年率先在全国取消定点医院终身制，实行优胜劣汰，具有示范意义，堪称良好的开端。

e 网贯通："建立基于网络的人口与健康大数据研究信息系统"的函件 [*]

一、目的

借助于现代网络和信息技术，以北京大学为中心将分布在全国的各大医院、医学院、卫生防疫部门、气象和环境监测部门连接在一起，利用各部门的现有计算机网络资源，将分布在各地、各部门的相关信息集中到一起，实现信息和资源共享，并进一步对数据进行处理和分析，通过计算机网络为政府安全预测、科学决策提供依据，为医学科研提供数据，为社会提供公众信息服务。

二、功能

人口与健康科研与信息系统主要提供以下功能：

1. 广泛收集与人口、健康以及疑难杂症有关的数据。

2. 统一储存相关数据。把医学指标（如心电、脑电、核磁、CT 等）、

* 2000 年 12 月 1 日笔者起草于北京大学承泽园，20 日报送给时任公共卫生学院院长胡永华教授、北大常务副校长兼医学部主任韩启德院士，以期启动并推进人口与健康大数据研究事业，促进社会参与，实现回应性治理、共识取向治理，从而提高治理效果、减少治理成本，更好地服务民生、服务百姓健康。

环境因素指标（如空气中可吸入性颗粒物、SO_2 等）、气象变化指标等通过数字化接口传到局网（各医院、防疫部门、气象部门、环境监测部门），再由局网上传中心网站——北京大学中心网。

3. 对数据进行统计分析和相关分析。

4. 根据分析结果，发现人口与健康方面的问题，提出相关方案辅助政府决策。

5. 对疑难杂症病例的数据进行相关分析，找到可能的发病原因，提供给医学科研人员做进一步的研究。

6. 分析各种常见病、多发病、传染病的发病与气候、环境的关系，做出相关分析，服务社会民生。

7. 作为医生与医生、医生与患者、患者与患者之间信息沟通的桥梁，提供他们之间的交互服务。

8. 设置各种专栏，提供给各类人员获取信息。

三、内容

人口与健康科研与信息系统主要提供以下内容：

1. 疾病与健康：常见病、多发病、职业病、疑难杂症等。

2. 饮食与健康。

3. 人与健康：老人与健康、儿童与健康、男性与健康、女性与健康等。

4. 环境与健康。

5. 心理与健康。

6. 人口与计划生育。

7. 人口与健康新闻。

8. 信息沟通：政策法规、导医导药、医药同行、医患之间、医友之间。

四、可行性

1. 技术可行性。

首先，与 Internet 相关的各项技术都在飞速发展并日益成熟，网络服务器、交换机、路由器、集线器、网卡、微型计算机、网络协议、网络操作系统、网络数据库、网络编程工具等软硬件都有成熟的产品，技术上成功的网站也比比皆是。

其次，制定一套数据通信的标准格式，提供信息共享与交换也是可行的。

再次，数学上的相关分析理论也已经成熟，在此应用是完全可行的。

2. 社会可行性。

首先，政府进行宏观决策时需要全面、透彻地掌握信息，将分散在各医院、各防疫部门的信息集中起来，并将它们和气象、环境等因素进行综合分析，必将有助于政府做出正确的决策。

随着人们生活和文化水平的提高，珍爱生命、关注健康已成为人们生活的一个重要方面，有一个为其提供服务的网站，一定会受到社会的关注与厚爱。

3. 效益分析。

人口与健康科研与信息系统的直接效益是为科研提供及时、准确和全面的数据。其间接效益是辅助政府的宏观决策，促进提高全社会的健康水平，为社会提供健康服务，促进全社会的健康意识。

总体上说来，间接效益高于直接效益，社会效益高于经济效益，而且在人口与健康科研与信息系统方面具有革命性。

五、技术方案

在北京大学医学部或附属医院设立网站的中心，安置网站所需的硬件设备和软件系统，租用网络线路，网站提供以下服务：

1. 电子邮件。

2. FTP。

3. BBS。

4. 网络浏览。

5. 信息查询。

6. 数据分析。

六、预算

1. 硬件（200 万元）：

（1）服务器及软件。

（2）交换机。

（3）个人计算机及软件（20 台套）。

（4）打印机。

（5）布线。

2. 软件（50 万元）：

（1）服务器软件。

（2）用户端软件。

（3）数据库软件。

3. 需要开发的软件（100 万元）：

（1）网站应用软件。

（2）数据相关分析软件。

4. 其他（30 万元）：

（1）编制数据通信规范。

（2）培训应用单位的有关人员。

5. 运转费（100 万元/年）：

（1）科研费。

（2）线路租用费。

（3）低值易耗品。

（4）水电房租费。

（5）人员工资。

（6）技术与设备更新。

合计：380 万元＋运转费（100 万元/年）。

七、目标

一期目标：进行网站的详细设计并实现网站的基本功能，制定数据格式规范。

二期目标：开发数据分析软件，使网站达到实用化。

三期目标：扩大用户（医院、防疫站等）规模，由北京大学辐射北京，进而辐射全国。

八、问题与对策

基于网络的大数据，人口与健康科研与信息系统可能存在的最大问题是各大医院、卫生防疫部门不愿意合作，不向人口与健康科研与信息系统提供信息。因为这样会增加各医院等单位的工作量，同时要求它们按省传输数据，而短时间内它们又不是直接的受益者。

解决这一问题的对策是：

1. 早期对信息提供者给予经济补偿，待信息系统具备一定规模后对部分用户实行有偿服务。

2. 实行会员制，建立信息提供与获得服务挂钩机制，多提供信息多享受服务，少提供信息少享受服务。

第三篇　道之广

通世界：迈向世界城市卫生服务体系[*]

北京市人民市政府：

随着"人文北京、科技北京、绿色北京"建设的全面推进，北京进入了全面建设现代化国际大都市的新阶段。市委、市政府明确提出，从建设现代化国际大都市的高端形态——世界城市的高度，以更高标准推动首都经济社会又好又快发展。对于各项社会事业来说，要瞄准世界城市的发展框架和标准，结合北京独特的资源禀赋和发展优势，找出差距与不足，明确努力方向。作为重大民生的医疗卫生事业，按照十七大提出的建设基本医疗卫生制度的目标要求，要以合理配置资源、增强基层服务能力为切入点，率先构建基本医疗卫生制度，加快迈向世界城市的卫生服务体系建设步伐。就此提出一些思考。

一、首都卫生事业取得长足发展

（一）首都卫生机构和人员队伍稳定增长

近年来，市、区两级政府对卫生投入逐步加大，覆盖城乡的医疗卫生

* 基础资料由北京市卫生局提供，结合笔者领衔主持的北京市和国家科研基金项目的调研实况，于 2010 年 10 月 10 日成稿。该文提交给北京市卫生局，后冠以《全面实施构建首都基本医疗卫生制度，加快迈向世界城市卫生服务体系建设步伐》名称作为北京市归国华侨联合会服务北京市政府建言献策重点理论研究与调研项目，获北京市侨联系统理论研究与调查研究重点项目研究成果（建言献策类）一等奖。

服务网络已经形成。2009 年底（下同），全市卫生机构达 6 603 家（不含村卫生室），其中三级医疗机构 51 家、二级医疗机构 114 家、一级医疗机构 545 家。全市医疗机构实有床位 90 100 张；每千常住人口实有床位数达 5.13 张。全市卫生技术人员 16 万人，其中执业（助理）医师约 6.2 万人，注册护士 6.2 万人。每千常住人口卫生技术人员 9.14 人、执业（助理）医师 3.55 人、注册护士 3.51 人。

（二）首都卫生的医疗服务能力明显增强

全市医疗机构总诊疗人次达到 1.4 亿人次，出院 170.9 万人次，实有床位使用率 82.1％。公共卫生体系建设取得突破性进展、基层卫生服务水平逐步提升、中医药事业在继承中不断发展、人才队伍不断壮大，全市人民健康水平大幅提高。全市人口平均期望寿命 80.47 岁，较 2005 年的 80.09 岁提高了 0.5％；婴儿死亡率由 2005 年的 4.35‰降至 3.49‰，达到发达国家水平；孕产妇死亡率 14.55/10 万，较 2005 年的 15.91/10 万明显下降。

（三）率先于全国推进农村基本医疗卫生制度建设

2008 年 3 月，市委、市政府出台《关于推进北京市农村基本医疗卫生制度建设工作的若干意见》（京发［2008］5 号），加大了在农村地区实行基本医疗卫生制度的力度。通过实行基本项目、完善基本网络、改善基本装备、充实基本队伍、提高基本保障、建立基本档案、规范基本考核、强化基本责任等八项措施，以规范镇（乡）村两级医疗卫生服务为切入点，加强农村基层医疗卫生机构和队伍建设，着力解决农民"病有所医"问题，实现农民享有与首都经济发展水平相适应的，政府、社会和个人共同负担的，投入低、效果好、免费或廉价的镇（乡）村两级公共卫生、基本医疗服务。首批 30 类 122 项农村基本医疗卫生服务免费项目已经实施，并随着社会经济发展和农民生活水平的提高进行了调整、充实。同时，鼓励各郊区县结合实际增加政府购买的服务项目数量。

二、首都卫生事业面临的发展机遇与挑战

(一) 发展机遇

一是北京市经济快速发展，为卫生事业发展奠定了坚实基础。10 年来，全市地区生产总值（GDP）由 1999 年的 2 169.7 亿元增长到 2009 年的 11 865.9 亿元，增长了 4.5 倍；人均 GDP 由 19 803 元提高到 68 788 元，增长了 2.5 倍（见表 3—1）。人们的健康意识、卫生理念发生了巨大的变化。

表 3—1　　　　　　北京市近十年社会经济发展状况

年份	GDP（亿元）	人均 GDP（元）	人均 GDP（美元）
1999	2 169.7	19 803	—
2000	2 460.5	22 000	2 700
2001	2 817.6	25 300	3 060
2002	3 130.0	27 746	3 355
2003	3 611.9	31 613	3 819
2004	4 283.3	37 058	4 300
2005	6 814.5	44 969	5 457
2006	7 720.3	49 505	6 210
2007	9 006.2	56 044	7 370
2008	10 488.0	63 029	9 075
2009	11 865.9	68 788	10 070

二是市政府不断增加卫生事业的投入。北京市医疗卫生财政投入从 2005 年的 54.9 亿元，提高到 2009 年的 139.2 亿元，年均增长 26.2%。近期公布的医改方案明确，北京将建立政府主导的多元卫生投入机制，2010 年到 2011 年两年北京市各级财政将投入 337 亿元，其中市级财政将投入 156 亿元、区县财政投入 181 亿元。

三是市委、市政府提出建设世界城市的目标，对医疗卫生等社会事业与国际发达国家的先进管理模式接轨提供了更大的发展空间。

四是首都卫生人才队伍作风过硬、素质较高。首都卫生事业的健康快速发展，是全体医务工作者甘于奉献、努力奋斗的结果。有效应对了 H1N1 流感、手足口病防治等突发公共卫生事件，保障了首都人民的生命

安全。在抗击"非典"、抗震救灾等严峻考验面前,在承担奥运会(残奥会)和六十周年庆典活动等重大任务的卫生保障任务中,首都医务工作者以高尚的职业情操、严格的工作标准、积极的工作热情取得了良好的工作成效。

(二)严峻挑战

1. 服务人口增长较快。全市常住人口由 1999 年的 1 257.2 万增加到 2009 年的 1 755.0 万,10 年间增长了 39.6%。其中,居住半年以上的流动人口由 157.4 万增加到 509.2 万,增长了 223.5%(见表 3—2)。

表 3—2　　　　　　　北京市近十年人口变化情况表　　　　　　　单位:万人

年份 类别	1999	2000	2001	2002	2003	2004	2005	2006	2007	2008	2009
常住人口	1 257.2	1 363.6	1 385.1	1 423.2	1 456.4	1 492.7	1 538.0	1 581.0	1 633.0	1 695.0	1 755.0
半年以上流动人口	157.4	256.1	262.8	286.9	307.6	329.8	357.3	383.4	419.7	465.1	509.2

2. 人口老龄化趋势明显。据统计,2008 年全市 65 岁以上老年人占全人群比例达到 10.3%。同时,全市人口平均期望寿命 2009 年提高到 80.47 岁。随之带来了疾病谱的变化以及医疗卫生需求的加大。

3. 参加医疗保障制度的人数大大增加。全市参加医疗保障制度的人数由 1999 年的 235.1 万人增加到 2009 年的 1 213.4 万人,10 年增长了 416.1%,居民的健康需求得到进一步释放。

4. 城镇居民医疗保健支出迅速增长。城镇居民年医疗保健支出由 1999 年的 513.3 元,增加到 2008 年的 1 563 元,增加了 2.0 倍;农村居民年医疗保健支出由 223 元增加到 757 元,增加了 2.4 倍。全市居民就医需求快速增长,医疗机构诊疗负担进一步增加(见表 3—3)。

表 3—3　　　　　北京市城乡居民近十年年医疗保健支出情况表　　　　　单位:元

年份 户籍	1999	2000	2001	2002	2003	2004	2005	2006	2007	2008
城镇居民	513.3	589	678	950	994	1 183	1 296	1 322	1 294	1 563
农村居民	223	276	294	372	387	427	498	596	643	757

5．医疗卫生工作政策与制度有待进一步调整和完善。第一，医疗资源分布不均衡，优质资源集中在城区，郊区较为稀少，影响了医疗资源利用的公平性和可及性。第二，医疗资源配置不到位，未充分考虑人口因素和面向全国提供疑难疾病服务所需要的医疗资源配置。第三，医疗卫生服务体系的层次和职责不够清晰明确，基层服务质量不高，存在部分二、三级医院服务过度，基层医疗卫生机构利用率偏低的问题。第四，医疗保障基金有待更好地发挥基础性和引导性作用。一方面，居民多层次的医疗需求得不到满足，医药负担仍然较重；另一方面，因大量的基金滞留，医疗机构发展受限。

6．根据建设世界城市的目标，需要研究并确立首都卫生事业适应世界城市所具有的国际金融中心、决策控制中心、国际活动聚集地、信息发布中心和人才集聚中心突出特征的卫生服务的国际标准和社会功能。

三、推进世界城市的卫生服务体系建设的思考

将首都北京建设成现代化国际大都市的高端形态世界城市，已经成为全球化时代国家获取更大发展空间的必然战略选择。时代的发展要求北京必须站在服务全市、辐射全国、展望世界的高度，谋划首都卫生事业发展的新战略。

（一）北京与世界城市卫生服务事业的优势与差距

一是从核心健康指标上看，北京已经达到世界中等水平，为建设世界城市提供了良好的基础。从床位数和医师数量来看，各世界城市差异比较大，北京卫生资源量处于居中水平，少于东京，但多于纽约和伦敦。

二是从体系结构上看，世界城市医疗服务体系完善、机构服务功能比较明确，并且基本实现了社区卫生机构与大医院的双向转诊。北京在这方面还有很大差距。

三是在管理理念上，世界城市的健康公平和公正，被政府视为健康发展的首要目标之一。伦敦市卫生发展规划所列影响伦敦卫生的十大指标

中，有七项是健康之外的指标，包括失业水平、教育程度、住房条件、交通事故、工资水平、空气质量等，每一个指标均制定了相应的发展规划，体现了世界城市大卫生理念的运用。

四是从系统绩效上看，北京卫生系统比世界城市薄弱的环节体现在反应性和人性化方面，医疗卫生机构对患者需求的及时满足和尊重问题的重视程度存在较大的差距。

（二）北京建设世界城市卫生服务体系的基本方略

1. 确立国际化战略发展思路，进行世界城市卫生服务体系专题研究。

建设世界城市的卫生服务体系，将涉及城市学、经济学、政治学、社会学、卫生学、人口学、环境学、规划学、教育学、人才学、信息学等多学科的研究，需要对已成为世界城市、国际大都市卫生服务体系的优劣进行分析对比，提出适合北京这一具有3 000年建城史、800年建都史的"国家形象、国际城市、文化名城、宜居城市"的卫生服务体系和多项数据指标。

2. 制定北京卫生服务体系未来发展规划，加强卫生医疗服务设施、机构科学布局。

建设世界城市的卫生服务体系要渗透到城市建设规划中，将医疗设施和机构配置纳入社区配套管理的必要条件，并确立其不可或缺的重要地位；将医疗卫生服务人员配置纳入区域社会发展和保障体系的必要条件，并确定相对稳定的合理比例。

3. 整合首都卫生、医疗、教育、保健等资源，建设适应世界城市卫生服务体系的专业化、职业化队伍。

北京市医学教育资源丰富，现有高等医科类院校四所，分别是北京大学医学部、北京协和医学院、北京中医药大学和首都医科大学，均为国内知名大学且办学历史悠久，专业覆盖面广，教学质量高，每年为我国输出大量医学人才。同时，北京市专门成立北京市继续医学教育委员会，对卫生技术人员实行继续医学教育制度。

卫生与教育主管部门应共同研究和制定北京市医学教育发展的战略规

划，整合现有医疗卫生教育资源，实现资源条块分布，使卫生事业和医学教育事业紧密结合、协调发展；进一步优化资源配置，提高办学质量和办学效益，解决不同层面的医学人才需求矛盾；建立人才流动机制，充分利用高等院校的教学质量与知名度，合理设置人才入口与出口，建设适应世界城市卫生服务体系的专业化、职业化队伍，进一步辐射全国。

(三) 构建世界城市卫生服务体系的具体举措

建设世界城市，北京卫生事业要在健康指标、技术能力、服务水平等方面达到一流或者国际较为先进水平，部分领域具备领先能力。

1. 加快推进覆盖城乡的基本医疗卫生制度建设。

就北京市卫生工作而言，建立基本医疗卫生制度的难点不在医疗资源丰富的城区，而是在农村。可以说，农村地区建立基本医疗卫生制度之日，就是覆盖城乡的基本医疗卫生制度建立之时。为此，要建立城乡一体化的基本医疗卫生制度，必须加快落实《关于推进北京市农村基本医疗卫生制度建设工作的若干意见》确定的各项任务目标，补齐农村卫生这块"短板"。

——推进基本医疗卫生制度建设，主体责任在各级政府。胡锦涛总书记在 2010 年 5 月 8 日中央政治局第二十次集体学习时强调"建立健全覆盖城乡居民的基本医疗卫生制度，为群众提供安全、有效、方便、价廉的医疗卫生服务，是党和政府义不容辞的责任"。

——推进基本医疗卫生制度建设，载体和平台是农村三级医疗卫生服务网络。区县、镇乡、行政村三级医疗卫生机构及其运行管理制度构成了农村卫生服务体系。镇乡、行政村两级为农村基层卫生服务的主体。

——推进基本医疗卫生制度建设，核心是基本医疗卫生服务项目。市委、市政府文件规定的首批免费项目共计 30 类 122 项，内容涉及公共卫生和基本医疗。政府对镇村两级基本医疗卫生项目进行合理补偿，其中村级基本医疗卫生服务免费项目实行政府购买，统一纳入对乡村医生的考核内容；镇级基本公共卫生服务项目及基本药品的零差率政府购买，作为对服务提供机构的考核内容。

——推进基本医疗卫生制度建设，保障市、区两级财政的投入。政府对农村基层医务人员待遇、日常业务、基本建设、设备购置、人才培养、信息化建设、重大公共卫生事件等工作经费应予以重点保障。此外，通过专项投入、购买服务、转移支付等方式，构建区县为主体、市级为补充的卫生投入机制。

2. 合理规划和调整卫生资源配置。

依据《北京城市总体规划》，参照现行行政区划建制，规划并明确三、二、一级医疗机构和服务站（村医务室）职责和服务功能，确保城乡居民基本医疗卫生服务可及和优质卫生资源在一定范围内可及。

——加快合理设置三级医院的规划建设。三级医院提供高水平专科性医疗卫生服务和执行高等教育、科研任务，重点承担全市范围内及外地来京的疑难危重病人的诊治任务。北京地区的三级医院还要按照中央对北京市的要求提高"四个服务"的能力，担负起对基层医疗机构的疑难重症会诊和为基层培养骨干人才的任务。

目前，北京市三级医院的配置，是在 20 世纪 70 年代按照常住人口800 万人设计的，而现在人口已经翻了一番，近 1 800 万；此外，三级医院不仅服务北京，而且面向全国。据抽样调查显示，全市三级医院中外地患者的门诊量约占 30%，住院量约占 40%。在本市区域卫生规划中，医疗机构总编制床位配置标准平均为 5 张/千人口，那么，实有 90 100 张病床也仅仅能满足 1 755 万人口的就医需求。从医务人员的配置上，按照 1.5~2.0 人/床的配置标准，现有 16 万卫生技术人员（其中还包含公共卫生人员）基本只够服务本市常住人口。但对于三级医院门诊 30%、住院 40%比例的外来就医人口来说，显然缺口很大。2009 年，北京市三级医院实有床位 38 306 张，按比例计算，服务外地病人床位 15 322 张。也就是说，尚需要增加 15 322 张床，同步增加医务人员 3 万人，才能基本满足北京和进京就医人群的就医需求。按照 1 000 张床位的规模计算，需要增加三级医院 15 家。

为满足社会发展需要，应当加快合理设置三级医院的规划建设。一是参照首都增加人口数量和三级医院承担的非本市住院病人的比例，核定需增加的床位、机构与人员；二是利用首都医疗资源的优势，大力推进名院到郊区办分院的进程；三是积极制定支持鼓励政策，吸引社会资金投资建设三级大医院。

——有选择地发展区域二级医院。二级医疗机构在郊区县是区域医疗中心，是三级卫生服务的龙头。可以根据辖区百姓的实际需求，发展一些基础较好的二级医院，将其做大、做稳，使其充分发挥对三级医院的分流和疏导作用。发展一些有潜力的专科医院，做精、做强，合理承担不同疾病人群的诊疗责任。在发展区县级医院的同时，允许医疗需求较高地区或中心镇地区建设二级医院，既分流区县级医院的就医人群，又方便农村居民就医。

在床位设置上，参照现有常住人口数量，以 5.5 张/千人口为上限，以 4.5 张/千人口为下限。区县级医疗机构按服务人口数量，修订 1990 年市编办和市卫生局下发的《市区县医疗卫生机构人员编制标准》。区县级公共卫生机构人员编制数，应按不低于国家规定的地市级标准予以核定和补充。区县级卫生机构准入标准，应招录具备大学以上学历，硕士研究生应占一定比例的医务人员，重点学科带头人及重要技术岗位人员应具备正高级职称资质。

城区的二级医院，根据周边医疗机构设置情况、实际运行情况和百姓就医需求，或继续按照二级医院运行，或转型为专科医院，或转型为主要承担公共卫生任务的机构。

3. 强化基层卫生服务体系功能。

基层医疗卫生机构由镇（街道）村（居委会）两级卫生机构组成。按照初级卫生保健提出的医疗卫生服务可及性标准，要确保百姓身边有符合相关资质的医疗卫生机构提供常见病、多发病的诊疗服务。同时，在应急响应方面，应能够满足群众的急诊、急救需求。

——床位设置。承担基本医疗任务按照需求设置床位的镇乡医疗卫生机构，按照 1.2 张/千人口的标准，可根据不同区域适当提高或降低标准。镇乡医疗卫生机构与属地其他综合性医疗机构的床位规模总和应达到 2 张/千人口，不超过 3 张/千人口。其他基层医疗卫生机构按需求设置一定数量的观察床。

——人员配置。按照服务功能，综合考虑服务半径、地理环境或交通状况等多方面因素，核定公共卫生、全科医疗服务及基本医疗服务岗位的编制。尽快建立农村基层卫生人员补充机制。1981年以来，本市乡村医生从11 820人减少到5 657人，减少了6 163人，约52.1%。乡村医生退出后，有些村庄在没有政府医疗机构及时补充的情况下，实际形成医疗卫生服务的"空白村"。应依据镇村两级卫生机构承担的职责，在核定机构编制基础上，确定并实施引进、培养专科全科人才规划，制定培养新时期乡村医生途径，以确实提高基层医疗卫生服务能力。

——医疗卫生机构职能建设。与城镇社区卫生机构相比，农村乡镇医疗卫生机构在强化公共卫生职能的同时，不能弱化基本医疗职能。尤其是较为偏远、优质医疗资源相对匮乏的地区，应结合属地区域医疗中心的服务辐射能力，综合考虑服务人口、经济发展水平、地域特点等因素，根据实际需求拓展服务范围，增强乡镇医疗卫生机构的综合服务功能，满足农村居民就近就医需求。

——提高基层服务能力。（1）完善收支"两条线"管理政策。现行收支两条线管理政策，在一定程度上保证了基层医疗卫生机构的公益性，但存在着人员工资、公用经费及业务成本核算没有统一标准，绩效工资额度偏少、缺乏激励等问题，应尽快加以完善。一是在人员待遇标准核定上，要根据经济的发展水平、承担改革任务的程度，确定动态增长机制，充分体现医务人员的服务绩效。二是在服务成本核算方面，要按照实际支出予以保障，充分考虑服务半径、地理区域特点等因素，鼓励医疗机构结合实际多为百姓提供服务。三是探索多渠道投入机制。如基层医疗机构承担的相关部门赋予的职责，应分别予以经费支持以及医保资金的购买服务等。四是给予管理者在人、财、物等方面一定的管理权限，搞活内部分配和激励机制，确保机构发展的活力。（2）通过政策引导，加大综合医院与基层医疗卫生机构的分工协作力度。为促进有序就医格局的形成，要鼓励和引导优质医疗资源向基层流动。有效运用财政手段，将对口支援、晋升职称、基层锻炼等政策落实，鼓励综合医院通过各种形式对基层医疗卫生机构在人才、技术、管理等方面的帮扶，引导高级人才和高科技的下沉，弥补优质医疗资源匮乏地区的不足。通过一系列举措，缓解群众对基层医疗机构的信任危机，吸引居民自动就近就诊，扭转卫生资源利用效率失衡的状况。

4. 建立设计公平、保障适度的医疗保障制度。

群众感觉医药负担仍然较重，说明政府的保障制度还不尽完善。在国家的方针政策框架下，应考虑结合北京的实际，建立覆盖全人群的设计公平、保障适度的医疗保障制度。

——坚持医疗保障制度的公平性设计。坚持医疗保障制度设计的公平原则是国际惯例，按需分配医疗服务资源，按能力筹集医疗保障基金，优先解决发病率高但相对支付能力低的大多数人群的基本医保问题。在医疗保障制度的设计上，一是应按照年医疗保健费用支出的不同标准，确定不同人群的筹资额度。二是在筹资结构上，一般个人缴费金额占人均筹资标准的 20%～40%。三是在医药费用分担上，个人医药费用负担比例一般控制在总费用的 15%～25%，理想实际补偿率控制在 75%～85%。

具体来讲，北京市正在筹划建立城乡居民统一的医疗保障制度，按照以上制度设计规则，也就是说要根据农村居民和城镇居民相差较大的医疗消费水平（按照表 3—3 的统计数据，农村居民年医疗保健费用不足城镇居民的一半），确定不同的筹资标准，个人缴费标准也应根据不同的收入标准来核定，政府补贴也同时调整。农村居民和城镇居民虽然筹资标准、个人缴费标准不同，但享受程度上须一致。

——强化医疗保障制度的政策引导作用。北京市新农合的运行情况证明，医疗保障制度的设计对百姓就医有明显的引领作用。为促进基本医疗保障制度健康发展，可通过降低或免除基层医疗卫生机构补偿起付线，提高补偿比例等政策引导就医流向，加大基层医疗机构对常见病、多发病的诊疗服务量，通过卫生服务与医疗保障统筹协调，促进基层服务能力和水平提高。对于强制首诊在社区的做法值得商榷。

——保障制度惠及流动人口。根据本市常住人口多的状况，为充分体现首都的胸怀和稳定社会秩序，应允许居住一定时间以上、在本市有较为固定住所和稳定工作的人员，按照不同的人群自愿加入本市各自的医疗保障制度，可适度提高个人缴费标准，确保首都城乡所有居民应保尽保。

综上所述，为推进北京迈向世界城市的卫生服务体系建设，我们需要冷静理性地思考和解决卫生工作中存在的突出问题，既要客观分析问题，提出应对措施，又注重从发展变化的形势中把握发展机遇。要根据市委、市政府建设世界城市的发展目标，适应对首都卫生工作的新要求，继续弘扬"高标准、高水平、创一流"的北京奥运精神，在做好"四个服务"的同时，放宽眼界，提高层次，创造性地建设现代化中国的首都和彰显东方文化的世界城市，更好地服务国际组织总部、国际会议、高端企业和人才，扩大对外交往与国际合作，提升整体医疗卫生服务水平。

通社会：关于社会进步评价指标的孔见 [*]

  首先，说说对"社会进步"这种表述的一点见解。按照社会学的看法，"进步"这个词本身是一个包含着很明显的价值判断的词。按照德国著名学者、现代社会学家奠基人马克斯·韦伯的见解，作为一项严肃的学术研究，首先要在研究的过程中做到价值中立，尽量避免价值判断。好在我们的研究只是涉及指标评价体系，并不想在某具体指标中究竟向哪个方向上的变迁是进步上具体纠缠。而且，作为为决策参考的研究课题，其本身事实上就有鲜明的价值判断，与严格意义上的社会学研究也有很大的不同。

  之所以在开头先做如上说明，一是想说明"社会进步"作为学术研究的课题，这个提法似乎有其内在的悖论。二是想指出，越是这样，我们在研究之初越要对这个概念明确界定，否则，做出来的东西很难在学术上有足够的影响力。

  或许有人会认为，我们这个概念只要按通常的理解方式去理解就可以了，但其实通常的观点也是有明显倾向的，很多指标最终都是指向了"现代化""西方化"或者本土色彩很浓的"小康社会"。我们也没有必要刻意在这些评价体系中标新立异，但一定要注意综合，并且合理赋予它们在综合评价中的权重。

---

  * 2004 年中国行政管理学会邀请笔者参加"江门市可持续发展战略研究"社会进步分课题，笔者在考察了广东省广州、东莞、江门等地后，起草了《关于社会进步评价指标的个人见解》一文。

笔者在参考海外文献，结合北京、广东、上海各级政府部门访谈的基础上，思考、设计了一个评价框架，分成三大体系三级指标：经济发展绩效、社会运行质量、可持续发展潜力（环境、资源、人口），分别赋值为 20、60、20，共计 100 分。具体指标和子指标体系及其赋值如表 3—4 所示：

表 3—4　　　　　　　　　　社会进步评价指标

一级指标	二级指标	三级指标	权重
一、经济发展绩效（权重 20）	1. 经济总量及增速（权重 10）	（1）经济规模：GDP & 人均 GDP	5
		（2）经济增速：GDP 增长率 & 人均 GDP 增长率	5
	2. 经济结构（权重 5）	城市化程度 & 第三产业增加值占 GDP 比重	5
	3. 经济发展效率（权重 5）	（1）社会劳动生产率	3
		（2）财政收入及增速	2
二、社会运行质量（权重 60）	1. 社会综合环境（政府执政效率、民主法制环境、社会保障水平及抵御风险能力、社会平等程度）（权重 15）	（1）刑事案件发案率（一）[①] & 破案率	3
		（2）万人律师人数	3
		（3）三保基金统筹人数占全部从业人员比例指数	3
		（4）基尼系数（一）	3
		（5）年考取普通高校学生男女性别比（一）	3
	2. 人居生活舒适度（权重 15）	（1）恩格尔系数（一）	3
		（2）城市人均住房建筑面积和农村住房面积（按城乡人口比加权）	3
		（3）人均公路里程	3
		（4）人均生活用电年增长量	3
		（5）新生儿死亡率（一）	3
	3. 人文发展氛围（权重 15）	（1）平均受教育年限	3
		（2）城镇居民人均教育费支出	3
		（3）农村学生普通高校入学率	2
		（4）人均报纸拥有量	2
		（5）有线电视入户率	1
		（6）人月平均阅读经典名著时间	4
	4. 科技创新空间（权重 15）	（1）年专利申请变动量	3
		（2）科技事业费占财政支出比例	3
		（3）新产品销售收入占全部收入比重	3
		（4）企业研发经费支出	3
		（5）社会信息化指数[②]	3

续前表

一级指标	二级指标	三级指标	权重
三、可持续发展潜力（环境、资源、人口）（权重20）	1. 环保综合指数（权重8）	（1）污染排放限制：废水、固体废物、二氧化硫排放总量（一）	3
		（2）污染处理：城镇污水处理率	2
		（3）环境改良：城市人均绿地面积 & 森林覆盖率	3
	2. 资源（权重6）	（1）开采比例	2
		（2）利用效率	4
	3. 人口（权重6）	（1）平均预期寿命	3
		（2）人口自然增长率	3

注：① （一）表示负向指标。
② 社会信息化指数＝∑人均计算机台数＋日均搜索引擎使用次数＋周平均电邮接收数＋月平均软件安装数。

以上指标体系可以作为卫生之道、国民要有康乐环境的一种参考。

通科研：关于"北京大学中国社会健康发展跨学科研究中心"（直属实体）机构设置的请示

尊敬的许校长钧鉴：

党的十六大提出构建和谐社会的战略目标，是我国新时期的重要任务。新一届政府按照科学发展观的要求，提出了以人为本的施政理念，制定了一系列统筹经济和社会发展、统筹城乡发展的重大决策。如何落实科学发展观和政府制定的各项方针政策，是当前政府工作中的一项重要任务。

为加强科学研究服务于社会，推动北京大学跨学科研究与发展，申请成立直属实体机构"北京大学中国社会健康发展跨学科研究中心"。

本中心以培育学科新的生长点，培养知识结构合理的复合型人才，成为党和政府决策的咨询地、一流学术成果的产生地、国内外学术交流的基地为目标和宗旨，作为引进国内外专家研究与开发社会与健康发展全息信息资源的开放平台，为固定人员创造高效的工作环境，与流动人员合作，特别是吸引高级专家学者从事合作、兼职研究，尝试以全新的科学管理模式和运行机制，应对社会与健康发展涉及的社会科学与公众健康前沿问题，重点是：

（1）承担国内外项目的科研工作，主要是对科教文卫体资源开发与利用方面的项目、活动开展专题科研。

（2）参与北京大学的教学科研项目。

（3）社会服务，构建国家管理社会的科学系统方案，为国家政府部门提供决策科学化、管理现代化的战略方案，为中央提供热点问题的咨询对策。

（4）人才培养，高素质的跨学科人才学术训练与专业（在职）训练。

（5）国际交流，加强与国内外学术界和实际管理部门的联系、交流和合作，共同推进学科的发展和现代化事业。

（6）起草中国制度性审查委员会（institutional review board，IRB）章程。

已具备的条件：有社会支持（国内外、校内外专家学者积极参与）、有科研项目。

提请批准设立。

附件（略）：

1. 中心成立的必要性

2. 中心目标和宗旨

3. 中心机构性质、组织结构、工作职能、资源需求

4. 中心已有的研究和经费

5. 中心拟开展的教学科研和社会服务规划

设智库：北京大学医学人文研究院健康与社会发展研究中心[*]

一、宗旨和目标

在北京大学的领导下，以培育学科新的生长点，培养知识结构合理的复合型人才，力争成为党和政府决策的咨询地、一流学术成果的产生地、国内外学术交流的基地。

二、工作职能

（一）承担国内外科教文卫体、医疗慈善项目的科研工作，重点是对科教文卫体资源开发与利用方面的项目、活动开展专题科研。

（二）参与和服务于北京大学有关的教学科研项目。

---

　*　笔者 2005 年 4 月初于北京大学办公楼拜会许校长，汇报领衔主持的国家哲学社会科学基金项目，介绍《大国卫生之论》书稿（许校长为该书题名），建议成立"北京大学中国社会健康发展跨学科研究中心 CSSS"（直属实体）机构。依校长指示，以电子邮件形式将关于"北京大学中国社会健康发展跨学科研究中心 CSSS"（直属实体）机构设置的请示发至校长信箱。两年零两个月后，2007 年 6 月 20 日，笔者与有志于社会健康发展领域研究的专家学者在北京大学医学部各级党政部门及领导的支持下，筹备设立全球健康与社会发展研究中心，2008 年正式挂牌，章程如 CSSS，仅更名而已，笔者担任该中心主任。鉴于我国当时尚无制度性审查委员会，倡议成立中国 IRB。

（三）为各级政府及其工作部门提供决策科学化、管理现代化的战略方案，为构建国家科学管理社会、促进协调发展的系统方案，为政府有关部门提供热点问题的咨询对策。

（四）提供高素质的全球健康与社会发展人才学术训练与专业训练，如领导学与卫生事业管理、全球健康与国际卫生、卫生外交、医学人类学、医学社会工作、医疗慈善等。

（五）开展与国内外学术界、行政管理部门以及其他具有政府职能的组织的联系、交流和合作，共同推进学科发展和现代管理体制。

（六）承担北京大学交办的科研任务。

（七）促进成立制度性审查委员会。

三、工作机制

作为引进国内外专家研究与开发社会与健康发展全息信息资源的开放平台，尝试以全新的科学管理模式和运行机制，应对社会与健康发展涉及的社会科学与公众健康前沿问题。为固定人员创造高效的工作环境；吸引高级专家学者从事合作、兼职研究；与社会有关专家学者合作等。实行主任负责制，每五年换届，由前任中心主任主持换届工作。

总顾问：彭珮云、韩启德

成员（按姓氏笔画排序）：马凤芝、王玥、王涛、王强、王向群、冯文、安金兵、刘瑞爽、刘继同、刘大川、刘友法、任明辉、孙宏玉、李芳、肖云盛、陆红、周云、郝徐杰、胡蓉、赵越、唐丽丽、徐伟忠、康小平、赖立里、魏继红等

中心主任：王红漫

中心副主任：范士明、陆杰华、唐士其、鄢盛明、张清敏

四、已具备的条件

（一）科研力量：目前有在社会科学数据调查方面受过严格训练、具

有多年经验、拥有研究生学位和高级职称，并具有事业心、组织和协调能力、服务和创新精神的北京大学在编研究人员；在读研究生。

（二）社会力量：国内外、校内外专家学者积极参与，有 WHO、WB、FDA、CMU、UNC、SSS 等机构的科研人员和专家愿意进行合作，并提供支持。

拟邀请中共中央政策研究室、国家发改委、教育部、卫生部、全国哲学社会科学规划办等机构以及中国中西医结合学会委员、中国博士后杂志特约评论员、中国人口文化促进会学术委员会委员、中国社会科学院老年社会科学研究中心特约研究员、中国行政学会研究员、世界银行 ASEM 赠款项目"加强中国农村贫困地区公共卫生规划"督导专家、国家自然科学基金评审专家、国家社科基金评审专家、九三学社北京市委及九三学社中央医药卫生委员会委员、社会与法制委员会委员等参加相关领域的工作。

2005 年 5 月起草，2011 年 5 月修订

通教育：读书为国家，学问为百姓

作为一个常谈常新的话题，中国高等教育传统教学模式近年来无疑站在了风口浪尖，因其教学模式单一、忽略了学生在学习过程中的主体地位、重专业轻人文，某种程度上禁锢了学生独立的思想和主动学习的能力，不断地经受着来自各方面的诟病和拷问，各种教学改革不断见诸报端，一时间来自世界各大名校的教育方法被广为传播，甚或追捧。

在这股大潮中，作为一线教育工作者，笔者（"笔者"这个词，请将它理解为和笔者一道，为大学教育的一般制度和根本精神而奋斗在教育一线的北京大学所有"太阳、蜡烛、人类灵魂的工程师"）更愿意成为冷静的思考者和踏实的践行者，与其临渊羡鱼，不如退而结网。

十八载的北京大学教学生涯，实感中国是不缺乏人才的，"红日初升，其道大光"，学生们从来都不缺少智慧和灵感，但这些还不足以承载他们在未来的成功，只有科学精神与人文情怀并重，把知识与实践相结合，才是成长成才的硬道理。

基于这样的思考，在北京大学各级领导的支持与关怀，以及师生齐努力共奋进下，1997 年笔者提出、倡导，2000 年躬身践行的"卫生国情教育"至今扎根在北大沃土上已经是第十五个年头了。历经不断的修剪和培育，正焕发出受到愈来愈令人瞩目的光彩。

"卫生国情教育"主要采用"教学—科研—服务社会、服务国家、服务民生"三维一体教学模式和"金苹果教学法"（告诉学生金苹果之所在，鼓励学生自己摘取象征智识的金苹果），指导北京大学校本部和医学部千人次本科生和研究生进行理论学习和社会实践、调查研究。横向上，带领学生实践团队先后到达全国 31 个省（自治区、直辖市）；纵向上，在对我国农村医疗卫生保障进行了近十年连续典型调查跟踪研究的基础上，自2008 年笔者提出"我国基本医疗保障城乡统筹的理论框架"以来，又在江苏、北京、辽宁、山西、重庆、山东、陕西、天津和河北等代表经济发展不同层面的全国多地开展"卫生国情教育"，并进行全民医保状况的跟踪调查。所指导的一届届青年学子展开了一次次"理论到实践，实践到理论"的学习接力，谱写了一首首动人的青春之歌。

本文萃取了笔者躬身 2000—2014 年教学所指导的"卫生国情教育"的实践过程和初步成效，并由此出发，介绍了执教 15 年以来，作为北大一名青年教师，在教书育人过程中的教学理论、育人理念、教学模式和方法，以及教学成果。

下面对理论与实践相结合，突出"读书为国家、学问为百姓"，体现教改理念、方法的"卫生国情教育"如何将课堂延伸到社会，将人文情怀融入专业教育，使学生的积极性主动性得以发挥，创造力得以展示的教育教学一体化做一小结。

15 年的卫生国情教育，每一次都分为前期准备、现场实践和终期总结三大部分。强调"三分上课、三分实践、四分读书"，突出智育、德育、体育、群育一体化。一是带领学生深入基层、了解民情，在田间地头、街头巷尾倾听老百姓真实的声音；二是师生既潜心域内也放眼世界，学习中央1 号文件、总理政府工作报告、世界卫生组织报告、世界银行报告、学术论文等国内外文献，关注医改、教改，关注民生，发现问题，在实践地探寻政府机关对相关政策的解读、医疗卫生机构的执行情况及生存现状，更好地了解区域社会民生建设成就和现存问题；三是服务民生、学以致用，让学生在参与式观察中贴近群众受教育、深入社会求真知，将书本知识、国际学术论文、国家政策条文、社会客观实际以及百姓的感受相结合，针对所发现的问题，提出可行的建议，做到学以致用。

需要着重强调的是，详尽阐释了"卫生国情教育"的要义和纳入通识教育的必要性的论文与演讲于 2012 年 5 月荣获"第七届北京青年教师教学基本功比赛（高校）高峰论坛论文评比"一等奖（此不赘述）；本文推出"卫生国情教育"的意义，远不止于医学教育，而是笔者就 18 年在北京大学政府管理学院、经济学院、数学科学院、公共卫生学院、医学人文研究院等院系教书育人的实践和体悟而提炼出的一份蓝本，蕴含了笔者关于大学如何避免形式主义、孤立主义，指导和帮助学生适应变动的社会，使学生不仅有生存能力，而且有崇高的价值观，适应国家战略需要，成为社会骨干和世界建设精英的教育理念和实践过程。意在把这种教育模式和理念形成可以推而广之的教育体系①，从而推动高等教育向培养通识博学，具有高度教养和全面发展的人才的方向迈出卓有成效的步伐。

一、前期准备——"兵马未动，粮草先行"

"卫生国情教育"突出教育教学一体化，每次的现场实践都是笔者所开设的"高级医学社会学""国际卫生与卫生国情概论"等课程的一部分。以"不愤不启不悱不发"为教学原则，强调"三分听课、三分实践、四分读书"。在每次出发前都提前数月指导学生开展大量的准备工作：

1. 前期利用休息时间，对不同实践团队中不同专业、不同年级的学生进行多次集体培训与个别指导，讲授卫生相关问题、社会学调查方法、统计分析方法等。

2. 指导学生通过阅读卫生保障相关书籍，阅读中央及当地政府工作

---

① 本文不包括体育教育的具体实践，只针对智识发展、文化体认、精神熏陶、人格养成、价值坚守、思辨训练、品味培养、批判意识、多元视角、联想思维、逻辑推理、创新能力、沟通能力、跨文化跨学科能力等人文、社会、科学素质教育。在"卫生国情教育"教学一体化里，社会实践本身就包含智育、德育、体育、群育四大方面，比如开展田野调查，很多学生从没去过农村，学生们晒黑了、结实了，也成长了，独立思考能力和社会责任感、团结合作精神都有了明显的增强。对于体育教育改革，笔者也提出了一孔之见，提出体育也应该属于素质教育重要的有机组成部分，射击、驾驶、划船、民族舞蹈等都应该成为现代中国体育教育的主要内容，指出就大学教育的一般制度和根本精神而言，大学教育要使学生比没有上过大学的人在家庭做子弟、在职场做员工、在国家做公民、在世界上适于生存和发展并进一步引领世界进步等方面应做得更好。

报告，查阅当地医保政策等方式，提前掌握调研地点的医疗卫生保障状况，充分做好理论与各项知识、方法的储备。

3. 在临行前安排全体同学进行调查现场模拟，强调安全注意事项。

4. 提前与实践地进行联系和协调，为学生现场学习的顺利进行打好基础。

5. 让学生们以自荐等方式轮流担任负责人，这个过程不仅给了学生权威性，也是对学生的锻炼，能提升其对团队负责的责任感，培养学生比学赶帮超的正能量。

6. 安全教育贯穿自始至终，安全预案如下：

安全第一，实践团成员必须高度重视社会实践的安全问题。为了预防安全事故的发生，特制定安全预案，全体实践团成员承诺遵守。

（1）每个成员必须树立安全意识，时刻注意人身财产安全，签署安全责任书，对自己的安全负责。

（2）实践团选出安全负责人，负责活动期间清点人数（如上下火车、汽车时），每天合理安排食宿、注意卫生，关注团队成员的身体健康状况和财产安全状况。

（3）实践团使用专项经费购买温度计、口罩等卫生用品。如果队员出现身体不适，应立即调配队员陪同就近治疗，并保持紧密联系。若出现严重病症，则停止一切活动。

（4）外出时携带便携医药箱，内含创可贴、绷带等各种应急物品和一定量的药品（防中暑药、晕车药、抗痢疾药等）。须携带紧急避险设备（指南针、地图、打火机、小刀、雨伞等），防止突发事件。

（5）问卷调查的地点集中在村庄和社区。原则上不独自入户调查。

（6）实践过程中注意交流礼貌，不与他人产生口角争执。

（7）严禁招猫逗狗；严禁涉水。

（8）团队活动要集体行动或者分小组行动，切忌单独行动。

（9）每个成员之间随时保持通信畅通，以便及时联系。每个成员必须携带全体成员联系方式，以防手机故障或丢失，一旦走失立即呼叫队友求助，两小时联系不到队员，立即暂停一切活动，联系当地群众一起寻找；

若四小时后还未联系到队员消息，应报警并与学校取得联系。

（10）出行的前一天晚上领队有义务上网查询第二天当地的天气状况并通知所有队员，如遇恶劣天气则取消行程，并提醒大家防暑、防寒。

（11）如果在实践过程中遇到偷窃、抢劫等紧急情况，优先保证队员人身安全，并及时报警。

（12）如果在实践过程中遇到洪灾、泥石流、雷电、地震等自然灾害，则取消本次实践活动。

教育教学一体化重点体现在：教导同学"爱国、爱人民并不是空泛的。要领会《孟子》中'老吾老以及人之老'的精神，从关心自己身边亲友的健康状态、医保情况开始，继而了解自己祖辈、父辈、同辈、子辈四代及家乡人的健康状况、医保情况（是否有医保？如有，满意吗？为什么？说明四代意见和建议，作为学子通过访谈父老乡亲、查阅文献总结和归纳问题和建议），进而将知识面扩展到爱天下人；要具备《大学》中'修身治平'的抱负，主张由近及远，由己及人，提高自身修为，管理好家庭，治理好国家，安抚天下百姓苍生"，"不能拿群众一针一线"，"要认真负责地对待每一份问卷"，"要有北大学子的良好风范"，对学生们的这些指导使得实践团的每一位成员意识到自己肩上的担子之重，以更坚定的决心、更认真的态度去对待实践活动的前期准备，积极参与调查培训与模拟训练，用知识丰富自己，用责任完善自我，为后期的实践活动打下了坚实的基础。

二、现场实践——"脚踏实地，实事求是"

（一）田野调查

带着"读书为国家，学问为百姓"的情怀，每一届的学生都不畏骄阳，不惧骤雨，不怕寒冷，深入田间地头、街头巷尾与当地百姓进行面对面、心贴心的交流，察民风、感民意、历民情，体验科学研究全过程。在田间地头，在市井民宅，在细雨微蒙中，在烈日骄阳下，在雪花飞舞中，在街头巷尾，在田舍农园，倾听百姓真实的声音，关切询问他们的医疗行为、对医疗保险的满意程度、对定点医疗机构的意见和建议等问题，了解当地医保制度的实施现状；并对村卫生室及乡镇卫生院的医生和管理人员进行深入访谈，了解当地医疗现状、卫生资源、人力资源、药品采购、补贴补助等方面的情况。学生们深入基层、急民所急、思民所想，在贴近群众、虚心向百姓学习的同时，也向百姓传递了党和国家的政策、健康卫生知识。刚开始时，学生们尝到了被拒的苦涩，也有过难言的困惑，但在实践中逐渐丰富了与人沟通的技巧、锻炼了说话办事的能力，积累的不仅是知识，更是对基层民情的了解；锻炼的不仅是能力，更是心系苍生的胸怀。学生通过实践所学的是书本中没有的知识，在做人做事做学问方面收获的成长是多方面的。

　　每日调研结束后，笔者按照教学计划和"当日事当日毕"的惯例，安排学生在调研地点及时交叉复查问卷，以便查漏补缺，完善问卷内容，提高问卷质量。每天晚上也都会对每一届学生们进行集体指导，安排学生及时总结、汇报在调研中百姓提出的问题和自己发现的问题，教导学生要通过研判辨别问题的真假，进一步深入究竟和思考解决问题的办法；并启发学生们运用横向思维对不同调查地点进行对比，运用纵向思维对同一地区不同年份的情况进行对比和分析，融会贯通，梳理异同，发现趋势。向研究生成员重点强调"更加要注重学术性，不能停留在简单的统计分析上，更要学会运用 logistic 回归分析、聚类分析、因子分析、判别分析、结构方程等高级统计学方法对调查数据进行科学研究"。同时指导学生及时整理、发布实践活动前方纪实报道，锻炼学生的文字和总结能力，传递北大学子青春正能量。

（二）访谈当地政府部门、医疗卫生机构

　　教学课堂也延伸到了政府部门、医疗卫生机构，带领实践团的学生们走进各级公立和私人医疗机构，各级卫生部门和人社部门，省政府、市委组织部、政府办，社区居委会，进行全方位的深入访谈学习。让学生在参与式观察中学习访谈与交流技巧，同时对国家选调生政策执行落实情况，医疗保障制度的具体实施情况，当地医疗机构的运行现状及有待解决的困

难，当地政府部门对卫生政策的解读及对卫生改革、教育改革的关切等有更深层次的了解，也发现和总结了一些问题，并留下了数万字的访谈记录。学生们收获到理论、知识与方法上全方位的提高。

（三）人文素质养成教育

此外，还借助调研平台对学生进行人文素质养成教育，安排全体同学参观调研当地爱国主义实践教育基地，缅怀革命先烈、爱国志士；欣赏当地自然人文景观，领略当地风土人情；参观当地历史博物馆，感受当地历史文化积淀。一方面激励学生们"作为北大学子，要有'奉献社会，服务百姓'的信念和责任。在战争年代，不畏艰险，为国牺牲；在和平年代，更要刻苦学习，服务百姓，为社会的进步和中华民族的伟大复兴贡献自己的力量"；另一方面在帮助学生了解地方民族文化、开阔眼界的同时，丰富人文素养、拓展知识面，培养爱国主义情怀，安排学生与优秀的选调生座谈，了解他/她们成长成才的过程，体会国家选调生政策的选调机制、对象、原则、条件、培养等，实现全方位的学习和成长。

三、终期总结——"稽古振今，至臻完善"

在每次实践结束后，每一位同学都用心完成访谈记录、指导记录和学习收获，对现场调研的文字、图像、视频等资料进行汇总整理。也会为学生们讲解调查问卷录入、分析数据等基本知识，并指导学生独立完成问卷编码、录入和分析，撰写实践报告，对实践过程中发现的问题进行总结、分析，通过对古今中外文献的学习，理论联系实际，为当地现行基本医疗保险、医疗卫生制度等提出有针对、可行的改进建议，努力做到"学问为百姓"。

四、媒体报道

实践活动多次得到学校网站，实践地报纸、电视台，官方微博、微信群等新媒体，以及全国性报刊的肯定性报道。

五、实践收获

在每一次社会实践中，学生们都是"三维一体"人才培养模式和"金苹果教学法"的真正受益者，体验了科学研究的一整套过程。

在实践前，相当于"开题"。学生们通过阅读相关书籍、学术论文和政府文件，在理论上有了一定的储备，对实践地现行的政策条文也有了一定程度的了解，到现场开展调研后不至于无的放矢。

在实践中，相当于"科研过程"。学生们将书本所学的知识在社会大课堂中延伸，聆听百姓声音，亲身感受各地医保政策的实施情况、老百姓的满意度，以及各级医疗卫生机构的生存现状，在教师的引导下主动学习，理论结合实践，不断获取新的知识。在对调研进行全程记录的过程中，学生们的文字表达能力也得到了锻炼。实践团中既有博士生、硕士生，又有本科生，不同层面的学生在一起总结、探讨、交流，相互取长补短，每一位成员都获得了不同方向和不同程度上的成长。

在实践后，相当于"得出科研结论"。学生们学会了对问卷进行编码、整理和录入，运用所学的统计学方法完成了数据的定量分析，撰写调查报告。学以致用，"在实践中学习，在学习中实践"，追寻成长成才之梦。

每届社会实践团的学生们都"怀着一颗感恩的心，虚心'向实践学习，向人民群众学习'，在社会大课堂中扩展眼界、磨砺意志、增长才干。'服务社会，服务百姓'，在与百姓的交流中察民意、感民风、历民情，珍惜北大的学习环境，'勤学明辨求真知，修德笃实建功业'，树立为国为民服务的责任意识和信念"，将书本所学的知识在社会大课堂中延伸，在田间地头、社区基层，亲身感受各地医保政策的具体实施情况、老百姓的满意度及其期望缴费和报销水平，以及各级医疗卫生机构的生存现状，在教师的引导下主动学习，理论结合实践，不断获取新的知识。通过实践团不同层面（不同专业、不同学制）的学生在一起总结、探讨、交流，相互取长补短，每一位成员都获得了不同方向和不同程度上的成长。每一次现场实践结束，学生们都行囊厚重，里面装载的不仅是沉甸甸的问卷，更多的是实践地群众对医疗卫生发自内心的关切、对医保政策的所知所感和对卫生改革的殷殷期待。

"读万卷书行万里路"，与出发前的紧张兴奋、跃跃欲试相比，学生们回程时多了一份沉静的深思。真正走出课堂、深入基层、扎根社会，不仅让学生丰富了知识、磨砺了意志、提升了能力，而且清晰地感受到了基层人民生活的疾苦、生计的不易和对改革的期盼。"牵挂民生、服务群众、奉献社会"，学生们更加明确了肩扛的责任。

在教师的指导下，学生们充分发挥主观能动性，连续取得多项荣誉，硕果累累。八年制医学本科生社会实践团队，连续六届获北京大学先进团队奖和北京大学医学部先进实践团队奖；先后有不同专业、学制的学生荣获北京市大学生社会实践集体最高奖、首都大学生社会实践先进个人奖以及北京大学"五四挑战杯"比赛二等奖、一等奖等。学生们更多的是收获知识、参与科研，科研能力明显提高；对我国的卫生国情有了亲身体会、对国际卫生有了认知，教师带学生们走过了4个二万五千里长征，学生们晒黑了，也结实了，身体素质、人文素质显著增强。"卫生国情教育"教育教学一体化为国家最高学府培养出了一批又一批既有专业知识又有人文素养的复合型人才。笔者担任导师指导毕业论文的学生，有的在北京大学、人民大学、香港中文大学、中科院、哈佛大学、斯坦福大学、哥伦比亚大学、密歇根大学、芝加哥大学、华盛顿大学、北卡大学、卡耐基梅隆大学等高等学府继续深造，攻读硕士、博士学位，有的在国家机关、科研院所、医疗医药部门、跨国医药公司机构等成为中坚，还有的学生已经获得研究员、副教授高级职称，也担负起了科研、教书育人的重任……对于出国留学的学生，笔者鼓励他们不负师长厚重栽培，通过国际学术交流与文化传播，促进中国与世界持续和有效的沟通，取得成就后要回国报效国家和人民。18年来笔者欣喜地看到博士生的成熟、硕士生的成长、本科生的进步，他们不断用知识丰富自己，用责任完善自我。

教师以"得天下英才而教之"作为自己的最大心愿和人生目标。在培养学生知识的同时，教师也从学生的进步中积累了教学的经验，并逐渐去磨炼一双识得"千里马"的"慧眼"，所谓教学相长，其乐无穷，真诚的付出一定会有收获。"卫生国情教育"的模式和方法得到教育部门、学校的重视和认可，指导教师先后获得北京大学优秀领队老师奖、北京大学"教书育人"教育先锋、首都"教学创新"教育先锋等荣誉称号。在助学寻梦、追梦和筑梦中，教师也实现了圆梦教育事业的人生目标。

六、"卫生国情教育"学子感言

我经常看到"看病难，看病贵"的描述，然而对于看病有多难这样的议题却不甚了解，这也一直是我心中的疑问。自 2008 年假期开始，我有幸参加了王老师主持的"卫生国情教育"系列实践活动，对这一议题有了真正意义上的了解。这一行，在区县政府卫生部门的会客室中，区医院的门诊室里，鸡鸣狗吠的乡间小道，所思所感所想依旧历历在目。至今我仍不能忘怀老师的"不能拿群众一针一线"，"为人民办实事，办好事"的种种教诲。参加工作后进一步深刻地了解到老师教诲的做人道理的重要性。"先做人，后做事"，只有摆正心态，脚踏实地，才能具备在这个社会立足最基本的条件。

——2006 级北大医学英语本科生/2011 级汇丰商学院研究生 吕凯

回想跟随王老师的这近一年，我觉得"胜读十年书"；老师的教导和所受的训练，将使学生受益终生！

首先是老师的教诲，弟子当终生不忘。老师不仅"传道授业"，而且以身作则，教给我们为人处世的道理。其次是受到了系统的科学训练。老师指导我们制定问卷、文献整理、实地调研、数据录入、统计分析，但却是不愤不启，不悱不发。再次是老师的人文教育，使我们从祖国文化中汲取营养，提高修为。最后老师强调祖国是我们永远的家，殷切希望我们无论求学何方，最终都要回到祖国，为复兴国家而效力。其实老师为我们上人文课，一方面是希望我们从中有所体悟，另一方面也是因为文化是国家之魂；作为下一代接班人的我们必须将灿烂的中国文化传承下去。

——2007级北大元培学院本科生/2012级美国斯坦
福大学硕士研究生 陈韵竹

对我而言，本次关于医疗政策研究的最大收获在于完整地经历了科研过程。从阅读文献，设立题目，到设计问卷，分析数据，每一步都是亲历亲为，让我深刻地体会到"纸上得来终觉浅，绝知此事要躬行"。王老师在学术和做人上的教诲都让我受益匪浅，非常感谢老师的关心与教导。

——2007级北大数学学院本科生/2012级美国密歇
根大学直博生 王海

很荣幸参加了"卫生国情教育"教育教学一体化毕业论文项目组，并被纳入数学人才基地的项目。以前从来没有想过自己会参与到社会学和公共卫生学的研究活动，如此的机缘巧合让我认识到了这一片重要而又广阔的领域。在王教授悉心的指导下，我从一个门外汉渐渐找到了门道。

正是这个项目，让我了解到公共卫生的许多现状和问题。很感谢王教授为我们提供走进田野调研的机会，让我看到了北京的医疗现状，拓宽了视野，增加了经历，也为我今后的学习和科研生活打下了基础。另外，通过这个项目，我了解了做学问的方法和态度，从如何查阅文献、开题研究到撰写论文。更重要的是，王老师对我们人文素养的培养，也让我在单一的学术生活中添加了色彩，提升了修养。潜心学习并提升素养，Learning by doing，doing by learning……这一切都将成为我一生宝贵的财富与珍藏。

——2007级北大数学学院本科生/2012级美国华盛
顿大学博士研究生 何妍君

非常感谢您能给我这样一个机会，在本科阶段的最后一年参与到如此有爱的集体中来。这个集体有您这样的师长，翩翩君子，风度气量令人折服。这个集体还有五位闪闪发光的同学，他们用言行举止影响着我，促我思考，助我成长。

我是最后加入集体的成员，起初确实有一些不适应，但当我真正融入其中时，我感叹于它的丰富多彩。从来不曾接触过一个学习环境，可以同时涵纳如此多角度的内容，您投注于其中的心血非常人可及。对于我暴露出的各种不足，您都耐心地纠正、及时地予以批评；当我取得一点点进步，您都会毫不保留地表扬，让我更有自信。可以感受到，您是真正爱学生的老师，在您身上我真的看到了无私奉献的精神。这十个月来的点点滴滴，收获和遗憾，都是一生的宝贵财富，我将永远珍藏。

——2007 级北大数学学院本科生/2011 级美国哥伦比亚大学硕士研究生 马昕

"读万卷书，行万里路"。深居象牙塔中求知的我们，尽管通过五年医学本科学习掌握了扎实的基础理论知识和技能，但囿于书本知识的局限，对于医学的社会属性知之甚少。硕士三年的"卫生国情教育"训练，使我在社会实践的大课堂中成长，并深刻认识到，医学的发展不但要探秘高、精、尖技术治病救人，还应将视线收回现实当中，倾听社会的声音——恤群众生活疾苦，明百姓真实所需。这正是一名公共卫生工作者的真正责任所在。

——2007 级北大预防医学硕士研究生 陈方方

犹记 2011 年暑期，虽为医学生但仍显懵懂无知的我们跟随王老师一起下乡走访，深入实践，在农民朴实的话语中了解基层医疗的现状，在与卫生政府官员的访谈中了解医保政策的走向。在十天左右的走访调查中，我们不仅学到了调研访谈的思路，开始明白大国卫生之难，更是感受到王老师这位被口口传诵的"红漫女儿"，作为一名学者严谨认真的科研态度以及心系国家医疗的情怀。而此后，老师更是给予了我多方面的谆谆教诲与鼓励。回念往事，感恩自己能有这份经历，感恩自己结识了老师，无论在以后的学习还是工作中，我会以这样的心胸与情怀激励自己，永远不偏离人生的正确方向！

——2009 级北大医学英语本科生/2014 级清华大学经济管理学院研究生 李梦月

　　"卫生国情教育"带给我的是获取知识的方法和对新知识的渴望，让我体会到从书本理论到社会现象，从感性认识到理性分析的升华。对政府、医院的访谈，锻炼了我的举止洒扫，于城镇、农村的调查里，唤醒了我的家国情怀。应用于卫生国情教育中的金苹果教学法，激发了我学习的主动性，让自主学习成为一种习惯。感谢教授育人之无私付出，也感谢同学相伴之幸福成长。

——2010 级北大医学英语本科生　庄昱

　　"卫生国情教育"社会实践让我走出象牙塔，在社会大课堂中学到了书本之外的知识，开阔了视野，锻炼了沟通能力，收获了同学的友情、家人的亲情和老师的恩情，教会我用感恩的心去体察和珍惜。一次实践的落幕并不是成长和收获的结束，与百姓真诚的交流和心灵上一次次的触动，增添了我对服务社会的责任和使命的担当感，让我不断告别浮躁与稚嫩，逐渐成长、成熟起来。

——2006 级辽宁师范大学政治经济学硕士研究生/
2011 级北京大学社会学博士研究生　于舒洋

　　参加"卫生国情教育"的四年时间里，一直感念于老师给予学生如此珍贵的学习机会，感恩于百姓的真诚交流和倾囊倾诉，感动于实践团队师生始终如一的严谨和认真，感慨于自己通过"在实践中学习，在学习中实践"积累了许多书本上没有的知识，感叹于在"读万卷书，行万里路"后的开阔视野，感受到了自己在做人做事做学问上的成长与蜕变，感触到了自己不断加深的"读书为国家，学问为百姓"责任感。路漫漫其修远兮，吾将上下而求索。

——2005 级山东农业大学营养本科生/2011 级北京
大学社会学硕士研究生　张敏怡

　　"始于挚爱，至于至善"，是王教授在本次实践中对实践团成员的指导，我将其作为实践心得，勉励自己"勿忘初衷，学以致用，读书为国家，学问为百姓"。

——2007 级湖南中医药大学临床本科生/2012 级北
京大学社会学直博生 王晓蕊

感念师恩，学生有幸参加三年"卫生国情教育"社会实践，得以走出课堂、深入基层、扎根社会。"读万卷书行万里路"，在社会大课堂中积累了书本上没有的知识、丰富了与人沟通的技能、更收获了宝贵的师生情谊。从中也学会了三个词，一是感恩，二是珍惜，三是责任。向百姓学习、求索世间民情，成长尚未结束，我们仍需前行。

——2007 级北京大学护理本科生/2012 级北京大学
社会学硕士研究生 陈燕婧

一周时光如白驹过隙般飞逝，蓦然回首，一路探寻，一路感念，一路有王老师细致入微的指导，一路有团员间亲如手足的相伴；田间地头村民的热情回应，街头巷尾百姓的真切诉说，临沂三院医改，渊子崖村抗日的跃动脉搏，虽已不在面前，却早已印刻在生命里。

——2010 级陕西师范大学日语本科生/2014 级北京
大学社会学硕士研究生 李聿淼

社会实践让我深刻体会到课题组在王老师的带领下身体力行地践行着做人做事做学问的宗旨：为天下立心，为生民立命，为往圣继绝学，为万事开太平。

——2006 级天津工业大学法学本科生/2014 级北京
大学社会学博士研究生 李扶摇

"当日事当日毕"，通过参与本次社会实践活动，我更加深刻地体会到了王老师和实践团同学的严谨负责的工作作风；这也是我即将开始的博士研究生学习以及我今后工作的做事准则。

——2014 级北京大学社会学博士研究生 张进瑜

通而不同：我国个性化
健康发展战略思考[*]

21世纪是生命科学的世纪，美国把人类基因组计划看作"与原子弹计划和阿波罗登月计划并称为20世纪人类三大计划"。基因资源的外流无异于把中华民族最根本的信息授予他人，以前瞻性角度，在某种程度上可以说基因运即国运、民族运、种族运，关系到中华民族的基因安全，关系到中国在未来世界的国际地位。

个性化健康服务产业定位于医学新领域，在我国已有20余年的发展历程，但受重视程度依然不够，满足国人的需要程度还处于较浅层面，主要面临两方面的发展困境：一是自主知识产权保护还存在漏洞；二是积极的商业行为和被动的战略思维存在矛盾。解决这些现实问题需要政府决策的引导与技术革新同步。

鉴于当前国内外形势，应加强对未来发展战略的主动建设实施，积极培养引进人才，把以基因组学和健康信息技术为基础的个性化健康产业，

* 2014年9月17—18日，笔者参加九三学社中央科学座谈会，落实会议"科研成果服务于国家战略需求，服务于民生"，跟踪科技前沿精神，应邵鸿副主席和参政议政部建议，结合笔者领衔主持的中国科学技术协会政策类研究项目"我国个性化健康产业化研究"而出版的《个性化健康管理》一书，节略形成《全球个性化健康服务产业发展现状》《国际个性化健康服务产业发展经验和教训》《我国个性化健康发展战略思考》3篇作为信息，呈递九三学社中央供领导参阅。2014年9月29日，《我国个性化健康发展战略思考》一文由九三学社中央参政议政部以"九三信息"第583期（总8881期）分送全国政协信息局，中央统战部一局、一局二处、研究室，九三学社中央主席、副主席、秘书长。

作为同 20 世纪 50 年代末到 60 年代中期"两弹一星"工程同等地位的国家战略，大力推动和重点发展。为此建议：

（一）人大常委会出台前瞻性法律与市场规范，保护公民的基因隐私权。制定健康相关法"母法"，明确保护公民生命健康权，给全社会各主体参与建设健康事业以清晰的法律地位，提供法律保护，解决由基因技术引起的在就业与健康保险方面的基因歧视问题，严格控制基因技术的使用范畴，只允许在医疗服务领域内使用。

（二）政府引导风险投资，国家整合基因数据。个性化健康服务及其衍生品领域风险极大，需要经过大量实验之后才能经过临床试验。政府应出台鼓励政策，在批准新药时增加审查药物基因组学资料的程序。国家积极吸纳风险基金进入分子标志物的发现、筛选阶段，与各资金来源共同分担风险，将我国个性化健康服务产业由以市场销售为主转变为以技术创新为主。

（三）加强分工协作与资源共享，良性发展。成立专门协调部门，形成法律、经济、医疗卫生等多部门合作机制；南北方研究机构共同协作，加强基础研究，包括功能基因、设备、制剂等，特别是功能基因组学研究，为临床应用的安全性与疗效性提供证据。建立国家级基因信息数据库，对已有国人遗传信息进行统一管理。构建健康信息系统，设置合理权限保护信息安全。通过设置合理的权限或者加密手段，使得医生、保险公司、科研机构、个人等通过健康信息系统得到部分信息，而不侵犯个人的健康信息隐私。开展临床医师基因组医学培训项目，建立标准化基因检测试点单位，提高检测质量，降低检测成本，形成良性发展机制。

（四）培养遗传咨询人才，推进健康体检向健康管理发展。开展个性化健康服务和遗传咨询的培训项目，建立遗传咨询人才认证体系，通过技能考试颁发资质认证。利用我国医疗卫生网络，在社区卫生服务中心开展遗传咨询培训项目，普及基因检测结果解读方面的知识，使社区卫生服务实现个性化，社区医生成为社区居民选择基因检测等个性化健康服务的主要咨询师，提高检测的科学性、合理性以及安全性。积极整合现有健康体检、健康管理资源，规范和发展健康管理、健康体检等市场，形成健康体检、临床治疗、信息保存、健康干预等一条龙服务流程，使原有的单纯体检服务向综合性健康管理服务发展；严格执行《健康体检管理暂行规定》，实现体检中心规范化、专业化。

（五）加强宣传，探索个性化健康服务与公益性服务相衔接。国家卫计委、国家食品药品监督管理局、国家商务部、国家疾病控制中心等应加强科学宣传，指导民众客观判断个性化健康服务。由权威部门在主流媒体渠道宣传，呼吁民众谨慎对待基因检测。国家卫计委、保险业共同规划，有步骤地将个性化健康服务纳入医疗保障体系，例如儿童白血病、恶性肿瘤、耳聋筛查等检测项目，对这些临床使用比较成熟的基因检测进行卫生经济学评价，将确有效果并且可以降低医疗费用的项目纳入医疗保险。鼓励商业健康保险发展个性化健康服务保险项目，将健康保险重点由被动接受医疗服务向主动寻求健康服务转变，使商业健康保险成为社会保险的补充。

通贯古今：卫生之道在卫生之内
更在卫生之外[*]

卫生之道在卫生之内，更在卫生之外，斯言源于笔者对道德的理解、对医事的认识。

什么是道，不同人有不同的认识，"道不可言，言而非也"是庄子的说法，而孔子则认为"天命之谓性，率性之谓道，修道之谓教"（《中庸》），这似乎与老子讲的"地法天，天法道，道法自然"不相合。但如果我们换个角度重新解读经典，把既讲自然，也讲人品糅合起来品道，就不难发现"道不远人"，即便老子也承认"道可道非常道"（《道德经》），道既有常道，也有非常之道。

古为今用，本文之要旨在于揭示卫生常道和非常之道。

对于"卫生"，大家应该知，也有所知，却又不甚知，或许有人会认为，我们对这个概念只要按通常的理解方式去理解就可以了，这恰恰是社会矛盾和群体利益冲突的原因之一，通常的观点有很强的倾向性，共识还未达成，越是这样，我们在研究之初越要对这个概念进行明确界定。

笔者认为，卫生是人类为疾病医疗、健康关怀提供必要的保障，既可以个人自给，也可以由群体和政府提供。在政策层面和法律意义上的个人卫生便上升为公共卫生。历史明白地告诉我们，公共卫生是农业社会向工业社会转型以后的产物，其诞生后在国家社会保障体系中始终占据极其重

---

* 2007 年冬月于北京大学文珍阁作。

要的地位。无论是个人卫生还是公共卫生，其常道就是国民要有贵生思想和康乐环境，更要有健康的习惯，需要国家、社会、个人形成合力，达到人与己、人与人、人与自然、人与信仰的和谐圆融，为本；非常之道就是求医问药、卫生改革，为末。

现实生活中人们把非常之道作为常道，以至于卫生事业似乎患上了"消渴症"（中医诊断的病名借喻，临床表现为"三多一少"，患者吃得多、喝得多、尿得多，还消瘦乏力），医疗仪式化凸显，人们一方面对医药和医疗仪器设备检查顶礼膜拜，政府和国民的投入均在增长，一方面又抱怨昂贵的医疗支出（经济可及性差）和看病难（地理可及性和/或技术可及性差）；于是乎，有医院和医生抱怨"谁动了我的'奶酪'"，有媒体为百姓"看病难"奔走呼号，有学者质疑"医疗卫生改革不成功"，甚至有人提出了颇具颠覆性的观点——"医院是合法的屠宰场"。

其实这不仅仅是某一国家和地区的卫生现象，翻阅卫生领域的文献，结合笔者近十年对欧、美、亚主要发达国家的实地考察，发现全球卫生水平还远未达到人们的预期，各国卫生发展都不同程度地桎梏于成本、渠道、覆盖率等难题，患者对医疗服务的不满日益加剧，效率低下的医疗体系、质量欠佳的医疗服务、看病难且贵的就医环境使整个世界卫生改革陷入泥潭，成为世界性难题。

如何走出困局？常道为体，非常之道为用，如前所述，"常道"，即国民要有贵生的思想、康乐的环境，更要有健康的习惯，这不仅仅是生理卫生的问题，也是心理卫生的问题；不仅是医药、体育的问题，也是德育和智育的问题，而且重在"育"。这里的"育"有两层含义：一层是正心诚意、修身，自觉自育；另一层是教育和教化，他觉，即在家庭和中小学乃至大学，教育应该避免形式主义、升学主义和孤立主义，充实青少年的生活内容，比如职业生活和公民生活（职业生活中包括生产技术与服务精神，公民生活里包括政治常识、民主精神、修辞能力和利用闲暇时间的方法，利用闲暇时间可以保健、审美，使生活更加愉快）——此乃卫生之道的基石。无基的卫生之道，其社会的表征只能是人人都在怨，却谁也怨不着。自育和他育在健康习惯中最重要的是：

（1）清洁——包括居室、衣被、家具、器皿和饮食都能保持清洁；饮食要讲求营养，更要注意节制，既不可暴饮暴食，也不可厌食。

（2）秩序——起居有常、作息有律，应四时之气，与自然和谐圆融。

（3）平秘——情感和理智能够保持和谐，中国传统哲学强调"阴平阳秘，精神乃治"，继承中国传统文化中礼、乐的精髓，礼的作用是节，节制情感，乐的作用是和，调和情感，亦即《中庸》之谓"喜怒哀乐之未发谓之中，发而皆中节谓之和"的人与人之中正仁和。

（4）信仰——它是社会的安定力，是人生哲学的基础，人没有信仰就失去人生的归宿，社会没有信仰就失去了社会的安定力。

非常之道即为医事。当今医事，深受西方哲学方法论的影响，其中苏格拉底和培根的方法论影响深刻。苏格拉底对于医事的最大贡献在于将医学的研究对象从对"宇宙"和"超宇宙"的虚妄研究拉回到了对"人"的研究。"人"的有限性决定了疾病和死亡的必然性，故抛开"人"而去穷究疾病和死亡的"宇宙"和"超宇宙"之源，只能是缘木求鱼。培根提出的归纳法是医事的主要研究方法。研究者和受众从一而再、再而三的事实中得出理性知识，然而归纳法存在逻辑不合理性。归纳法起源于对演绎法的批判，它具有概然的保证性，它的逻辑前提是相信联系的存在。文艺复兴讲以"人"为中心，但更强调人的意愿，即"I will, so I do"，而意愿（will）来源于人的需求（need），而需求来源于人的感觉（feeling）。现代医学恰恰产生于文艺复兴的"主感觉时代"。而归纳法的逻辑前提正是来源于这种感觉，以至于"医学已成为自身成功的囚徒"（波特），"大自然治病，医生只是助手"（希波克拉底），渐行渐远。

"我们若不更加深邃，定将更加复杂。我们将永远处于可能性的膨胀的视界之中心"（霍金），但愿我们的族群变得深邃，而不是复杂。东方哲学为此提供了跨越时空的认识论和方法论，早在春秋战国时代就谈到"夫道者，上知天文，下知地理，中知人事，可以长久"（《黄帝内经》），指出人要健康长寿，就要有知晓并应用天文、地理、人事的文化；东汉张仲景的《伤寒论》也提出"人禀五常，以有五藏"，强调"五常"即"仁义礼智信"，五德对人的五藏有长养作用；唐代孙思邈的《千金方》进一步指出"故体有可愈之疾，天有可赈之灾，圣人和以至德，辅以人事"……无一不指出圣贤道德文化对社会的稳定和身体的健康有双重作用，重视并强调"天、地、人"整体观和辩证观。

故，卫生之道在卫生之内，亦在卫生之外，在于心，亦在于行，相信随着自然科学和人文社会科学的发展和普及，贵生思想和康乐环境、健康习惯的普遍建立，人与己、人与自然、人与人、人与信仰顺随中道，和谐圆融内化为人类的价值取向，外化为行动，众生和医学都终将成"被解放的普罗米修斯"。

笔者姓王，姑且称之为王道，当然更希望李道、张道相继问世，百家争鸣，取精用弘。

附录1 调研情况节略

天津市

一、抽样地点及路线安排

表1 推荐路线及车次

地点	车次	历时	票价
北京—天津	C2203（07:02—07:40）	38分钟	二等座54.5元
天津—北京	［按实际结束时间到车站买票］ C2084（18:24—18:57）［参考］	33分钟	二等座54.5元
北京—武清	C2203（07:02—07:25）	23分钟	二等座38.5元
武清—北京	［按实际结束时间到车站买票］ C2238（18:14—18:38）［参考］	24分钟	二等座38.5元
北京—蓟县	四惠长途客运站， 乘坐到蓟县的长途汽车	1小时30分钟	40元
蓟县—北京	蓟县客运站， 乘坐到北京的长途汽车	1小时30分钟	40元

表2 调研地点及交通路线

调研地点	社区/农村	编码	交通路线
西青区	溪秀苑社区	152000100101001	西土城（地铁10号线）—海淀黄庄（地铁4号线）—北京南站—天津站（672路）—溪秀苑 ［早晨注意北京各地铁线路首发时间］
	邢庄村	152000100102001	溪秀苑社区北门（步行530米）—邢庄村

续前表

调研地点	社区/农村	编码	交通路线
武清区	翠景园社区	152000100201001	西土城（地铁 10 号线）—海淀黄庄（地铁 4 号线）—北京南站—武清站—武清城际铁路站（739 或 564 路）—顺驰小区站（步行 230 米）—翠景园社区 [早晨注意北京各地铁线路首发时间]
	小王村	152000100202001	翠景园社区（步行 270 米）—顺驰小区站（武清 13 路）—小王庄站（武清 12 路）—小王村
蓟县	三府社区	150600100306001	西土城（地铁 10 号线）—国贸（地铁 1 号线）—四惠站（步行 10 分钟）—四惠长途汽车站—蓟县客运站（531 路）—蓟县图书馆站（步行 400 米）—三府社区 [早晨注意北京各地铁线路首发时间]
	东北隅村	150600100305001	三府社区（步行 630 米）—东北隅村

二、样本量计算

表 3   样本量计算

		总体		样本
		频数	百分数（%）	频数
性别△	男	6 040	49.72	298
	女	6 109	50.28	302
年龄△	0～14 岁	1 359	11.19	67
	15～64 岁	9 399	77.36	464
	65 岁及以上	1 392	11.46	69
教育程度△	未上过学	292	2.52	15
	小学	1 894	16.35	98
	初中	4 242	36.63	220
	高中	2 483	21.44	129
	大专及以上	2 670	23.06	138
医保类别▲	城镇职工	493.10	49.24	295
	城乡合作	508.40	50.76	305
	城镇居民	328.23	32.77	197
	农村居民	180.17	17.99	108

△：2013 年全国人口变动情况抽样调查样本数据，抽样比为 0.822 2%；单位：人。下同。

▲：单位：万人。下同。

资料来源：《中国统计年鉴 2014》。

三、政策查询（2014 年）

（一）城镇职工基本医疗保险

1. 筹资标准。

（1）职工按上一年月平均工资的 2% 缴纳基本医疗保险费。

（2）用人单位按职工缴费工资基数之和的 9% 缴纳基本医疗保险费。

2. 报销比例。

报销类别	人员类别	起付线	报销比例（%）		封顶线
			5.5 万元以下	5.5 万～15 万元	
门诊特病	在职	1 300 元	85	80	15 万元
	退休		90	80	

报销类别	人员类别	起付线			报销比例（%）		封顶线
		一级医院	二级医院	三级医院	5.5 万元以下	5.5 万～15 万元	
住院	在职	800 元，二次及以上 270 元	1 100 元，二次及以上 350 元	1 700 元，二次及以上 500 元	85	80	15 万元
	退休				90	80	

（二）城乡居民合作医疗

1. 筹资标准。

人员类别	筹资标准	个人缴费	政府补助
学生儿童	580 元	60 元	520 元
成年居民	1 130 元	610 元	520 元
	520 元	830 元	310 元
	520 元	600 元	80 元

2. 报销比例。

（1）学生儿童。

项目	起付线			报销比例（%）			封顶线
	一级医院	二级医院	三级医院	一级医院	二级医院	三级医院	
住院	500 元	500 元	500 元	80	70	60	18 万元
门诊特病	500 元	500 元	500 元	65	60	55	18 万元

（2）成年居民。

项目		起付线			报销比例（%）			封顶线
		一级医院	二级医院	三级医院	一级医院	二级医院	三级医院	
住院	1 130 元	500 元	500 元	500 元	80	70	60	
	830 元	500 元	500 元	500 元	75	65	55	
	600 元	500 元	500 元	500 元	70	60	50	18 万元
门诊特病	1 130 元	500 元	500 元	500 元	65	60	55	
	830 元	500 元	500 元	500 元	60	55	50	
	600 元	500 元	500 元	500 元	55	50	45	

北京市

一、抽样地点及路线安排

表 1   调研地点及交通路线

调研地点	社区/农村	编码	交通路线
大兴区	西红门社区	150600100303001	西土城（地铁 10 号线）—海淀黄庄（地铁 4 号线）—西红门
	大臧村	150600100304001	西红门（地铁 4 号线）—天宫院（兴 44 路）—大臧村
昌平区	太平家园社区	150600100302001	西土城（地铁 10 号线）—惠新西街南口（地铁 5 号线）—天通苑南（步行 550 米）—太平家园
	香屯村	150600100301001	天平家园（步行 550 米）—天通苑南（地铁 5 号线）—天通苑北（537 路）—昌平肖村站（步行 570 米）—香屯村
顺义区	裕祥花园	150600100306001	西土城（地铁 10 号线）—北土城（地铁 8 号线）—奥林匹克森林公园（地铁 15 号线）—花梨坎（顺 42 路）—裕祥花园
	楼台村	150600100305001	裕祥花园（空港 3 路）—天竺村（空港 3 路区间）—楼台村

二、样本量计算

表 2   样本量计算

		总体		样本
		频数	百分数（%）	频数
性别△	男	9 047	51.83	311
	女	8 407	48.17	289
年龄△	0～14 岁	1 732	9.92	60
	15～64 岁	14 225	81.50	489
	65 岁及以上	1 498	8.58	51
教育程度△	未上过学	278	1.67	10
	小学	1 692	10.16	61
	初中	4 496	27.01	162
	高中	3 321	19.95	180
	大专及以上	6 859	41.21	247
医保类别▲	城镇职工	1 354.80	76.57	459
	城镇居民	160.10	9.05	54
	新农合	254.40	14.38	86

资料来源：《中国统计年鉴 2014》。

三、政策查询（2014 年）

（一）城镇职工基本医疗保险

1. 筹资标准。

（1）职工按本人上一年月平均工资的 2% 缴纳基本医疗保险费。

（2）用人单位按全部职工缴费工资基数之和的 9% 缴纳基本医疗保险费。

2. 报销比例。

报销类别	参保人员类别		起付线	报销比例（%）	封顶线	定点医院
门诊费用	在职	本市社区卫生服务机构就诊	1 800 元	90	2 万元	基本医疗定点医院中选四家医院为本人的定点医院。另外，可直接去 A 类医院、定点中医院、定点专科医院
		非社区卫生服务机构就诊		70		
	退休	70 周岁以下（非社区卫生服务机构就诊）	1 300 元	70	2 万元	
		70 周岁以下（本市社区卫生服务机构就诊）		80		
		70 周岁以上		80		

报销类别	参保人员类别	起付线	统筹基金支付 报销比例（%）			封顶线
			三级	二级	一级	
住院费用	在职	1 300 元	起付线～10 000 元 80	82	85	10 万元，大额互助 20 万元
			10 001～30 000 元 85	87	90	
			30 001～40 000 元 90	92	95	
			40 001～封顶线 95	97	97	
	退休	1 300 元	起付线～10 000 元 88	89.2	91	
			10 001～30 000 元 91	92.2	94	
			30 001～40 000 元 94	95.2	97	
			40 001～封顶线 97	98.2	98.2	

（二）城镇居民基本医疗保险

1. 筹资标准。

（1）城镇老年人缴费标准为每人每年 300 元。

（2）学生儿童缴费标准为每人每年 100 元。

（3）城镇无业居民缴费标准为每人每年 600 元，其中残疾人员、七至十级残疾军人缴费标准为每人每年 300 元。

（4）区县政府按照每人每年 460 元的标准给予补助，其中残疾人员补助从区县残疾人就业保障金中安排。

2. 报销比例。

报销类别	参保人员类别	起付线	报销比例（%）	封顶线	定点医院
门诊费用	城镇老年人	650 元	50	2 000 元	基本医疗定点医院中选 3 家医院和 1 家社区卫生服务机构为本人的定点医院。城镇老年人和无业居民门诊就医实行定点社区卫生服务机构首诊制度
	城镇无业居民、残疾人员	650 元	50	2 000 元	
	学生儿童	650 元	50	2 000 元	
住院费用	城镇老年人	1 300 元	60	15 万元	基本医疗定点医院中选 3 家医院和 1 家社区卫生服务机构为本人的定点医院。另外，可直接去 A 类医院、定点中医院、定点专科医院
	城镇无业居民、残疾人员	1 300 元	60	15 万元	
	学生儿童	650 元	70	17 万元	

（三）新型农村合作医疗

1. 筹资标准。

	顺义区	昌平区	大兴区
筹资总额	1 000 元	1 000 元	1 000 元
个人	100 元	100 元	100 元
中央财政	—		—
市政府财政	675 元	800 元	900 元
区政府财政			
乡镇集体	220 元	100 元	
村集体	5 元	—	—

2. 门诊报销比例。

	顺义区			昌平区			大兴区		
	起付线	报销比例（%）	封顶线	起付线	报销比例（%）	封顶线	起付线	报销比例（%）	封顶线
一级	100 元	50	3 000 元	200 元	55	3 000 元	以家庭为单位累积，按 50% 比例补偿，年度内封顶线为家庭成员参合数乘以 150 元		
二级	550 元	40		1 300 元	45	1 万元			
三级		35		1 300 元	40				

3. 住院报销比例。

顺义区			
	起付线	报销比例（％）		封顶线
一级	300 元	起付～20 000 元	75	
		20 001～50 000 元		
		50 001～封顶		
二级	1 000 元	起付～20 000 元	65	18 万元
		20 001～50 000 元	70	
		50 001～封顶	80	
三级	1 300 元	起付～20 000 元	55	
		20 001～50 000 元	60	
		50 001～封顶	67	

昌平区			
	起付线（一次）	起付线（一次）	报销比例（％）	封顶线
一级	500 元	250 元	80	
二级	1 000 元	500 元	70	18 万元
三级	1 300 元	650 元	55	

大兴区			
	起付线	报销比例（％）		封顶线
一级	100 元	101～1 000 元	80	
二级	1 000 元	1 001～10 000 元	70	
		10 001～40 000 元	75	
		40 001～封顶	80	18 万元
三级	2 000 元	2 001～10 000 元	40	
		10 001～40 000 元	50	
		40 001～封顶	55	

辽宁省

一、抽样地点及路线安排

表1　　　　　　　　　　调研地点及交通路线

时间	地点	历时	票价	交通路线
2015-06-03	北京—锦州南	3小时31分钟	二等141元	D29（7:00—10:31）
2015-06-03	锦州南—五三社区	1小时25分钟	公交2元	锦州南—南桥站（209路）
2015-06-04	五三社区—营盘村	1小时01分钟	公交5元	百货站—营盘村（10路）
2015-06-05	营盘村—明珠园社区	35分钟	大巴7元	营盘村—明珠园（巴士）
2015-06-05	明珠园社区—新庄子村	20分钟	大巴5元	乘坐城乡大巴到新庄子村
2015-06-06	新庄子村—华兴社区	39分钟	大巴5元	乘坐城乡大巴到华兴社区
2015-06-06	华兴社区—金屯村	15分钟	公交2元	华兴宾馆站—金屯（10路或213路）

二、样本量计算

表2　　　　　　　　　　样本量计算

		总体		样本
		频数	百分数（%）	频数
性别△	男	18 292	50.49	303
	女	17 939	49.51	297
年龄△	0～14岁	3 774	10.42	62
	15～64岁	28 756	79.37	476
	65岁及以上	3 701	10.22	61
教育程度△	未上过学	809	2.32	14
	小学	6 401	18.33	110
	初中	15 256	43.68	262
	高中	5 535	15.85	95
	大专及以上	6 924	19.83	119

续前表

		总体		样本
		频数	百分数（%）	频数
医保类别▲	城镇职工	1 624.79	37.69	226
	城镇居民	708.46	16.44	99
	新农合	1 977.11	45.87	275

资料来源：《中国统计年鉴 2014》。

三、政策查询（2014 年）

（一）城镇职工基本医疗保险

锦州市城镇职工医疗保险筹资分为个人和单位两部分，其中个人缴费为工资的 2%，单位缴费为工资的 7%；大额补充医疗保险个人缴费为每年 70 元，政府每人每年补助 15 元。灵活就业人员的缴费分为两档：高档按照在岗职工工资的 7% 缴费（有个人账户），低档按照在岗职工工资的 5% 缴费（没有个人账户）。具体的报销待遇见表 3。

表 3　　　　　　　　　　城镇职工住院报销

	一级	二级	三级
起付线	200 元	400 元	600 元
在职报销比例（%）	88	84	82
退休报销比例（%）	94	92	91
封顶线	基本 6 万元，大额 27 万元		

（二）城镇居民基本医疗保险

锦州市城镇居民基本医疗保险个人缴费为成人 280 元/年，未成年人 50 元/年。具体的报销待遇见表 4。

表 4　　　　　　　　　　城镇居民住院报销

	一级	二级	三级
起付线	200 元	300 元	400 元
报销比例（%）	50～65		
封顶线	基本 6 万元，大额 20 万元		

(三) 新型农村合作医疗保险

锦州市新型农村合作医疗保险的筹资为 310 元/人·年，其中个人缴费为 70 元/年，各级政府补贴 240 元/人·年。具体的报销待遇见表 5 和表 6。

表 5   新农合门诊报销

门诊	起付线	报销比例（％）	封顶线
村级	无	80	35 元
乡级		35	4 000 元
区级		35	

表 6   新农合住院报销

住院	起付线	报销比例（％）		封顶线
乡级	0	0～300 元	40	80 000 元；大病 70%；自付费用达 11 000 元以上由商业保险公司按 50% 保险
		301～2 000 元	75	
		2001 元及以上	50	
区级	0	0～400 元	40	
		401～5 000 元	75	
		5001 元及以上	50	
市级	600 元	45		
市级以上	800 元	35		

山东省

一、抽样地点及路线安排

表 1   推荐路线及车次

时间	地点	车次	历时	票价	住宿
2015-05-30	北京—莒南县	K51（23:06—10:11）	11 小时 05 分钟	硬卧 200 元	莒南
2015-06-01	莒南县—临沂	K52（17:57—18:35）	38 分钟	硬座 11 元	临沂
2015-06-02	临沂—日照	K633（19:55—21:40）	1 小时 45 分钟	硬座 21.5 元	日照
2015-06-03	日照—北京	K52（17:05—05:20）	12 小时 15 分钟	硬卧 215 元	

表 2   调研地点及交通路线

调研地点	社区/农村	编码	交通路线
莒南县	温泉社区	150200700101001	莒南站（步行 560 米，约 8 分钟）—温泉社区
	渊子崖村	150200700102001	温泉社区（城乡大巴）—渊子崖村
兰山区	南关社区	150200700201001	临沂站（11 路公交）—南关社区
	二十里堡村	150200700202001	南关社区（步行 490 米）—民生银行站（7 路公交）—临沂大学站（步行 1.9 公里）—二十里堡村
东港区	北小庄子村	150201600101001	沙墩一区社区（步行 630 米）—安泰水晶站（12 路公交）—市医院站（13 路公交）—北小庄子
	沙墩一区社区	150201600103001	日照站（步行 230 米）—火车站（3 路公交）—浮来春公馆站（步行 630 米）—沙墩一区

二、样本量测算

表 3   样本量计算

		总体		样本
		频数	百分数（%）	频数
性别△	男	40 928	50.95	306
	女	39 403	49.05	294
年龄△	0～14 岁	12 432	15.48	93
	15～64 岁	59 077	73.54	441
	65 岁及以上	8 822	10.98	66
教育程度△	未上过学	4 288	5.70	34
	小学	18 912	25.13	151
	初中	32 094	42.65	256
	高中	12 514	16.63	100
	大专及以上	7 445	9.89	59
医保类别▲	城镇职工	1 809.74	18.05	108
	城镇居民	1 838.19	18.33	110
	新农合	6 378.76	63.62	382

资料来源：《中国统计年鉴 2014》。

三、政策查询（2014 年）

（一）城镇职工医疗保险

1. 缴费：个人缴纳工资的 2%，用人单位缴纳 7%。

2. 住院报销起付线：一个医疗保险年度内，一、二、三级医疗保险定点机构的首次住院起付标准分别为 300 元、400 元、600 元；第二次以后分别为 100 元、150 元、200 元。

3. 住院报销封顶线：城镇职工基本医疗保险统筹基金最高支付限额为 18 万元。

4. 住院报销比例：按分段累进制报销：3 万元以内（含 3 万元）的报销比例在一、二、三级医疗保险定点机构分别为 90%、85%、80%；3 万元以上至 10 万元（含 10 万元）的报销比例为 85%；10 万元以上至 18 万元（含 18 万元）的报销比例为 90%。

（二）城乡居民基本医疗保险

1. 缴费。

（1）临沂：个人缴费标准为每人 100 元，政府补助标准为每人 360 元，共筹资 460 元。

（2）日照：按学制缴费并选择门诊统筹集体签约的在校学生，每人每年 30 元；本市户籍的其他居民每人每年 100 元。农村五保供养对象、城乡最低生活保障对象以及因病造成生活特别困难并经当地政府批准的其他人员，个人缴费部分通过城乡医疗救助等渠道予以资助。政府补助标准为每人 360 元。

2. 住院报销起付线。

（1）临沂：一级医疗机构 200 元、二级医疗机构 500 元、三级医疗机构 1 000 元。

（2）日照：实施基本药物制度的一级医疗机构 100 元，其他一级和二、三级医疗机构 500 元。

3. 住院报销封顶线。

（1）临沂：参保居民基本医疗保险统筹基金最高支付限额为 15 万元，同时可享受大病保险待遇，住院最高可享受 35 万元的报销。

（2）日照：基金年度最高支付限额为 30 万元，住院和特殊疾病门诊合并计算。

4. 住院报销比例。

（1）临沂：一级医疗机构 80%（定点基层医疗机构实行零差率销售的基本药物为 90%）、二级医疗机构 65%、三级医疗机构 55%。

（2）日照：一级医疗机构 80%（其中基本药物 90%）；二级医疗机构 70%（其中基本药物 80%）；三级医疗机构起付标准以上至 15 万元部分 55%，15 万元以上至年度最高支付限额部分 70%。

5. 门诊。

（1）临沂：参保居民在普通门诊定点医疗机构发生的政策范围内普通门诊医疗费用按 50% 比例支付，一般诊疗费按规定收取和报销，每人最高支付限额为 120 元。

（2）日照：参保居民在实施基本药物制度的乡镇、村、社区卫生服务机构就医，无起付标准，报销比例 50%，每人每年最高报销 150 元。

重庆市

一、抽样地点及路线安排

表 1 推荐路线及车次

地点	车次	历时	票价
北京—万州	K619（22：25—03：58）	29 小时 33 分钟	硬卧 353 元，硬座 206 元
万州—开县	万州国本汽车站，乘坐到开县的长途车	1 小时 30 分钟	25 元
开县—云阳	开县中心客运站，乘坐到云阳的长途车	1 小时 30 分钟	27 元

续前表

地点	车次	历时	票价
云阳—万州	云阳汽车客运中心，乘坐到万州的长途车	1 小时 30 分钟	25 元
万州—北京	K620（16：45—20：32）	29 小时 47 分钟	硬卧 353 元，硬座 206 元

表 2　　　　　　　　　　　　　调研地点及交通路线

调研地点	社区/农村	编码	交通路线
万州县	玉安社区	152300100101001	万州站（1 路公交）—欣宏大厦（步行 100 米）—玉安社区［凌晨到达万州站，无公交，须坐正规出租车］
	桑树村	152300100102001	玉安社区（向东步行 1 公里）—桑树村
开县	平桥社区	152300100201001	开县中心客运站（步行 2 公里）—平桥社区
	歇马村	152300100202001	平桥社区（5.3 公里，无公交，可打车）—歇马村
云阳县	莲花池社区	152300100301001	云阳客运中心（步行 390 米）—莲花池社区
	立新村	152300100302001	莲花池社区（乘坐开往仁和方向的公交）—立新村

二、样本量计算

表 3　　　　　　　　　　　　　　样本量计算

		总体		样本
		频数	百分数（%）	频数
性别△	男	12 494	50.97	306
	女	12 018	49.03	294
年龄△	0～14 岁	3 824	15.60	94
	15～64 岁	17 440	71.15	427
	65 岁及以上	3 247	13.25	80
教育程度△	未上过学	1 199	5.19	31
	小学	7 595	32.89	197
	初中	8 486	36.74	220
	高中	3 653	15.82	95
	大专及以上	2 162	9.36	56

续前表

		总体		样本
		频数	百分数（%）	频数
医保类别▲	城镇职工	539.53	16.68	100
	城乡合作	2 695.26	83.32	500
	城镇居民	549.03	16.97	102
	农村居民	2 146.23	66.35	398

资料来源：《中国统计年鉴 2014》。

三、政策查询（2014 年）

（一）城镇职工基本医疗保险

1. 筹资标准。

（1）职工个人按缴费基数的 2%＋用人单位按缴费基数的 8%。

（2）以个人身份参加的城镇职工：一档：医疗保险费按上年度本市经济单位职工平均工资的 5%缴纳（1%用于建立大额医疗费互助保险）。二档：医疗保险费按上年度本市经济单位职工平均工资的 11%缴纳（1%用于建立大额医疗费互助保险）。

2. 报销比例。

	起付线	封顶线	住院报销比例（%）	
			在职职工	退休人员
一级医院	200 元	基本基金支付限额 3.2 万元；大额互助医疗支付限额 50 万元	90	95
二级医院	440 元		87	
三级医院	880 元		85	
备注		起付线：一年内多次住院治疗，起付标准在上述标准的基础上逐次降 1 个百分点；降低后，三级医院不得低于 620 元/次，二级医院不得低于 260 元/次，一级医院不得低于 100 元/次		

（二）城乡居民合作医疗

1. 筹资标准。

	2013 年	2014 年
一档	60 元	80 元
二档	150 元	200 元

2. 报销比例。

类别	项目		一级	二级	三级	备注
住院	起付线		100 元	300 元	800 元	未成年人在此基础上提高 5％
	报销比例（％）	一档	80	60	40	
		二档	85	65	45	
	封顶线	一档	7 万元			
		二档	11 万元			
门诊	限额		60 元（2013 年）、80 元（2014 年）			

陕西省

一、抽样地点及路线安排

表 1   推荐路线及车次

地点	车次	历时	票价
北京西—西安	T7（16:32—06:20）	13 小时 48 分钟	硬卧 268.5 元，硬座 156.5 元
西安—杨凌	［根据完成进度选择车次］K545（06:33—07:39）［参考］	1 小时 06 分钟	硬座 14.5 元
杨凌—咸阳	［根据完成进度选择车次］K176（06:44—07:23）［参考］	39 分钟	硬座 12.5 元
咸阳—永寿县	咸阳汽车北站，坐到永寿的长途车	2 小时 30 分钟	30 元
永寿县—西安	永寿汽车站，坐到西安的长途汽车	2 小时 30 分钟	30 元
西安—北京西	［根据完成进度选择车次］T42（19:36—09:21）［参考］	13 小时 45 分钟	硬卧 268.5 元，硬座 156.5 元

表 2 调研地点及交通路线

调研地点	社区/农村	编码	交通路线
雁塔区	雁塔路社区	151600100101001	西安站（5 路公交）—李家村站（步行 180 米）—雁塔路社区
	潘家庄村	151600100102001	雁塔路社区（步行 180 米）—李家村站（30 路公交）—潘家庄站（步行 490 米）—潘家庄村
杨凌区	康乐西路社区	151600200101001	杨凌站（步行 1.5 公里）—康乐西路社区
	姚安村	151600200102001	康乐西路社区（步行 2.1 公里）—姚安村
永寿县	药厂路社区	151600300101001	永寿汽车站（步行 670 米）—药厂路社区
	西三村	151600300102001	药厂路社区（步行 950 米）—西三村

二、样本量计算

表 3 样本量计算

		总体		样本
		频数	百分数（%）	频数
性别△	男	15 912	51.22	307
	女	15 151	48.78	293
年龄△	0～14 岁	4 685	15.08	90
	15～64 岁	23 324	75.09	451
	65 岁及以上	3 053	9.83	59
教育程度△	未上过学	1 356	4.69	28
	小学	6 615	22.89	137
	初中	12 128	41.98	252
	高中	5 331	18.45	111
	大专及以上	3463	11.99	72
医保类别▲	城镇职工	571.74	15.07	91
	城乡合作	672.53	17.72	106
	新农合	2 550.35	67.21	403

资料来源：《中国统计年鉴 2014》。

三、政策查询（2014 年）

（一）城镇职工基本医疗保险

1. 筹资标准。

职工个人按本人上年度工资收入的 2％缴纳＋用人单位按本单位职工上年度工资总额的 7％缴纳。

2. 报销。

（1）起付线。

统筹基金起付标准按全市上年度职工平均工资的一定比例，依据职工就医医院的级别及住院次数设置。

	第一次住院	第二次住院	第三次及以上住院
三级	10％	7％	5％
二级	8％	5％	4％
一级	6％	4％	3％

（2）报销比例。

	在职职工			退休职工		
	一级医院	二级医院	三级医院	一级医院	二级医院	三级医院
起付线～5 000 元	86％	84％	82％	89％	87％	85％
5 001～10 000 元	88％	86％	84％	91％	89％	87％
10 001～20 000 元	90％	88％	86％	93％	91％	89％
20 000 元以上	92％	90％	88％	95％	93％	91％

（3）封顶线。

在一个统计年度内，由统筹基金支付医疗费的最高限额为本市上年度职工平均工资的 4 倍。

（二）城镇居民基本医疗保险

1. 筹资水平。

少年儿童按照每人每年 100 元的标准筹集。个人缴纳 30 元，财政补助 70 元。

城镇非从业居民按照每人每年 250 元的标准筹集。个人缴纳 180 元，财政补助 70 元。

2. 报销比例。

（1）城镇非从业居民：社区卫生服务机构，统筹基金支付 70%，个人承担 30%；一级医院，统筹基金支付 60%，个人承担 40%；二级医院，统筹基金支付 50%，个人承担 50%；三级医院，统筹基金支付 40%，个人承担 60%。

（2）少年儿童统筹基金支付比例按城镇非从业居民相应标准提高 5% 执行。

3. 起付线与封顶线。

（1）起付标准按照不同类别的定点医疗机构划分为：社区卫生服务机构 250 元；一级医院 350 元；二级医院 500 元；三级医院 700 元。

（2）年度累计最高支付限额（住院和门诊大病的总费用）：城镇非从业居民 3.5 万元、少年儿童 4 万元（参保城镇居民连续缴费满 10 年的，从下一年度起最高支付限额可适当提高）。

（三）新型农村合作医疗

1. 筹资。

（1）中央、省、市、区财政按参加合作医疗的农业人口，每人每年补助 300 元。

（2）农民每人每年缴纳 65 元。

2. 报销。

（1）门诊封顶线实行个人封顶、户内通用，按参合人数 120 元设定；补偿比例按村级 75%、乡级 65% 进行补偿；特殊慢性病补偿比例为 60%。

（2）住院封顶线，乡级合规费用在 400 元以下（含 400 元）的起付线为 0，合规费用在 400 元以上的，设置 150 元起付线；区境内的区级及二级定点医疗机构的起付线为 400 元（区中医院起付线为 300 元），区境外的二级定点医疗机构的起付线为 500 元；市级定点二级医疗机构的起付线为 500 元，市级定点三级医疗机构的起付线为 1 000 元；省级定点三级医疗机构起付线为 3 000 元，省级定点二级医疗机构起付线为 2 000 元。

1）省三级、二级补偿比例分别为 55％和 65％。

2）市级定点二级医疗机构补偿比例为 70％，市级定点三级补偿比例为 60％。

3）区级定点机构补偿比例为 80％。

4）乡级及一级定点机构执行分段报销办法：合规费用在 400 元以下（含 400 元）的，按乡级门诊统筹报销比例 65％报销；合规费用在 400 元以上的，补偿比例为 90％。

每人每年补助的最高限额为 15 万元，其中住院补偿封顶线为每人每年 13 万元。

河北省

一、抽样地点及路线安排

表1   推荐路线及车次

时间	地点	车次	历时	票价
2015-03-15	北京—高碑店	K1163（07：08—08：02）	54 分钟	硬座 14.5 元
2015-03-15	高碑店—北京	G430（18：22—18：52）	30 分钟	二等座 37.5 元
2015-03-16	北京—霸州	2071（07：05—08：29）	1 小时 24 分钟	硬座 14.5 元
2015-03-16	霸州—北京	K1082（18：46—20：13）	1 小时 27 分钟	硬座 16.5 元
2015-03-17	北京—香河	938 路公交	1 小时 30 分钟	12 元
2015-03-17	香河—北京	938 路公交	1 小时 30 分钟	12 元

表 2　　　　　　　　　　　　　　调研地点及交通路线

调研地点	社区/农村	编码	交通路线
廊坊市	康宁园小区	150700100101001	938 香河总站（公交 810 路，2 站）—香河文化广场站（步行 17 分钟，1.2 公里）—康宁园
香河县	东延寺村	150700100102001	香河人民医院（班车约 15 分钟）—香河人民医院新院区（步行 16 分钟，约 1.2 公里）—东延寺村
保定市	文明社区	150700200201001	高碑店站（步行 22 分钟，1.6 公里）—文明社区
高碑店市	麻家营村	150700200202001	高碑店市医院（104 路，约 20 分钟）—麻家营
廊坊市	温泉小区	150700100301001	霸州站（步行 23 分钟，约 1.7 公里）—温泉小区
霸州市	冯家村	150700100302001	温泉小区（步行 19 分钟，约 1.4 公里）—冯家村

二、样本量计算

表 3　　　　　　　　　　　　　　样本量计算

		总体		样本
		频数	百分数（%）	频数
性别△	男	31 069	51.34	308
	女	29 449	48.66	292
年龄△	0～14 岁	10 772	17.80	107
	15～64 岁	44 198	73.03	438
	65 岁及以上	5 547	9.17	55
教育程度△	未上过学	2 177	3.91	23
	小学	13 798	24.78	149
	初中	26 955	48.40	290
	高中	8 452	15.18	91
	大专及以上	4 307	7.73	47
医保类别▲	城镇职工	926.3	13.58	81
	城镇居民	748.2	10.97	66
	新农合	5 146.4	75.45	453

资料来源：《中国统计年鉴 2014》。

三、政策查询（2014 年）

（一）城镇职工医疗保险

1. 缴费：单位缴纳部分，以单位上年度在岗职工工资总额为基数缴纳 7.5%；职工缴纳部分，以本人上年度工资收入为基数缴纳 2%，由用人单位代为扣缴。

2. 住院报销比例：住院医疗费超过起付标准后，再发生医疗保险支付范围内的医疗费（含超大病封顶线以上部分），个人负担比例在职人员 7%、退休人员 5%。封顶线为 7 万元，大病医保封顶线为 30 万元。

3. 门诊报销比例：门诊医疗费用超过起付标准后，再发生医保支付范围内属于治疗非慢性病的医疗费，个人负担比例在职人员 15%、退休人员 10%。

（二）城镇居民医疗保险

1. 缴费：18 周岁以下参保居民、中小学阶段学生及儿童医疗保险筹资标准为每人每年 160 元（其中 10 元用于大额医疗保险），个人缴纳 30 元；18 周岁以上城镇居民医疗保险筹资标准为每人每年 300 元（其中 30 元用于大额医疗保险），个人缴纳 120 元，其余部分由中央、省、市和县（市、区）财政补足；低保对象、重度残疾居民和低收入家庭中 60 周岁以上老年人医疗保险费全部由四级财政补助资金负担。

2. 住院报销比例：一级定点医疗机构起付标准为 200 元，报销比例为 76%；二级定点医疗机构起付标准为 500 元，报销比例为 70%；三级定点医疗机构起付标准为 800 元，报销比例为 60%。

3. 普通门诊：按 50% 的比例报销门诊医疗费用。其中：按 30 元标准缴费的参保居民，每人每年最高报销 30 元；按 120 元标准缴费的参保居民，每人每年最高报销 60 元。

4. 门诊大病：高血压、冠心病、糖尿病等 10 种慢性病起付标准为

500 元，一年只扣一次起付钱，符合居民医保支付范围的费用，按 50% 给予报销。患有多种慢性病的，以支付限额最高病种金额为基数，每增加一种疾病增加支付限额标准 200 元。

(三) 新型农村合作医疗

1. 缴费：70 元/人。
2. 住院报销比例。

	乡级	县级	市级	省级	省外三级
起付线	100~150 元	300~400 元	800~2 000 元	2 000~2 500 元	4 000~5 000 元
报销比例（%）	85~90	70~82	60~65	50~55	40~45
封顶线	10 万元				

3. 普通门诊：参合患者在门诊拿药也能报销，不过仅限于乡、村两级定点医疗机构。一般门诊统筹补偿比例，村级一般可设定在 45%~50%，乡级可设定在 40%~45%；每参合农村居民年门诊统筹补偿封顶线可设定为 100~200 元。

山西省

一、抽样地点及路线安排

表 1 　　　　　　　　　　推荐路线及车次

时间	地点	车次	历时	票价	住宿
2015-04-21	北京西—太原南	D2001 (07:35—11:07)	3 小时 32 分钟	二等座 154.5 元	
2015-04-21	太原西客站—交城汽车站	30 分钟一趟	2 小时	硬座 17 元	交城
2015-04-22	交城汽车站—广兴汽车站	30 分钟一趟	30 分钟	硬座 10 元	

续前表

时间	地点	车次	历时	票价	住宿
2015-04-22	广兴汽车站—交城汽车站	30 分钟一趟	30 分钟	硬座 10 元	交城
2015-06-23	交城汽车站—太原西客站	30 分钟一趟	2 小时	硬座 17 元	太原
2015-06-24	太原南—北京西	D2006 (17:05—20:39)	3 小时 34 分钟	二等座 154.5 元	

表 2 　　　　　　　　　调研地点及交通路线

调研地点	社区/农村	编码	交通路线
太原市晋源区	营盘社区	151400101001001	太原南站（公交 11 路，约 40 分钟）—建南汽车站（步行）—营盘社区
	鹅归店村	151400101002001	建南汽车站（公交 52 路）—市人大（公交 804 路）—晋源新城（公交 310 路）—五府营（步行 22 分钟，约 1.6 公里）—鹅归店村
吕梁市交城县	南街社区	151401102201001	交城汽车站（步行 15 分钟，1.1 公里）—南街社区
	西汾阳村	151401102202001	南街社区（步行 40 分钟，3.1 公里）—西汾阳村
吕梁市文水县	西城社区	151401102101001	广兴汽车站（公交 6 路）—县人民医院
	开栅村	151401102102001	县人民医院（公交 6 路）—开栅村

二、样本量计算

表 3 　　　　　　　　　样本量计算

		总体		样本
		频数	百分数（%）	频数
性别△	男	15 381	51.36	308
	女	14 576	48.64	292
年龄△	0~14 岁	4 710	17.11	102
	15~64 岁	22 860	75.31	452
	65 岁及以上	2 388	7.59	46

续前表

		总体		样本
		频数	百分数（%）	频数
教育程度△	未上过学	722	3.53	21
	小学	6 385	23.56	141
	初中	13 129	47.28	284
	高中	4 866	17.97	108
	大专及以上	3 013	7.66	46
医保类别▲	城镇职工	646.5	18.20	109
	城镇居民	439.7	11.71	70
	新农合	2 193.7	70.09	421

资料来源：《中国统计年鉴 2014》。

三、政策查询（2014 年）

（一）城镇职工医疗保险

1. 缴费：个人缴纳 2%，单位缴纳根据各地不同经济水平为 6%～8%不等。

2. 住院报销比例。

	一级	二级	三级	大额医保
起付线	300 元	500 元	800 元	60 000 元
报销比例（%）	90	85	75	90
封顶线	6 万元			23 万元

资料来源：山西省卫生与计划生育委员会，2011。

（二）城镇居民医疗保险

1. 筹资：成年人每人每年不低于 150 元，未成年人每人每年不低于 75 元。政府财政补助人均每人每年 280 元，其中中央财政每人每年补助 156 元，省级财政负担 62 元，市、县各负担 31 元。

2. 住院报销比例。

	一级	二级	三级
起付线	200 元	400 元	600 元
报销比例（％）	85	70	60
封顶线	5 万元		

资料来源：山西省卫生与计划生育委员会，2011。

（三）新型农村合作医疗

1. 筹资：人均筹资 390 元，其中各级政府补助标准为每人每年 320 元，个人缴费 70 元。享受西部财政补助政策的 50 个县（市、区）中央财政负担 220 元，省级财政和市县各负担 50 元；其他县（市、区）中央财政负担 180 元，省级财政和市县各负担 70 元。

2. 门诊统筹：补偿比例不低于 60％，封顶线不低于 100 元。

3. 门诊大病：各地列入大额门诊补偿的病种应不少于 30 种，病种范围可在省定的 35 个病种名单中选择，补偿比例应不低于 50％，封顶线不高于 10 000 元。

4. 住院报销。

	乡镇卫生院及社区卫生中心	三级乙等及以下		三级甲等
		县内	县外	
起付线	50～100 元	200～300 元	500 元	800 元
补偿比例（％）	80～90	70～80	65	55
封顶线	15 万元			

资料来源：山西省新型农村合作医疗网，2014。

黑龙江省

一、抽样地点及路线安排

表 1 推荐路线及车次

时间	地点	车次	历时	票价	住宿
2015-06-07	锦州—龙江	K1301 (19:20—10:17)	14 小时 57 分钟	硬卧 232.5 元	龙江
2015-06-08	龙江—安达	K7074 (15:37—18:54)	3 小时 17 分钟	硬座 29.5 元	安达
2015-06-10	安达— 哈尔滨东	6214 (06:05—09:30)	3 小时 25 分钟	硬座 17.5 元	
2015-06-10	哈尔滨东— 五常	6022 (15:00—18:03)	3 小时 03 分钟	硬座 7.5 元	五常
2015-06-12	五常— 哈尔滨	6233 (07:10—10:22)	3 小时 12 分钟	硬座 7.5 元	
2015-06-12	哈尔滨— 北京	K340 (17:26—09:58)	16 小时 32 分钟	硬卧 261.5 元	

表 2 调研地点及交通路线

调研地点	社区/农村	编码	交通路线
绥化市安达市	金牛社区	151600100101001	由安达站步行 17 分钟，约 1.3 公里
	团结村	151600100102001	由金牛社区步行 6 分钟，约 450 米
哈尔滨市五常市	启智社区	151600200101001	由武昌站步行 13 分钟，约 960 米
	桦树村	151600200102001	由启智社区步行 8 分钟，530 米
齐齐哈尔龙江县	福龙社区	151600300101001	由龙江站步行 20 分钟，约 1.5 公里
	龙东村	151600300102001	由福龙社区步行 18 分钟，约 1.3 公里

二、样本量计算

表 3   **样本量计算**

		总体		样本
		频数	百分数（%）	频数
性别△	男	16 055	50.73	304
	女	15 596	49.27	296
年龄△	0～14 岁	3 792	11.98	72
	15～64 岁	25 029	79.08	474
	65 岁及以上	2 830	8.94	54
教育程度△	未上过学	818	2.70	16
	小学	6 674	22.04	132
	初中	13 761	45.44	273
	高中	5 324	17.58	105
	大专及以上	3 708	12.24	73
医保类别▲	城镇职工	868.10	27.99	168
	城镇居民	712.30	22.97	138
	新农合	1 521.10	49.04	294

资料来源：《中国统计年鉴 2014》。

三、政策查询（2014 年）

（一）城镇职工医疗保险

1. 缴费：参保单位缴费为上年度工资总额的 7.5%，参保职工个人缴费为上年度工资收入的 2%。

2. 住院报销：个人负担比例为三级医院 15%，二级医院 12%，一级医院 9%；退休人员分别下降 3 个百分点。起付标准是三级医院 900 元，二级医院 600 元，一级医院 300 元。按规定一年内多次住院的起付标准依次降低 100 元，住院三次以上的起付标准与第三次相同。

3. 门诊大病：22 种重特大疾病纳入报销补偿范围，患者自费支付

30％费用，新农合报销 70％费用。

（二）城镇居民医疗保险

1. 缴费：个人缴纳 150 元，政府补助 320 元。

2. 普通门诊：参保居民在一个待遇年度内发生的符合支付范围的费用，由门诊统筹基金支付 50％、个人负担 50％；超过 300 元部分由个人自付。

3. 住院报销：三级医院报销 55％；二级医院报销 60％；一级医院及基层社区医疗服务机构报销 65％。

（三）新农合

1. 缴费：2014 年农村居民个人缴费标准为 70 元/人。

2. 住院报销：乡镇级医疗机构报销比例为 90％，起付线为 100 元；县（市、区）级医疗机构报销比例为 70％，起付线 500 元；县域外省、市级医疗机构报销比例为 45％，起付线 800 元。患者在邻县医疗机构转诊就医按县域内标准报销。未经转诊到县域外省、市医疗机构就医的仍按 25％报销，起付线 800 元。

3. 门诊大病：2014 年度共设置门诊慢病 30 种，均按 70％的比例报销，起付线由各地根据实际情况设置，但不能高于住院起付线，门诊慢病的封顶线为 5 000 元，门诊大病的封顶线为 20 000 元。

贵州省

一、抽样地点及路线安排

表 1　　　　　　　　　　　推荐路线及车次

时间	地点	车次	历时	票价	住宿
2015-05-25	北京西—贵阳	Z149（08:45—11:13）	26 小时 28 分钟	卧铺 268.5 元	贵阳

续前表

时间	地点	车次	历时	票价	住宿
2015-05-27	贵阳—贵定	K496 (15:10—16:10)	1 小时	硬座 14.5 元	贵定
2015-05-28	贵定—贵阳	K1261 (17:46—18:58)	1 小时 12 分钟	硬座 14.5 元	贵阳
2015-04-29	贵阳北—三都县	D2827 (10:00—11:02)	1 小时 02 分钟	二等座 43.5 元	三都
2015-04-30	三都县—贵阳北	D2806 (14:06—15:08)	1 小时 02 分钟	二等座 43.5 元	贵阳
2015-06-23	贵阳—北京西	Z54 (18:48—21:42)	26 小时 54 分钟	卧铺 268.5 元	

表 2　　　　　　　　　　　调研地点及交通路线

调研地点	社区/农村	编码	交通路线
贵阳市南明区	遵义社区	152600100101001	贵阳站（步行 11 分钟，约 820 米）—遵义社区
	太慈村	152600100102001	遵义社区（203 路，20 分钟）—太慈村
黔南布依族苗族自治州贵定县	麦溪社区	152600200101001	贵定站（步行 11 分钟，约 770 米）—麦溪社区
	城北村	152600200102001	麦溪社区（步行 15 分钟，约 1 公里）—城北村
黔南布依族苗族自治州三都水族县	尧人山社区	152600200201001	三都车站（步行 15 分钟，约 1 公里）—尧人山社区
	三合村	152600200202001	三都站—（驾车 30 分钟，20.9 公里）—三合村

二、样本量计算

表 3 样本量计算

		总体		样本
		频数	百分数（%）	频数
性别△	男	14 944	51.70	310
	女	13 960	48.30	290
年龄△	0～14 岁	6 385	22.09	133
	15～64 岁	19 838	68.63	412
	65 岁及以上	2 682	9.28	56
教育程度△	未上过学	2 657	9.99	60
	小学	8 982	33.76	203
	初中	9 731	36.57	219
	高中	2 818	10.59	64
	大专及以上	2 419	9.09	55
医保类别▲	城镇职工	344.72	8.87	53
	城镇居民	327.37	8.42	51
	新农合	3 213.95	82.71	496

资料来源：《中国统计年鉴2014》。

三、政策查询（2014 年）

（一）城镇职工医疗保险

1. 缴费：个人缴纳 2% ＋ 单位缴纳 7.5%。

2. 住院。

（1）起付线：一级医院（含一级以下）按本市上一年度职工平均工资的 7%，二级医院按本市上一年度职工平均工资的 9%，三级医院按本市上一年度职工平均工资的 11%；退休人员的起付标准分别降低 3 个百分点。

（2）报销比例：起付标准以上至 5 000 元，个人负担 10%；5 000 元以上至 15 000 元，个人负担 11%；15 000 元以上至 25 000 元，个人负担 13%；25 000 以上至最高支付限额，个人负担 15%。退休人员按职工个人负担比例的 50% 计算。

(二) 城镇居民医疗保险

1. 缴费：18 周岁及以上的城镇居民（含不具备参加城镇职工基本医疗保险条件的原城镇集体企业退休人员）的筹资标准为每人每年 480 元，其中，个人缴费 160 元，政府补助为每人每年 320 元；18 周岁以下的城镇居民、少年儿童以及具有本市城镇中小学学籍的学生或在读大学生的筹资标准为每人每年 360 元，其中，个人缴费 40 元，政府补助为每人每年 320 元。

2. 住院。

(1) 起付线：一级医院（含社区医院）50 张床以下的为 75 元，50 张床以上的为 100 元；二级医院为 250 元；三级医院为 400 元；省医、贵医附院为 700 元。

(2) 报销比例：一级医院（含社区医院）统筹基金支付 70%，个人自付 30%；二级医院统筹基金支付 60%，个人自付 40%；三级医院统筹基金支付 40%，个人自付 60%。

(3) 封顶线：住院统筹基金年最高支付限额为 6 万元，参保第一年为 4 万元，逐年递增。连续缴费年限每增加 12 个月，其统筹基金支付标准增加 1%，最高支付比例为 80%。连续缴费年限每增加 12 个月，年统筹基金最高支付限额增加 0.15 万元。

(三) 新型农村合作医疗

1. 缴费：个人缴费 70 元，各级政府补助 320 元。

2. 门诊：门诊统筹报销封顶线提高到 400 元左右，不断提高门诊受益率。

3. 住院。

(1) 起付线：2014 年起，贵州省统一省级新农合定点医疗机构补偿政策，省级Ⅰ类医疗机构即省级二级（含二级）以下医院起付线为 800 元，省级Ⅱ类医疗机构即省级三级医院起付线为 1 000 元。

（2）报销比例：住院费用 8 000 元或低于 8 000 元的补偿比例为 55%，高于 8 000 元的补偿比例为 65%；以市（州）为单位统一市级新农合定点医疗机构补偿政策；积极推进市县住院医药费用分级分段补偿，合理引导病人到基层医疗机构就医，切实减轻大病患者医疗费用负担。

（3）封顶线：最高支付限额不低于 15 万元。

云南省

一、抽样地点及路线安排

表 1   **推荐路线及车次**

地点	车次	历时	票价
北京—昆明	Z53（8:55—次日 19:35）	34 小时 40 分钟	硬卧 536 元
昆明—武定	昆明西北部汽车站乘坐到武定的长途汽车	2 小时	18 元
武定—昆明	武定汽车站乘坐到昆明的长途汽车	2 小时	18 元
昆明—江川	昆明汽车客运南站乘坐到江川的长途汽车	2 小时	25 元
江川—昆明	江川汽车站乘坐到昆明的长途汽车	2 小时	25 元
昆明—北京	Z54（11:38—次日 21:42）	34 小时 04 分钟	硬卧 536 元

表 2   **调研地点及交通路线**

调研地点	社区/农村	编码	交通路线
官渡区	双桥社区	153500100101001	昆明站（步行 1.6 公里）—双桥社区
	福德村	153500100102001	双桥社区（步行 1.3 公里）—福德村

续前表

调研地点	社区/农村	编码	交通路线
江川县	上营社区	153500200101001	江川客运站（步行1.0公里）—上营社区
	香老村	153500200102001	上营社区（步行760米）—香老村
武定县	南街社区	153500300101001	武定汽车客运站（步行201米）—南街社区
	鲍家村	153500300102001	南街社区（步行1.1公里）—鲍家村

二、样本量计算

表3　　　　　　　　　　　　样本量计算

		总体		样本
		频数	百分数（%）	频数
性别△	男	20 044	51.82	311
	女	18 635	48.18	289
年龄△	0～14岁	7 745	20.02	120
	15～64岁	27 835	71.96	432
	65岁及以上	3 099	8.01	48
教育程度△	未上过学	2 980	8.37	50
	小学	14 753	41.41	248
	初中	11 631	32.65	196
	高中	3 497	9.82	59
	大专及以上	2 763	7.76	47
医保类别▲	城镇职工	458.00	10.48	63
	城镇居民	660.80	15.12	91
	新农合	3 250.50	74.39	446

资料来源：《中国统计年鉴2014》。

三、政策查询（2014 年）

（一）城镇职工基本医疗保险

1. 筹资。

（1）用人单位缴纳职工工资收入的 10%。

（2）参保职工缴纳个人工资收入的 2%。

2. 报销。

（1）门诊：报销比例 70%。

（2）住院。

住院报销封顶线：年度最高支付限额 250 000 元，其中，基本医疗保险年度最高支付限额 45 000 元，大病补充医疗保险年度最高支付限额 205 000 元。

起付线：

1）一级医院：第 1 次 400 元，第 2 次及以后 300 元，其中乡镇卫生院第 1 次 300 元，第 2 次及以后 200 元。

2）二级医院：第 1 次 600 元，第 2 次及以后 500 元。

3）三级医院：第 1 次 800 元，第 2 次及以后 700 元。

4）省外医院：第 1 次 1 000 元，第 2 次及以后 800 元。

5）住院费用达不到起付标准的，不计住院次数；转省外医院的，重新计算住院次数，不再执行补差政策；住院次数累加计算。

报销比例：

1）一级医院：在职 90%，退休 93%，其中乡镇卫生院：在职 92%，退休 95%。

2）二级医院：在职 88%，退休 92%。

3）三级医院：在职 85%，退休 90%。

4）转市外医院：省内按转入医院级别的报销比例报销，省外按在职 85%、退休 90% 的比例报销。

5）70 周岁以上（含 70 周岁）的高龄退休人员，报销比例相应上调 2

个百分点。

（二）城镇居民医疗保险

1. 筹资。

（1）各级财政对居民医保的补助标准达到人均380元。

（2）居民个人年缴费额110元。

2. 报销。

（1）门诊：每一张门诊处方报销20％，最高支付（报销）金额为20元。一个年度内最高支付限额为200元。

（2）住院。

住院报销封顶线：在一个自然年度之内产生的基本医疗费用最高报销6万元，加上大病保险最高报销额度5.8万元，两项合计报销费用达到11.8万元。

起付线：

1）一级定点医疗机构起付标准为100元（指市县区医保确定的一级医疗机构、社区卫生服务机构及乡镇卫生院）。

2）二级定点医疗机构起付标准为300元（指市县区医保确定的二级医疗机构）。

3）三级定点医疗机构起付标准为500元（指市级医保确定的三级及其以上医疗机构）。

4）在一个统筹年度内，从第二次起及其以后住院的起付标准一级降50元，二、三级住院起付标准降低100元。

报销比例：

1）一级定点医疗机构报销比例75％。

2）二级定点医疗机构报销比例65％。

3）三级定点医疗机构报销比例55％。

4）市外定点医疗机构报销比例50％。

（三）新型农村合作医疗

1. 筹资。

（1）各级财政对新农合的人均补助标准为380元。

（2）参合农村居民个人缴费标准为人均 90 元。

2. 报销。

（1）门诊：统筹报销比例 50%。

（2）住院：住院报销封顶线不低于 12 万元。

1）省级定点医疗机构住院起付线统一调整为 1 000 元，补偿比例 50%。

2）州（市）级定点医疗机构住院起付线不低于 500 元，补偿比例 50%～60%。

3）县级住院起付线 300 元左右，补偿比例 70%～75%。

4）乡级住院起付线 100 元左右，补偿比例 80%～85%。

附录 2　十五载卫生研究述略

　　自上个世纪末进入北京大学博士后工作站，笔者开始从事健康与社会发展理论与实证研究的教学科研工作，在健康老龄化、农村卫生保障政策、医疗卫生保障体系、全球医学教育最低标准、城乡统筹背景下我国医疗卫生保障体系保障制度、基本公共卫生服务均等化、个性化健康 & 精准化医疗、组织工程与再生医学公共政策等研究领域领衔主持了国家级和省部级课题。至今主持了 21 项科研项目，包括：国家自然科学基金项目 1 项，国家工程实验室政策类研究重大项目 2 项，国家哲学社会科学基金 5 项（包括面上项目、青年项目、重点项目、重大项目），北京市自然科学基金 2 项，北京市哲学社会科学基金重点项目 1 项，北京市"十二五"教育规划重点项目 1 项等。专著 7 部：《大国卫生之难》、《大国卫生之论》、《个性化健康管理》、《全球健康国际卫生攻略》、《大国卫生之道》（付梓）、《医步亦曲》、《数风华人物》（待出）；译著 2 部：《人类可接受风险》《不确定性》；发表论文 100 余篇，其中医疗卫生领域相关论文 67 篇（英文 7 篇）；撰写内参与咨询报告 30 份，其中，国务院咨询报告 2 份，北京市政府咨询报告 4 份；提出开展基本公共卫生服务均等化政策的原创性研究，发表论文、专著被 SCI EXPANDED、CSSCI、CNKI 引用 800 多次，居社会公共政策研究中卫生行政与管理研究领域之首。

　　科研成果已经引起中央有关领导和北京市及有关部门的重视，其中一些重要的观点、建议被北京市卫生局、山东省东营市政府、山东省莒南县人民政府、河北省武强县卫生局、贵州省黔东南麻江县卫生局、辽宁省卫计委等采纳；立法建议受到卫生部、国务院法制办的重视，学术研究被推广到卫生管理、立法实务领域；研究成果已被收入国家社科基金《成果要报》，并被相关政府决策所采纳。《加快构建农村卫生保障体系》一文由人民日报《内部参阅》2008年3月7日全文刊载，卫生部高度重视，4月11日时任卫生部党组书记、部长分别做出重要批示，并对北京大学表示感谢；《关于实施新型农村合作医疗制度的若干问题及政策建议》《改革和完善我国农村卫生保障制度的对策和建议》获国家和北京市有关领导批示及相关部门应用评价，2009年12月获卫生部部长批示，2010年3月获中央政治局委员、北京市委书记批示，2010年3月卫生部形成《新农合管理条例》报国务院。国务院法制办致函北京大学，征求对《新型农村合作医疗管理条例（送审稿)》的意见，执笔北京大学文件［2010］22号函复。研究成果为政府决策科学化和管理现代化提供了理论基础、实证案例和研究方法。

《我国农村医疗卫生保障理论与实证研究》于2011年5月9日由全国哲学社会科学规划办在网上向全社会公布，网址 http://cpc. people. com. cn/BIG5/219457/219506/14588171. html。

《北京大学关于报送辽宁省城乡统筹医疗保障体系整合优化问题研究报告》获辽宁省省长、副省长重要批示；《北京大学关于报送山东省城乡统筹医疗保障体系整合优化问题研究报告》获山东省省长、副省长肯定性批示，被地方政府部门采纳；《关于北京市实施基本医疗保障制度城乡统筹的提案》三度荣获北京市侨联系统理论研究和调查研究优秀成果（建言献策类）一等奖；《关于报送〈北京市2010—2014年实施基本医疗保障制度城乡统筹状况调查报告〉的报告》获北京市市委副书记肯定性批示以及北京市政府办公厅主要领导重要批示。执笔北京大学文件（［2014］39号）《关于报送〈关于我国城乡统筹医疗保障体系优化问题研究报告〉的报告》报送国家卫生和计划生育委员会、国家发展和改革委员会、国务院办公厅。

专著《大国卫生之难》是经过二万五千余里翔实调研，取得大量数据后形成的一本真实、客观的农村医疗卫生考察报告，对"健康""卫生"

"医疗""保险""保健""保障"等基本概念做了深入阐发，剖析了我国农民卫生医疗保障制度现状以及农村农民卫生状况对于城市和国家已经形成或潜在形成的巨大影响，对我国农村医疗卫生发展制约因素、贫困地区初级医疗卫生保健工作相关指标的评价进行了研究，并对我国农村医疗卫生的制度设计做出反应和答复：依据我国的国情国力，分析研究了国外主要医疗保障制度的利弊，探讨了营利性和非营利性商业组织提供卫生保障体系的方法，提出了农村基层政治制度的构建与卫生保障制度的建立中政府角色定位、转型时期经济与健康发展之路、农村卫生保障适宜模式，以及制定农村卫生保障新制度的过程中应着重考虑的问题等。我国卫生改革启动者之一、国家领导人彭珮云同志阅后，给予肯定性评价，并亲笔题词；中国科学院院士陈可冀教授评价此书"对我国卫生的现状、政治经济文化背景，法制和医事难点，做了贴近实际的阐述，提出了很有创意的建议，是符合中国实际的，也可以说是很中国的"。

专著《大国卫生之论》对初级卫生保健的定义所涉及的"人人享有""条件约束""平等性""基本"等概念做了深入阐发和厘定，从农村卫生体系建设的枢纽——乡镇卫生院入手，根据市场经济体制的特征，通过对东、中、西部经济发展好、中、差的省市县乡镇多阶段分层随机抽样调查，在取得大量数据的实地翔实调研基础上，讨论建立农民需要、政府预期与实际运作部门绩效相契合的农村医疗卫生保障体系和制度，从战略角度重点对我国农村农民医疗卫生保障体系及制度设计提出了建设性意见，为政府不断完善农村卫生保障体系制度提供了重要的参考依据和有价值的真实数据。十届人大常委会副委员长韩启德院士（现任全国政协副主席）为《大国卫生之论》题词："实事求是，开拓创新，为农村卫生改革建言献策。"中科院院士、北京大学前校长陈佳洱教授为此书写序，评价此书"从战略角度重点对我国农村农民医疗卫生保障及制度设计提出了建设性意见，对包括会计制度、人事制度、技术配置等公共卫生服务均等化理论、措施和方案都作了深入阐发。该书不仅材料丰富、观点鲜明，真实地反映了农村卫生保障的重要问题，而且提出了切实可行的办法，这对我国制定'农村卫生保障制度'有着重要的参考价值，对国家、社会及有关领导都是一份很好的咨询报告"。时任全国哲学社会科学规划办主任的张国祚研究员指出："《大国卫生之论》是一部以解决中国百姓就医难为根本目的的对策性研究著作,其理论价值和实践意义均值得重视。这一科研成果已经引起中央有关领导和有关部门的重视,其中一些重要的观点、建议已被收入国家社科基金《成果要报》,并被相关政府决策所采纳。作者勇克难关的志气可为青年效仿,作者科研报国的精神无愧学者所为。"

专著《个性化健康管理》对国内外个性化健康活动和产业进行了周密的分析,呈现了其历史和现状,对其经验和教训进行了富有建设性的阐释,从战略与战术的角度对我国政府相关部门理解、规划和实施个性化健康服务计划提供了理论、措施和方案,也为学界同行和普通民众了解该领域提供了平台。北京大学前副校长梁柱教授评价此书:"本书能够在现实研究基础上,深入到对策研究层面,没有空泛的书生气,有很好的现实参考价值,是一部在学术和实用层面上都很有意义的科研力作。"载于书中的于 2010 年 6 月 18 日形成的《应加快发展我国个性化健康服务产业》《尽快形成我国个性化健康服务产业的核心竞争力》《欧美国家个性化健康服务发展伦理问题与管理经验借鉴》3 篇专报,提出政府应当把以基因组技术和健康信息技术为基础的个性化健康产业,作为同 20 世纪 50 年代末到 60 年代中期"两弹一星"工程具有同等地位的国家战略,大力推动和重点发展;同时,在国际舞台上,处理好公权与私权的关系,并就此提出了七项政策建议:(1)人大出台前瞻性法律与市场规范,保护公民的基因隐私权;(2)政府引导风险投资,国家整合基因数据,建立国家基因库;(3)加强不同领域的分工协作与资源共享,良性发展;(4)培养遗传咨询人才,推进健康体检向健康管理发展;(5)构建健康信息系统,设置合理权限,保护信息安全;(6)探索个性化健康服务与公益性的衔接,体现医学进步的成果;(7)权威部门公告应用个性化健康服务,提高民众健康服务觉悟。中国科协书记处书记(时任中国科协调宣部部长)、中国科协调宣部副部长、中科院专家于 2011 年 3 月 6 日至 11 日逐段审阅,给予充分肯定,并提出了完善意见。2011 年 5 月科技部经过考察,授予深圳华大基因研究院为基因研究领域国际科技合作基地,并组建第一个国家级基因库

"深圳国家基因库"。科研成果的重要观点和建议，对国家决策起到了理论支持作用，并被相关政府决策所采纳。该书收录的《应加快发展我国个性化健康服务产业》《欧美国家个性化健康服务发展伦理问题与管理经验借鉴》2篇专报，于2011年8月12日由中国科协调宣部以《调研动态》形式报中国科学技术协会主席、副主席，党组成员、书记处书记，送中国科协常委，机关各部门、直属事业单位主要负责同志；2011年9月15日中国科学技术协会以《科技工作者建议》将《应加快发展我国个性化健康服务产业》报国务委员刘延东同志，送全国人大、卫生部、国家发改委、财政部、科技部、中科院、自然科学基金委。

对医疗卫生保障体系城乡统筹也有深入的研究。在前期近十年农村调查的基础上，自2008年进行城乡统筹背景下医疗体系理论与实证研究，整合管理学、社会学等多学科视角，以完善医疗保障体系为目标，探索科学合理的城乡医疗保障体系绩效评价、医疗保障体系资金筹集和报销模式，以及建构医疗保障体系制度的理论模型研究中引入层次分析理念，结合医疗保障体系管理人员、专家学者及百姓多方视角，分别找出各方对医疗保障体系运行效果的影响因素及其重要程度，探讨哪些是需要重点管理和解决的领域，从而为科学统筹有关部门工作重点、优化医疗保障体系运行管理体系提供依据和参考，为完善医疗保障体系的政策建议提供基础资料、理论和实证依据。结合对我国东、中、西部经济发展好、中、差省份的深入调研，对城乡统筹进行了深入的分析，在实证调查的基础上，通过定义优良性指标和建立模型，提出了可供居民自由选择医保体系的经费测算模式，为城乡统筹背景下的卫生改革提供了可资参考的新思维逻辑和技术工具。关于城乡统筹背景下我国医疗卫生保障如何实施均等化全覆盖相关研究，在《北京大学学报》(哲学社会科学版)等期刊上已发表相关文章15篇，得到了学界的高度评价。"关于北京城乡一体化居民医疗保障制度跟踪调查研究""全面实施构建首都基本医疗卫生制度加快迈向世界城市卫生服务体系建设步伐"，获2011和2012年度北京市侨联系统理论研究与调查研究重点项目研究成果(建言献策类)一等奖；全国性研究作为国家级课题重点项目获得全国哲学社会科学规划办理论研究重点支持，

2013 年立项。

《全球健康国际卫生攻略》是一部关于国际卫生与卫生国情教育医学社会学领域的专著，该书从疾病对人类社会的影响这一角度出发，选取人类历史各个时期有"文明"内涵的公共卫生事件，报告了三十多种疾病的"实况"、人类对其认知的过程及发现和误区，以及人类针对两大全球性公害和七大传染病的应对措施，使人们重新认识应该知、有所知而不甚知的，咫尺天涯的重大疾病，建立健康与社会发展理论与实践的全球观、发展观、辩证观。提出"医学社会学的卫生性、外交性、国防性"，受到"健康中国 2020 战略规划研究"专家好评，中国工程院院士王永炎教授评价"撰著的《全球健康国际卫生攻略》是应时应势的力作，具有重要的现实意义"；北京大学原党委书记王德炳教授撰写书评《重视健康与疾病关系》，给予肯定性评价；原卫生部副部长、中国康复医学会会长、中国农村卫生协会会长、中华医学会医院管理学会主任委员顾英奇先生为此书和《大国卫生之道》一稿题词"新视角催化先进战略 大卫生惠泽全民福祉"。《中国社会科学报》《健康报》《读书》《中国医院院长》等报刊以专版、专篇发表专家、学者、学子的肯定性评价，推介该书。此书成为北京大学医学社会学课程的教科书，获得了良好的教学效果。

《医步亦曲》《数风华人物》以卫生国情和国际卫生教育为蓝本，阐述大学根本精神、关于高校素质教育的基本见解，提出 21 世纪大学的教育理念、教学模式和教学方法改革的着力点，以及实证原则在医学领域素质教育的应用要义，提炼萃取笔者将"教学—科研—育人—服务国家战略需求、服务社会、服务民生"作为主旨，坚持为本科生开设"国际卫生与卫生国情概论"课程，采用因材施教的"金苹果教学法"，强调"三分听课、三分实践、四分读书"，15 年来培养博士研究生 5 人、硕士研究生 22 人；带领、指导北京大学 20 个院系近千名本科生和研究生开展卫生国情教育，培养学生"大卫生观"和"读书为国家，学问为百姓"的情怀的实况——前往 30 个省、自治区、直辖市"历民情、感民生、察民意"，进行深入调查和研究，在田间地头、街头巷尾了解老百姓的真实生活，教育学生将理想与国计民生紧密结合，带学生下城乡基层进行社会实践与调查时，就基层卫生人力资源配置问题，广泛征求卫生行政部门、医疗机构、百姓和医学生的意见和建议，并在北京市医学院校对医学生赴基层医疗机构就业的意愿进行问卷调查和专家访谈，就卫生人力资源流动配置实现卫生服务均等化的人事制度改革提出建议和方案。关于公共卫生服务均等化人才流动模式人事制度改革建议，被收入国家社科基金《成果要报》，受到国家领导人的重视，被相关政府决策部门采纳试点。学生多次获得北京大学医学部、北京大学、首都大学生社会实践最高奖（优秀个人和团队），北京大学五四"挑战杯"系列赛事二等奖、一等奖，"江泽涵"杯数学建模大赛优秀奖，以及北京大学、北京市三好学生、优秀党团干部、优秀毕业生等荣誉。书中提出"高等素质教育的新范畴，包括职业素质教育、专业素质教育、人文社会自然科学素质教育（暨通识教育）和身体素质教育，其中身体素质教育是基础，职业、专业和人文社会自然科学教育分别代表着对医学生在医技、医志和医德医风的培养。四个素质教育相辅相成，共同助力医学教育的全面发展"；并在此基础上提出了通识教育10大课组，包括哲学与伦理、历史与文化、语言与文学、艺术与审美、科技与社会、当代中国与社会、社会学基本原理和方法、数学与自然科学、卫生国情与国际卫生、领导科学与艺术。结合2011—2014年在北京市高等医学院校实施素质教育调查研究的情况，从医护人员、患者及家属、教师及医学生的角度出发，为制定更适合我国国情的"医学教育最低基本要求"提供了有益的参考。北京大学社会科学部副部长耿琴评价"该研究具有三个特点：一是将课堂延伸至社会，这是一个典范；二是将人文情怀融入专业教育中，帮助同学们成长；三是提出了具有创新性的教学模式，尤其是'金苹果教学法'"。北京大学医学教育研究所副所长郭立评价："曾有三枚苹果改变了世界：夏娃的苹果开启了人类繁衍的历程，牛顿的苹果启迪我们认识客观规律的方法，乔布斯的苹果引领科技与美学融合的潮流。王红漫老师提出的'金苹果教学法'在提高医学生专业素质的同时，赋予他们兼济天下的情怀，这第四枚苹果改变医学生传统教育模式，不仅对教育事业，也会对社会的发展进步产生重要的影响。"

专著《大国卫生之道》是"大国卫生"系列书籍的第三部，在《大国卫生之难》《大国卫生之论》两部书籍理论扎实、调研翔实的特点的基础上，将纵向思维和横向视野结合起来，提纲举要，博采众芳，力图兼具宏观性、前瞻性、针对性和可操作性，进行了多层面、多角度、全方位、宽领域的整体研究。本书立足当下、回顾过往、展望未来，在卫生谈卫生，谈卫生又不止于卫生，分为三篇：道之弁、道之通和道之广。"道之弁"以我国卫生服务体系面对的重点、难点、热点问题为切入点，探讨、回顾我国卫生改革所走过的道路，剖析农村卫生状况，探索卫生法律体系建设，定位传统医学发展方向，辨析医疗改革利益之争；提出了如何建立可持续发展的农村卫生保障体系，怎样发扬中医自身优势，并对遭受来自政府和媒体等多方诟病和拷问的医改的对象和医疗服务的供给方医疗机构（尤其是公立医院），从患者、医院、政府、市场经济等角度释纷利俗。"道之通"总结二元（城市、农村）三维（城镇职工医保、城镇居民医保、新农合）医疗保障体系的诸多弊端，阐述我国建立全民医疗保险制度体系研究的全过程。从理论框架和实证研究两个方面，系统构建了城乡医疗统筹的优化模型，提出设立合理报销制度的方法和卫生公平性的考量方略，为政府解决百姓"看病贵"医保筹付测算财政可行性这一难题给出可能的答案；"一卡""一账""e网"贯通的设计，可保障人口信息管理与服务的质量，解决异地报销的问题和实现卫生信息畅通的有效获取……为学界时贤、为政者、后学提供了学术—思想资料、科研思路和学习范本。大国卫生，任重道广。21世纪的卫生之道，不再局限于医院，百姓的健康是卫生进步的标准、社会发展的体现。而随着全球化进程的加深，卫生与世界的关系更加密切，同时，卫生服务体系的健康发展离不开科研和后备力量的培养。"道之广"从宏观层面，跨学科、多角度、前瞻性审视我国卫生体系的发展之道，提出卫生服务体系应强基础、建机制、设智库、筑英才、通世界、通社会、通科研、通教育、注重个性化健康的发展愿景与战略；并以东方哲学跨越时空的认识论和方法论阐明卫生之道在卫生之内，更在卫生之外。

【科研获奖】2004年、2006年、2008年主持的项目科研成果获北京大学第九届、第十届人文社科优秀成果一等奖、二等奖，北京市第十届哲学社会科学优秀成果奖一等奖。2003 年、2005 年、2009 年主持的科研项目分别于 2007 年、2011 年、2013 年获北京市科学技术奖三等奖、二等奖，教育部"高等学校科学研究优秀成果奖（人文社会科学）"优秀成果奖。

【国际交流】受邀曾在卡耐基梅隆大学、北卡大学、维也纳大学、首尔大学、创价大学、美国国际战略研究中心等学术机构做访问学者，对剑桥大学、杜伦大学、英伦国王学院进行合作研究访问。2005 年在美国国际战略研究中心全球公共卫生圆桌会议上发言，受到国际学者关注和好评；2010 年获韩国高教基金会桂冠学者学术促进贡献奖。

【参政议政】2007 年、2009 年、2010 年获九三学社北京市委调研工作贡献奖、九三学社调研工作突出贡献奖、九三学社北京市委优秀提案奖，2010 年、2012 年获北京市侨联最佳提案二等奖，2011 年、2013 年、2014 年三度荣获北京市侨联理论研究和调查研究优秀成果（建言献策类）一等奖。

【学术兼职】我国农村卫生保障制度政策研究项目首席专家；健康中国 2020 战略规划研究专家；九三学社中央参政议政研究中心研究员；九三学社中央医药卫生专业委员会委员；九三学社北京市委社会与法制专业委员会副主任委员；卫生部与意大利驻华使馆合作项目"中国新型农村合作医疗制度可及性研究"科学委员会专家；国家自然科学基金、国家哲学社会科学基金、中国博士后科学基金会同行评议专家。

附录3 支持国家科学决策建言回顾

一、提出我国人口信息化管理的政策建议（2001 年）

政策建议：提出"采用 IC 卡作为第二代身份证来实施信息化人口管理"。

2001 年在《经济工作者学习资料》上发表《我国人口信息化管理政策研究》，提出"采用 IC 智能卡作为个人电子身份证，可以极大地提高我国人口公共信息资源的使用效能，有效地提高政府职能部门对流动人口的动态监控能力"，"'IC 智能卡'具有信息量大和有效防伪的功能。它可以最大容量地将持卡人的个人信息——包括个人指纹、血型……可从根本上杜绝伪造个人历史证明、证书、证件行为的存在"。该项政策建议受到党和国家领导人关注。在 2001 年后如下文件、法律和实务中得到体现：

1. 从 2005 年 1 月 1 日起，中华人民共和国启动融入 IC 卡技术的第二代居民身份证换发工作，吸纳了人口综合信息等相关研究建议。

2. 该建议被写入 2011 年修正后的《中华人民共和国居民身份证法》。国务院总理温家宝 2011 年 10 月 19 日主持召开国务院常务会议，研究部署进一步做好保障性安居工程建设和管理工作，讨论并原则通过《中华人民共和国居民身份证法修正案（草案）》。同年 10 月 29 日，修订的《中华人民共和国居民身份证法》经十一届全国人民代表大会常务委员会第二十三次会议讨论通过，自 2012 年 1 月 1 日起施行。

3. 新修订的《居民身份证法》明确规定居民身份证登记项目包括指纹信息。公安部制定了 2012 年底前完成居民身份证登记指纹信息各项准备工作的任务目标、工作措施和实行方案，各地公安厅、局成立领导小组和办事机构，制定了初步工作方案。2013 年 1 月我国全面启动身份证登记指纹信息。

二、提出农业税费改革的政策建议（2002 年）

政策建议："减免农业税、农业特产税或将农业税、农业特产税转变为农民医疗保障基金的方式，给农民以休养生息及健康保障"。

2002 年在国务院《经济要参》上发表《中国农村医疗保障制度政策研究》，提出上述观点，随后被吸纳进中科院科发学部字［2002］222 号文件中，作为国务院咨询报告呈总理审阅。此项政策建议受到党和国家领导人关注，在 2002 年后如下政策文件中得到体现：

1. 2004 年中央"1 号文件"。

新世纪以来，中央关注"三农"的第一个"1 号文件"——《中共中央、国务院关于促进农民增加收入若干政策的意见》明确提出："逐步降低农业税税率，2004 年农业税税率总体上降低 1 个百分点，同时取消除烟叶外的农业特产税"，"有条件的地方，可以进一步降低农业税税率或免征农业税"，实行取消农业税试点并逐步扩大试点范围。

2. 2005 年中央"1 号文件"。

《中共中央、国务院关于进一步加强农村工作提高农业综合生产能力若干政策的意见》进一步指出："减免农业税、取消除烟叶以外的农业特产税"，"进一步扩大农业税免征范围，加大农业税减征力度。2005 年，在国家扶贫开发工作重点县实行免征农业税试点，在其他地区进一步降低农业税税率"。

3. 2005 年十届全国人大常委会第十九次会议决定。

2005 年 12 月，十届全国人大常委会第十九次会议决定，自 2006 年 1

月 1 日起废止《农业税条例》，全面取消农业税。

4. 2006 年中央"1 号文件"。

《中共中央、国务院关于推进社会主义新农村建设的若干意见》指出："进一步深化以农村税费改革为主要内容的农村综合改革。2006 年，在全国范围取消农业税。"

三、提出加强我国农村公共卫生体系建设的具体方案（2002 年）

在 2002 年 6 月发表于《中国国情国力》的《谁来为农村医疗"买单"?》，2003 年 8 月刊发于人民日报《内部参阅》的《加强我国农村公共卫生体系建设》，以及 2004 年 4 月发表于《中国国情国力》的《卫生防疫农村预警》中，针对现行农村公共卫生体制存在的弊端，进一步厘清相关概念，并提出了具体的完善思路，如"理清政府责任，变传统直接提供公共卫生为购买公共卫生产品"，明确"政府行使公共卫生管理的权利与责任"；较为完善地提出我国农村公共卫生体系建设的具体方案，政府提供公共卫生产品供给的三种方式——政府采用公共方式提供、政府通过市场方式提供、政府通过政策刺激等方式引导私人企业提供等。在中央相关政策中体现如下：

1. 2002 年中央"13 号文件"。

《中共中央、国务院关于进一步加强农村卫生工作的决定》指出："农村预防保健等公共卫生服务可由政府举办的卫生机构提供，也可由政府向符合条件的其他医疗机构购买"。

2. 2005 年中央"1 号文件"。

《中共中央、国务院关于进一步加强农村工作提高农业综合生产能力若干政策的意见》明确要求："提高农村……应对突发公共卫生事件的能力。加强艾滋病、血吸虫病等重点疾病的防治工作，推动改水改厕等农村环境卫生综合治理。"

四、为我国农村卫生保障制度提出具体可行的方案（2002—2006 年）

（一）"经济原因使农村医疗保险陷入困境"（2002 年）

在 2002 年提出上述观点，并于当年 7 月在《领导决策信息》上刊登。指出"经济因素决定了农民目前关心的问题不是卫生保健，而是如何想方设法增加收入"，"在卫生保障制度建立初期，财政一定要投入启动资金……达到一定的参保规模"。随后中央出台的相关政策体现出研究的主要观点。

1. 2002 年中央"13 号文件"。

《中共中央、国务院关于进一步加强农村卫生工作的决定》提出，我国将逐步建立新型农村合作医疗制度，并明确："政府对农村合作医疗……给予支持。省、市（地）、县级财政都要根据实际需要和财力情况安排资金……对实施合作医疗按实际参加人数和补助定额给予资助。"

2. 2004 年中央"1 号文件"。

《中共中央、国务院关于促进农民增加收入若干政策的意见》明确指出："当前农业和农村发展中还存在着许多矛盾和问题，突出的是农民增收困难"，"当前和今后一个时期做好农民增收工作的总体要求是……增加农业投入，强化对农业支持保护，力争实现农民收入较快增长"。

3. 2008 年中央"1 号文件"。

《中共中央、国务院关于切实加强农业基础建设进一步促进农业发展农民增收的若干意见》进一步指出："2008 年和今后一个时期，农业和农村工作的总体要求是……积极促进农业稳定发展、农民持续增收"。

4. 2009 年中央"1 号文件"。

《中共中央、国务院关于 2009 年促进农业稳定发展农民持续增收的若干意见》进一步指出："2009 年农业农村工作的总体要求是……千方百计促进农民收入持续增长，为经济社会又好又快发展继续提供有力保障"。

（二）"建立农民生活最低保障线"（2002 年）

在 2002 年国务院《经济要参》上发表文章提出上述观点，作为对农村卫生保健工作方向的建议，并指出，"浙江、广东、上海等地的部分地区已经为农民建立了最低生活保障线，其他地区可以参考借鉴"。随后被吸纳进中科院科发学部字〔2002〕222 号文件，作为国务院咨询报告呈总理审阅。随后中央出台相关政策，体现出研究的主要观点。

1. 2004 年中央"1 号文件"。

《中共中央、国务院关于促进农民增加收入若干政策的意见》明确提出："有条件的地方要探索建立农民最低生活保障制度"。

2. 2006 年中央"1 号文件"。

《中共中央、国务院关于推进社会主义新农村建设的若干意见》指出："有条件的地方，要积极探索建立农村最低生活保障制度"。

3. 2007 年中央"1 号文件"。

《中共中央、国务院关于积极发展现代农业扎实推进社会主义新农村建设的若干意见》指出："在全国范围建立农村最低生活保障制度，各地应根据当地经济发展水平和财力状况，确定低保对象范围、标准，鼓励已建立制度的地区完善制度，支持未建立制度的地区建立制度，中央财政对财政困难地区给予适当补助"。

4. 《国务院关于在全国建立农村最低生活保障制度的通知》（国发〔2007〕19 号）。

提出了相关的政策性指导意见。

5. 2008 年中央"1 号文件"。

《中共中央、国务院关于切实加强农业基础建设进一步促进农业发展农民增收的若干意见》指出："完善农村最低生活保障制度，在健全政策法规和运行机制基础上，将符合条件的农村贫困家庭全部纳入低保范围。中央和地方各级财政要逐步增加农村低保补助资金，提高保障标准和补助水平"。

6. 2009 年中央"1 号文件"。

《中共中央、国务院关于 2009 年促进农业稳定发展农民持续增收的若干意见》指出："加大中央和省级财政对农村最低生活保障补助力度，提高农村低保标准和补助水平。"

7. 2013年中央"1号文件"。

《中共中央、国务院关于加快发展现代农业进一步增强农村发展活力的若干意见》指出："加强农村最低生活保障的规范管理，有条件的地方研究制定城乡最低生活保障相对统一的标准"。

(三) 要建立一套"统一的农民医保制度"（2002年）

2002年，执笔完成《中国农村医疗保障制度政策研究》，分析了前两次农村合作医疗难以发展壮大的原因，提出要建立一套"统一的农民医保制度"，并设计了具体方案。指出新的农民医保制度对"一些外部性强的疾病和高财务风险疾病，政府应该承担相应的责任"，"财政投入启动资金"，"政策要注意结合地方的实际情况，使其具有可操作性"，"筹资主体多元化"，"充分重视家庭乃至家族的作用"等。上述观点2002年5月发表在国务院《经济要参》上，随后被吸纳进中科院科发学部字〔2002〕222号文件，作为国务院咨询报告呈总理审阅。中央相关政策体现如下：

1. 2002年中央"13号文件"。

2002年10月19日出台的《中共中央、国务院关于进一步加强农村卫生工作的决定》明确提出："逐步建立新型农村合作医疗制度"，"以大病统筹为主……重点解决农民因患传染病、地方病等大病而出现的因病致贫、返贫问题"，"加强对农村卫生工作的领导"，"落实有关部门责任"，"政府对农村合作医疗……给予支持……安排资金"，"农村合作医疗制度应与当地经济社会发展水平、农民经济承受能力和医疗费用需要相适应"，"实行农民个人缴费、集体扶持和政府资助相结合的筹资机制"。

2. 2003年国务院办公厅"3号文件"。

2003年1月16日，《国务院办公厅转发卫生部等部门关于建立新型农村合作医疗制度意见的通知》指出："新型农村合作医疗制度是由政府组织、引导、支持，农民自愿参加，个人、集体和政府多方筹资，以大病统筹为主的农民医疗互助共济制度"，"一般采取以县（市）为单位进行统筹"，"农民以家庭为单位自愿参加"。

3. 2005 年中央"1 号文件"。

《中共中央、国务院关于进一步加强农村工作提高农业综合生产能力若干政策的意见》指出："积极稳妥推进新型农村合作医疗试点"。

4. 2006 年中央"1 号文件"。

《中共中央、国务院关于推进社会主义新农村建设的若干意见》指出："积极推进新型农村合作医疗制度试点工作，从 2006 年起，中央和地方财政较大幅度提高补助标准，到 2008 年在全国农村基本普及新型农村合作医疗制度"。

5. 2007 年中央"1 号文件"。

《中共中央、国务院关于积极发展现代农业扎实推进社会主义新农村建设的若干意见》指出："继续扩大新型农村合作医疗制度试点范围，加强规范管理，扩大农民受益面"。

6. 2008 年中央"1 号文件"。

《中共中央、国务院关于切实加强农业基础建设进一步促进农业发展农民增收的若干意见》指出："2008 年在全国普遍建立新型农村合作医疗制度，提高国家补助标准，适当增加农民个人缴费，规范基金管理，完善补偿机制，扩大农民受益面"。

7. 2009 年中央"1 号文件"。

《中共中央、国务院关于 2009 年促进农业稳定发展农民持续增收的若干意见》指出："巩固发展新型农村合作医疗，坚持大病住院保障为主、兼顾门诊医疗保障，开展门诊统筹试点，有条件的地方可提高财政补助标准和水平。"

8. 2013 年中央"1 号文件"。

《中共中央、国务院关于加快发展现代农业进一步增强农村发展活力的若干意见》指出："继续提高新型农村合作医疗政府补助标准，积极推进异地结算。"

9. 2014 年中央 "1 号文件"。

《中共中央、国务院关于全面深化农村改革加快推进农业现代化的若干意见》指出："继续提高新型农村合作医疗的筹资标准和保障水平"。

(四) "我国农村卫生保障体系还应当包括医疗救助制度"（2002 年）

2002 年 5 月提出"建立特困医疗救济"，在国务院《经济要参》上发表。2003 年 8 月在《我国农村卫生中政府角色的定位》中进一步阐述为应"建立医疗救助制度，加强卫生扶贫工作"，发表于人民日报《内部参阅》。随后在中央出台的相关政策中体现如下：

1. 2002 年中央 "13 号文件"。

《中共中央、国务院关于进一步加强农村卫生工作的决定》指出："对农村贫困家庭实行医疗救助"，"政府对……医疗救助给予支持……省、市（地）、县级财政都要根据实际需要和财力情况安排资金，对农村贫困家庭给予医疗救助资金支持"。

2. 2005 年中央 "1 号文件"。

《中共中央、国务院关于进一步加强农村工作提高农业综合生产能力若干政策的意见》指出："积极稳妥推进……农村医疗救助工作"。

3. 2006 年中央 "1 号文件"。

《中共中央、国务院关于推进社会主义新农村建设的若干意见》指出："健全农村……医疗救助体系"。

4. 2007 年中央 "1 号文件"。

《中共中央、国务院关于积极发展现代农业扎实推进社会主义新农村建设的若干意见》指出："不断完善农村医疗救助制度"。

5. 2008 年中央 "1 号文件"。

《中共中央、国务院关于切实加强农业基础建设进一步促进农业发展农民增收的若干意见》指出："完善农村医疗救助制度"。

6. 2014 年中央 "1 号文件"。

《中共中央、国务院关于全面深化农村改革加快推进农业现代化的若干意见》指出："完善重大疾病保险和救助制度"。

7. 国务院令第 649 号。

《社会救助暂行办法》第二十七条：国家建立健全医疗救助制度，保障医疗救助对象获得基本医疗卫生服务。

8. 2010 年国务院办公厅"62 号文件"。

《关于建立健全基层医疗卫生机构补偿机制的意见》再次提及"完善基层医疗卫生机构人事分配制度"，"多渠道加大对乡村医生的补助力度"。

(五) 应将计划生育纳入卫生保障系统 (2003 年)

2003 年 8 月在《我国农村卫生中政府角色的定位》中提出"将计划生育纳入卫生保障系统的服务范围即可节约大量经费投向村级公共卫生服务"，发表于人民日报《内部参阅》。在随后国家出台的相关政策中吸纳了该建议。

2013 年 3 月第十二届全国人民代表大会第一次会议关于国务院机构改革和职能转变方案的决定指出："组建国家卫生和计划生育委员会……将卫生部的职责、国家人口和计划生育委员会的计划生育管理和服务职责整合……不再保留卫生部、国家人口和计划生育委员会"。

(六) 提出以善治理论研究分析解决农村卫生保障制度之道 (2003 年)

2003 年 8 月在《我国农村卫生中政府角色的定位》一文中提出"依据善治理论的基本观点，研究分析解决农村卫生保障制度之道，为政府的多重角色定位提出管理建议"，刊发在人民日报《内部参阅》。指出"建构中国农村卫生保障制度，需要有力、高效而廉洁的政府秉持现代善治精神进行治理"，"政府要同基层组织、民间组织及国际组织共同提供卫生保障"，"在善治的角度下，提供农村卫生保障是各种公共的或私人的、个人或机构的共同管理公共卫生事务的诸多方式的总和"，"它作为一种政治管理过程，基础首先是分权：向下把权利分给地方和地区卫生机构，向上则分给跨国卫生机构"。在随后出台的相关政策中也体现了笔者提出的观点，比如政府简政放权，中国也积极参与到全球卫生治理的行动中。

1. 2010 年中央"1 号文件"。

《关于加大统筹城乡发展力度进一步夯实农业农村发展基础的若干意

见》提出，要"进一步完善符合国情的农村基层治理机制"，给出了目前基层治理的一般政策。

2. 2013 年 5 月国务院常务会议。

2013 年 5 月 6 日，李克强总理主持召开国务院常务会议，研究部署2013 年深化经济体制改革重点工作，决定取消和下放一批行政审批事项，并指出"继续推进医药卫生体制改革，深化公立医院改革，整合城乡基本医疗保险管理职能"。

（七）完善新型农村合作医疗筹资制度（2003 年）

2003 年 8 月在《农村卫生保障制度中政府角色的定位》中提出"农村的健康保障体系应该逐步提高社会化程度，筹资来源应为政府、集体和个人三方。……做到三个同步增长：1. 地方政府对农村卫生保障的投入同国民经济增长速度同步；2. 乡镇（村）集体经济对农民卫生保障的投入同集体发展同步；3. 随着农民收入的逐年提高，个人卫生保障的筹资比例也适当增长"，刊发于 2003 年 8 月 8 日人民日报《内部参阅》。

2009 年 5 月在《新型农村合作医疗筹资报销模式实证研究与理论探讨》一文中提出了新农合筹资和报销的具体模式并给出计算公式，发表于《中国软科学》。

随后在中央出台的相关政策中体现如下：

1. 2006 年中央"1 号文件"。

《中共中央、国务院关于推进社会主义新农村建设的若干意见》提出："积极发展农村卫生事业。积极推进新型农村合作医疗制度试点工作，从2006 年起，中央和地方财政较大幅度提高补助标准，到 2008 年在全国农村基本普及新型农村合作医疗制度。各级政府要不断增加投入，加强以乡镇卫生院为重点的农村卫生基础设施建设，健全农村三级医疗卫生服务和医疗救助体系……"

2. 2008 年中央"1 号文件"。

《中共中央、国务院关于切实加强农业基础建设进一步促进农业发展农民增收的若干意见》提出："2008 年在全国普遍建立新型农村合作医疗制度，提高国家补助标准，适当增加农民个人缴费，规范基金管理，完善补偿机制，扩大农民受益面。"

3. 2010 年中央 "1 号文件"。

《中共中央、国务院关于加大统筹城乡发展力度进一步夯实农业农村发展基础的若干意见》提出："提高农村社会保障水平。逐步提高新型农村合作医疗筹资水平、政府补助标准和保障水平"。

4. 2013 年中央 "1 号文件"。

《中共中央、国务院关于加快发展现代农业进一步增强农村发展活力的若干意见》提出："继续提高新型农村合作医疗政府补助标准"。

5. 2014 年中央 "1 号文件"。

《中共中央、国务院关于全面深化农村改革加快推进农业现代化的若干意见》提出："继续提高新型农村合作医疗的筹资标准和保障水平，完善重大疾病保险和救助制度，推动基本医疗保险制度城乡统筹。"

(八) 商业保险是完善农村卫生保障的有效途径 (2003 年)

2003 年 8 月在《农村卫生保障制度中政府角色的定位》一文中提出"通过多元化方式向农民提供卫生保障：在制度设计时，应考虑在经济发达地区引进与城镇职工基本医疗保险相融合的社会保障制度，建立家庭保障、社区保障和商业保险互为补充的保障新格局。在经济不发达地区提供有造血功能的医疗救济制度，切实防止'因病致贫、因病返贫'的发生，确立政府对农民卫生保障经济责任与当地经济水平相适应的观念"，刊发于 2003 年 8 月 8 日人民日报《内部参阅》。随后在中央出台的相关政策中体现如下：

1. 2007 年国务院 "16 号文件"。

《国务院批转卫生事业发展"十一五"规划纲要的通知》提出："发展商业健康保险，逐步建立覆盖城乡居民的多层次的医疗保障制度。"

2. 2009 年中央 "6 号文件"。

《中共中央、国务院关于深化医药卫生体制改革的意见》提出："在确保基金安全和有效监管的前提下，积极提倡以政府购买医疗保障服务的方式，委托具有资质的商业保险机构经办各类医疗保障管理服务。"

3. 2012年国务院"11号文件"。

《"十二五"期间深化医药卫生体制改革规划暨实施方案》提出："积极发展商业健康保险。完善商业健康保险产业政策，鼓励商业保险机构发展基本医保之外的健康保险产品，积极引导商业保险机构开发长期护理保险、特殊大病保险等险种，满足多样化的健康需求。鼓励企业、个人参加商业健康保险及多种形式的补充保险，落实税收等相关优惠政策。简化理赔手续，方便群众结算。加强商业健康保险监管，促进其规范发展。"

4. 2012年卫生部"27号文件"。

《卫生部等4部门关于商业保险机构参与新型农村合作医疗经办服务的指导意见》指出："商业保险机构参与新农合经办服务是保险业服务医药卫生体制改革和医疗保障体系建设的重要方式和途径；是引入竞争机制，改革政府公共服务提供方式、创新社会事业管理的有益探索。"

5. 2013年8月国务院常务会议。

2013年8月28日，李克强总理主持召开国务院常务会议，指出"支持发展与基本医疗保险相衔接的商业健康保险，鼓励以政府购买方式，委托商业保险机构开展医疗保障经办服务"。

(九)"人人享有""条件约束""平等性""基本"等概念厘定(2004年)

2004年在专著《大国卫生之论》中对初级卫生保健定义所涉及的"人人享有""条件约束""平等性""基本"等概念做了深入阐发和厘定。

"约束条件……强调的是不论居民的收入水平或社会地位应当普遍享有的权利和利益。……限于国家整体经济状况降低福利标准是可以接受的；但地区性及个人性的差异，应当被尽量缩小或者消除。"

"平等性……初级卫生保健作为一种社会权利，其核心在于每个人，无论其个人收入水平和社会地位，都应该均等获得，它唯一的限制是国家总体的经济能力……每个人都应当分享国家经济发展所带来的利好，尤其在基本福利方面更应当如此。"

"基本的概念是动态的。……基本受制于国家总体的和居民的健康需要（这即意味着不能享有经济能力不能承受的过高福利，也意味着随着经济水平的增长，健康方面的福利水平必须有相应的提高）。"

1. 2007年国务院"16号文件"。

《国务院批转卫生事业发展"十一五"规划纲要的通知》提出："深化医药卫生体制改革，加强制度建设，统筹城乡、区域卫生协调发展，统筹公共卫生和医疗服务协调发展，建设适应人民健康需求、比较完善的医疗卫生服务体系，提高卫生服务水平和质量，缩小城乡之间、区域之间、人群之间卫生服务差距，努力实现人人公平享有基本卫生保健目标，缓解'看病难、看病贵'问题，为提高城乡居民健康水平，促进国家经济社会发展做出贡献。"

2. 中国共产党十八届三中全会报告。

党的十八届三中全会报告中多次提出使"基本公共服务均等化"，"让一切创造社会财富的源泉充分涌流，让发展成果更多更公平惠及全体人民"。

（十）新型农村合作医疗制度保大病（2006年）

2006年在专著《大国卫生之论》第三章第五节中提出"构建新的筹资和报销模式"，主张新型农村合作医疗应保障大病。

2008年在"Model Construction，Model Application：Resolving the Scope versus Depth Dilemma over the Coverage of Catastrophic and High Frequency Events"中提出了"大病"的概念，发表在 *Electronic Journal of Communication*，*Information & Innovation in Health*。"大病可以通过多种标准被定义，包括病程、花费、是否需要住院、疾病转归情况等……政府部门在规定大病的定义时不仅要考虑到花费，还要考虑疾病带来的其他影响。"

在随后中央出台的相关政策中体现如下：

1. 2009年中央"1号文件"。

《中共中央、国务院关于2009年促进农业稳定发展农民持续增收的若干意见》提出"巩固发展新型农村合作医疗，坚持大病住院保障为主……有条件的地方可提高财政补助标准和水平"。

五、提出我国卫生保障制度城乡统筹的观点和理论框架（2003 年、2006 年、2007 年）

（一）"将城市居民的卫生保障框架和农村居民的卫生保障制度衔接起来"（2003 年），提出我国医疗保险制度城乡统筹模式的具体理论框架（2007 年）

2003 年 8 月在《我国农村卫生中政府角色的定位》中提出"将城市居民的卫生保障框架和农村居民的卫生保障制度衔接起来"的观点，刊发于人民日报《内部参阅》。

2007 年提出我国医疗保险制度城乡统筹模式的具体理论框架，即打破原有的城乡居民医疗保险制度二元分割，突破社会身份限制，将三种医疗保险制度转化成为统一制度下的三种医疗保险水平，并允许居民自由选择医疗保障水平的城乡统筹模式。申报国家哲学社会科学基金项目。

在随后中央出台的相关政策中体现如下：

1. 2009 年中央"6 号文件"。

《中共中央、国务院关于深化医药卫生体制改革的意见》指出："探索建立城乡一体化的基本医疗保障管理制度"，"做好城镇职工基本医疗保险制度、城镇居民基本医疗保险制度、新型农村合作医疗制度和城乡医疗救助制度之间的衔接"。

2. 2010 年中央"1 号文件"。

《中共中央、国务院关于加大统筹城乡发展力度进一步夯实农业农村发展基础的若干意见》指出："逐步提高新型农村合作医疗筹资水平、政府补助标准和保障水平。做好新型农村合作医疗、农村医疗救助、城镇居民基本医疗保险、城镇职工基本医疗保险制度的政策衔接。"

3. 党的十八大报告。

2012 年，党的十八大报告进一步明确指出"整合城乡居民基本医疗保险制度"。

4. 第十二届全国人民代表大会第一次会议关于国务院机构改革和职能转变方案的决定。

2013 年 3 月 14 日批准通过的《第十二届全国人民代表大会第一次会议关于国务院机构改革和职能转变方案的决定》指出，"减少部门职责交叉和分散……城镇职工基本医疗保险、城镇居民基本医疗保险、新型农村合作医疗的职责等，分别整合由一个部门承担"。

5. 2014 年中央"1 号文件"。

《中共中央、国务院关于全面深化农村改革加快推进农业现代化的若干意见》指出："推动基本医疗保险制度城乡统筹"。

(二) 构建全国统一医疗卫生账户 (2006 年)

2006 年在《构建全国统一的合作医疗报销体系》中探讨了异地报销的可能性，发表于 2006 年 8 月 11 日人民日报《内部参阅》。在随后中央出台的相关政策中体现如下：

1. 2013 年中央"1 号文件"。

《中共中央、国务院关于加快发展现代农业进一步增强农村发展活力的若干意见》提出："继续提高新型农村合作医疗政府补助标准，积极推进异地结算。"

2. 2015 年卫生计生委"46 号文件"。

国家卫生计生委与财政部联合印发《关于做好新型农村合作医疗跨省就医费用核查和结报工作的指导意见》，提出将建立新农合跨省就医费用核查工作机制，推动跨省就医结报。"2015 年，选择部分统筹地区和定点医疗机构，依托国家新农合信息平台开展跨省就医费用核查和结报试点；2016 年，全国跨省就医费用核查工作机制初步建立，跨省就医结报试点范围进一步扩大；2018 年，全国大部分省（区、市）基本实现跨省就医费用核查，跨省就医结报工作进一步推进；2020 年，全国大部分省（区、市）要在具备条件的定点医疗机构开展跨省就医直接结报。"

六、系统提出一套我国医疗卫生机构改革的方案
(2003 年、2005 年、2006 年)

(一)《乡镇卫生院改革方案草案》(2003 年)

通过对我国东、中、西部经济发展好、中、差地区的乡镇卫生院进行典型调查和定量研究后,提出了《乡镇卫生院改革方案草案》,包括乡镇卫生院转制、启动人事制度改革、实行全员聘用合同制等。2003 年 11 月在九三学社中央参政议政部《九三信息》上发表《对乡镇卫生院改革的建议》;2004 年 5 月,中宣部全国哲学社会科学规划办以《成果要报》的形式上呈中央政治局。在中央相关政策中体现如下:

2009 年中央"6 号文件"。

《中共中央、国务院关于深化医药卫生体制改革的意见》指出:"政府举办的城市社区卫生服务中心(站)和乡镇卫生院等基层医疗卫生机构……要严格核定人员编制,实行人员聘用制"。

(二)提出允许社会资本办医(2003 年)

2003 年 8 月 8 日在《农村卫生保障制度中政府角色的定位》一文中提出:"应允许私立医疗点承担群体预防、保健知识传播和组织改善卫生活动等多种社会功能,通过市场购买行为提供服务……政府不再直接办医疗机构,应当充分引入市场机制,通过市场调节医疗资源分配。"

1. 2006 年中央"1 号文件"。

《中共中央、国务院关于推进社会主义新农村建设的若干意见》提出"鼓励各种社会力量参与发展农村卫生事业"。

2. 2012 年国务院"57 号文件"。

《国务院关于印发卫生事业发展"十二五"规划的通知》明确提出:"大力发展非公立医疗机构。在区域卫生规划和医疗机构设置规划中,为非公立医疗机构留出足够空间。需要调整和新增医疗卫生资源时,在符合

准入标准的条件下，优先考虑社会资本。放宽社会资本举办医疗机构的准入范围，鼓励有实力的企业、慈善机构、基金会、商业保险机构等社会力量及境外投资者举办医疗机构，鼓励具有资质的人员（包括港、澳、台地区人员）依法开办私人诊所。公立医院资源丰富的城市，可引导社会资本以多种方式参与包括国有企业所办医院在内的部分公立医院改制重组，积极稳妥地把部分公立医院转制为非公立医疗机构，适度降低公立医院的比重，促进公立医院合理布局，形成多元化办医格局。到 2015 年，非公立医疗机构床位数和服务量均达到医疗机构总数的 20% 左右。"

（三）"启动医务人员人才流动模式""建立配套的工资奖金制度"（2005 年）

2005 年率先提出"启动新的人事制度"，以盘活资源、充实农村和基层医疗卫生人才、促进城乡居民享有无差异的医疗服务，相关重要观点于 2005 年收入国家社科基金《成果要报》，获国家和北京市有关领导肯定性批示及相关部门充分肯定。

2006 年在专著《大国卫生之论》中提出了具体的医务人员流动模式：所有医学院校毕业生必须先到三级医疗机构服务，并通过职称考评的机制，强制二级、三级医院的医生参与循环。同时建立配套的工资奖金制度，医疗系统工作人员的工资由所在医疗机构发放，奖金由政府卫生部门在评审各级医疗机构的工作业绩之后发放。该人才流动模式受到了改革开放后卫生改革的启动者、全国人大常委会原副委员长彭珮云的肯定性评价。在中央相关政策中体现如下：

1. 2006 年中央"1 号文件"。

《中共中央、国务院关于推进社会主义新农村建设的若干意见》指出"增加农村卫生人才培养的经费预算，组织城镇医疗机构和人员对口支持农村"。

2. 2007 年中央"1 号文件"。

《中共中央、国务院关于积极发展现代农业扎实推进社会主义新农村建设的若干意见》指出："加大城市……医务人员……支援农村的力度，完善鼓励大专院校和中等职业学校毕业生到农村服务的有关办法，引导他们到农村创业"。

3. 2009 年中央"6 号文件"。

《中共中央、国务院关于深化医药卫生体制改革的意见》指出："建立城市医院对口支援农村医疗卫生工作的制度"，"政府举办的城市社区卫生服务中心（站）和乡镇卫生院等基层医疗卫生机构……建立以岗位责任与绩效为基础的考核和激励制度"。

4. 2010 年中央"1 号文件"。

《中共中央、国务院关于加大统筹城乡发展力度进一步夯实农业农村发展基础的若干意见》指出："有关部门要抓紧健全……卫生等下乡支农制度，通过完善精神物质奖励、职务职称晋升、定向免费培养等措施，引导更多……城市医师支援农村。""落实乡镇卫生院人员绩效工资和乡村医生公共卫生服务补助政策。"

5. 2013 年卫生计生委"56 号文件"。

2013 年 12 月 31 日，国家卫生计生委等 7 部门下发的《关于建立住院医师规范化培训制度的指导意见》指出："拟从事临床医疗工作的高等院校医学类专业（指临床医学类、口腔医学类、中医学类和中西医结合类，下同）本科及以上学历毕业生……在培训基地接受 3 年住院医师规范化培训……原则上设在三级甲等医院，并结合当地医疗资源实际情况，将符合条件的其他三级医院和二级甲等医院作为补充"。

（四）"改善基层医疗机构技术配置""实行电子病历""开展远程医疗"（2005 年）

关于基层医疗卫生设施建设标准，2005 年 10 月 31 日在"市场经济条件下我国农村卫生保障制度研究"学术研讨会上报告了"改善基层医疗机构技术配置""实行电子病历""开展远程医疗"的学术观点和具体建议，获得与会中央和地方领导、专家及基层工作者的认可。后于 2006 年收录在专著《大国卫生之论》中，具体为："建设'面向农村及社区医疗卫生的现代化标准体系'，以国产化、经济型的高科技集成化的检验设备降低直接成本，标准化、网络化的电子诊断结果和病历可在不同医院使用，达到减少重复检查、资源共享，并使远程诊断成为可能，从而达到降低成本的目的"。在中央相关政策中体现如下：

1. 2006年中央"1号文件"。

《中共中央、国务院关于推进社会主义新农村建设的若干意见》指出"各级政府要不断增加投入，加强以乡镇卫生院为重点的农村卫生基础设施建设"。

2. 2009年中央"6号文件"。

《中共中央、国务院关于深化医药卫生体制改革的意见》指出："以……电子病历为重点，推进医院信息化建设"，"积极发展面向农村及边远地区的远程医疗"。

3. 2010年中央"1号文件"。

《中共中央、国务院关于加大统筹城乡发展力度进一步夯实农业农村发展基础的若干意见》指出："积极发展农村……远程医疗"。

4. 2013年中央"1号文件"。

《中共中央、国务院关于加快发展现代农业进一步增强农村发展活力的若干意见》指出："加强农村……疫病防控等设施建设，严格执行农村……医院等公共设施建筑质量标准。"

5. 2015年中央"1号文件"。

《中共中央、国务院关于加大改革创新力度加快农业现代化建设的若干意见》指出："推进各级定点医疗机构与省内新型农村合作医疗信息系统的互联互通，积极发展惠及农村的远程会诊系统"。

（五）提出卫生网发展改革的"地理指数"和"效益指数"（2006年）

通过实地调研、考证，发现我国农村卫生机构的布局存在着资源过剩与不足并存的现象，因而提出在医疗资源的布局调整中，设定"地理指数"和"效益指数"。在2006年出版的专著《大国卫生之论》中给出了具体公式，并指出"在实际运作中，可以效益指数和地理指数二者加权。在决定裁撤哪家医疗机构时，一般要裁撤数值小的医疗机构"。

提出的"地理指数"和"效益指数"的观点获得了北京市科学技术奖二等奖，北京市政府发布公告。

（六）"建立新的会计制度"（2006 年）

通过实地调研、考证，针对包括乡镇卫生院在内的基层医疗卫生机构所存在的资产计算方面的问题，提出建立新的会计制度。

2006 年在专著《大国卫生之论》中对该制度进行了详细阐述，如会计人员持证上岗、大型设备单独核算、药品收入管理采取国家税收制，并给出了具体的数据计算公式。在中央相关政策中体现如下：

2002 年中央"13 号文件"。

《中共中央、国务院关于进一步加强农村卫生工作的决定》指出："乡镇卫生院……在改制过程中要规范资产评估……等操作程序，妥善安置人员"。

七、提出乡村医生规范化管理（2003 年）

2003 年 8 月在《农村卫生保障制度中政府角色的定位》《我国农村医疗卫生发展制约因素分析》两篇文章中均提出了"医疗服务质量、医疗安全、医务人员的质量管理等没有明确的制度性要求"，"个体乡村医生已不再能承担社会目标的职能"。在随后中央、国务院出台的相关政策中体现如下：

1. 国务院令第 386 号。

《乡村医生从业管理条例》，2004 年 1 月 1 日温家宝总理签署此令，对农村医疗卫生执业人员提出了具体要求。

2. 2005 年中央"1 号文件"。

《中共中央、国务院关于进一步加强农村工作提高农业综合生产能力若干政策的意见》提出："坚持以农村为重点的卫生工作方针，积极稳妥推进新型农村合作医疗试点和农村医疗救助工作，实施农村医疗卫生基础设施建设规划，加快农村医疗卫生人才培养"。

3. 2006 年中央"1 号文件"。

《中共中央、国务院关于推进社会主义新农村建设的若干意见》提出：

"有条件的地方，可对乡村医生实行补助制度。建立与农民收入水平相适应的农村药品供应和监管体系，规范农村医疗服务。"

4. 2008 年中央"1 号文件"。

《中共中央、国务院关于切实加强农业基础建设进一步促进农业发展农民增收的若干意见》提出："完善农村医疗救助制度。加强农村卫生服务网络建设和药品监管，规范农村医疗卫生服务。"

5. 2013 年中央"1 号文件"。

《中共中央、国务院关于加快发展现代农业进一步增强农村发展活力的若干意见》提出："健全农村三级医疗卫生服务网络，加强乡村医生队伍建设。"

6. 2011 年国务院办公厅"31 号文件"。

《国务院办公厅关于进一步加强乡村医生队伍建设的指导意见》对农村医疗卫生执业人员提出了具体要求。

八、提出把个性化健康产业作为与"两弹一星"工程同等地位的国家战略，建立国家基因库的建议（2010 年）

政策建议："政府应当把以基因组技术和健康信息技术为基础的个性化健康产业，作为与 20 世纪 50 年代末到 60 年代中期'两弹一星'工程同等地位的国家战略，建立国家基因库，大力推动和重点发展；同时，在国际舞台上，处理好公权与私权的关系。提出了七项政策建议：（1）人大出台前瞻性法律与市场规范，保护公民的基因隐私权；（2）政府引导风险投资，国家整合基因数据，建立国家基因库；（3）加强不同领域的分工协作与资源共享，实现良性发展；（4）培养遗传咨询人才，推进健康体检向健康管理发展；（5）构建健康信息系统，设置合理权限，保护信息安全；（6）探索个性化健康服务与公益性的衔接，体现医学进步的成果；（7）权威部门公告应用个性化健康服务，提高民众健康服务觉悟。"

2010 年 6 月 18 日完成《应加快发展我国个性化健康服务产业》《尽快形成我国个性化健康服务产业的核心竞争力》《欧美国家个性化健康服务

发展伦理问题与管理经验借鉴》三篇调研报告，报送中国科协。中国科协书记处书记（时任调宣部部长）、中国科协调宣部副部长、中科院专家于2011年3月进行了审阅，给予充分肯定，并提出完善意见。

2011年5月，科技部经过考察，授予深圳华大基因研究院为基因研究领域国际科技合作基地，并组建第一个国家级基因库"深圳国家基因库"。科研成果的重要观点和建议，对国家决策起到了理论支持作用，并被相关政府决策所采纳。

结　　语

在对现有知识状态、局限和含义尽可能做到全面理解的基础上，笔者带领课题组努力为国计民生之大计提供实证和论证，从而使科研成果不仅仅反映当前的形势，而且通过跨学科分析与研究，创造出更具生产力的成果服务于党和国家的决策。我们仍需继续努力，与时俱进，对势育物，运用理论指导实践，服务民生、服务社会、服务于国家战略需求，为政府决策科学化和管理现代化提供理论基础、实证案例和研究方法。

图书在版编目（CIP）数据

大国卫生之道/王红漫著. —北京：中国人民大学出版社，2016.4
ISBN 978-7-300-22632-3

Ⅰ.①大… Ⅱ.①王… Ⅲ.①城乡统筹-医疗保健制度-研究-中国 Ⅳ.①R199.2

中国版本图书馆 CIP 数据核字（2016）第 046694 号

北京市社会科学基金项目
大国卫生之道
王红漫　著
Daguo Weisheng zhi Dao

出版发行	中国人民大学出版社				
社　　址	北京中关村大街 31 号		邮政编码	100080	
电　　话	010 - 62511242（总编室）		010 - 62511770（质管部）		
	010 - 82501766（邮购部）		010 - 62514148（门市部）		
	010 - 62515195（发行公司）		010 - 62515275（盗版举报）		
网　　址	http://www.crup.com.cn				
	http://www.ttrnet.com（人大教研网）				
经　　销	新华书店				
印　　刷	北京中印联印务有限公司				
规　　格	165 mm×238 mm　16 开本		版　　次	2016 年 4 月第 1 版	
印　　张	18.5 插页 4		印　　次	2016 年 4 月第 1 次印刷	
字　　数	265 000		定　　价	49.80 元	